U0317238

国医精华口袋书系

临床常用百穴精解

主　编　王云凯

副主编　王　卫

　　　　韩　煜

　　　　梁春雨

天津出版传媒集团

天津科学技术出版社

图书在版编目(CIP)数据

临床常用百穴精解/王云凯主编.—天津:
天津科学技术出版社
(国医精华口袋书系)

ISBN 978 – 7 – 5308 – 2688 – 1

Ⅰ.临… Ⅱ.王… Ⅲ.穴位 Ⅳ.R224.2

中国版本图书馆 CIP 数据核字(1999)第 46211 号

责任编辑:李荔薇
责任印制:王 莹

天津出版传媒集团

天津科学技术出版社出版
出版人:蔡 颢
天津市西康路 35 号 邮编 300051
电话(022)23332397(编辑部) 23332393(发行部)
网址:www.tjkjcbs.com.cn
新华书店经销
三河市春园印刷有限公司印刷

开本 880 × 1230 1/64 印张 9.375 字数 326 000
2013 年 1 月第 1 版第 3 次印刷
定价:29.00 元

编委会名单

主　编　王云凯

副主编　王　卫　韩　煜　梁春雨

编　委　（以姓氏笔画为序）

王　卫　王　红　王云凯

许军峰　李玉杰　张连城

张松泉　徐　立　梁春雨

郭家奎　韩　煜　熊　杰

阚湘苓　潘兴芳

绘　图　宫宝喜

前　言

　　针灸是中医防治疾病的重要方法，腧穴是针灸施术的部位。在诸多腧穴中，根据我们的经验，防治常见病、多发病，其常用者不过百余个。因此，我们编辑了这本《临床常用百穴精解》。

　　本书分总论和各论两章。总论简要介绍了腧穴的一般知识，各论为常用经穴和奇穴。其中经穴为了便于读者了解同经穴的主治异同，我们仍以十四经分类。对于每一个腧穴，书中先指明其"出处"以利读者考校原籍；次为"别名"以解读者阅读古籍之惑；再次是"释名"以简练的文字，说明其名称的含义，借此或可了解穴处位置，或掌握穴位的特性；继则为"类属"，目的是让读者了解该穴的特殊属性，以利临床应用。至于每一腧穴的定位、取法、局解、操作、主治、配伍运用等，则是本书的核心。在"定位"与"取法"项中突出介绍简便的取穴方法，以便读者能快捷准确地找到穴位；"局解"一项阐明该穴的皮肤、组织、神经、血管等，使针刺时可知针下不同层次的组织结构特点和施术时应注意的事项。"操作"一项，在说明针刺深度的同时，还介绍了我们在临床过程中所体会到的针感，以供读者借鉴。腧穴的作用常因手法不同而异，在"功效"一项，根据我们的临床体会,每穴按不同手法说明其作用特点。这是本书不同于既往医籍的新尝试。在"主治"项中我们对同一腧穴诸多的主治内容按病机特点进行归类,而后以按语形式说明其病因病机,以及该穴治疗此类病证的机理。这样,既圈定了该穴所治病证的特性,避免了既往泛论某穴治某病的弊病,同时也说明了某穴治某病证的道理所在,这将有助于提高临床疗效,这是本书的又一特点。"配伍运用"是根据我们的临床所得,以及参考诸多医家的经验,在运用该穴防治疾病的常用配方,借本书公诸于众,初学者可按图索骥,高明者可作参考。每穴之末,又设"古代文摘"和"现代研究"。"古代文摘"辑录了医籍中有关本穴位置、主治、配伍的简要论述,目的是让读者汲取先哲的经验,做到古为今用。"现代研究"是综合了近年杂志有关该穴的实验研究资料和临床运用的经验。借此,可以扩大读者的视野,并从中得到启迪。

总之,本书经过十几位同道一年多的努力,多次研修,数易其稿,力求献给读者一本可看、可信、可用的好书,但由于我们的水平所限,有些地方还难免失于允当,甚至还有谬误之处。因此,诚望读到本书的朋友们,不吝教正。

王云凯

1999 年 3 月于天津中医学院

目　录

第一章　总　论

第二章　各　　论

第一章 总 论

腧穴在《内经》称"节"、"会"、"气穴"、"气府"、"骨空"等,《针灸甲乙经》称"孔穴",迨至宋代《铜人腧穴针灸图经》始称"腧穴",它是经气输注交会于皮肉筋骨之间的立体结构,多分布在经络循行线上,依靠经络与脏腑相联系,是针灸防治疾病的施术部位。腧穴初始,仅是"以痛为腧",既没有固定的部位,也没有相应的名称。经过长期的医疗实践,腧穴不仅有了明确的定位和相应的名称,而且主治作用也更加具体。腧穴学的奠基当属战国时期的《内经》,书中论述了近 160 个腧穴的部位、名称和主治。晋代《针灸甲乙经》载穴 341 个,清代《针灸逢源》收录经穴 361 个,一直沿用至今。

一、腧穴的分类

腧穴根据其部位和与经络的关系,通常分为十四经穴、经外奇穴、阿是穴三类。

1. 十四经穴

归属于十二经和任、督二脉的腧穴，叫做十四经穴，简称"经穴"。经穴是全身腧穴的主要部分，共计 361 个。其中十二经脉上的腧穴 309 个，均属双穴，左右对称的分布在十二经脉上；任脉和督脉上共有腧穴 52 个，属于单穴，分布在人体前后正中线上。在十四经穴中，有些腧穴具有特殊的治疗作用，因而又有五输穴、原穴、络穴、郄穴、募穴、俞穴、下合穴、八会穴、八脉交会穴、交会穴等名称，总称特定穴。

2. 经外奇穴

在腧穴中，有些穴位既有固定的名称，又有明确的位置和主治，但尚未归类于十四经系统，这些腧穴又常对某些病证具有特殊的治疗作用，如"太阳"穴治头痛，"腰眼"穴治腰痛，"定喘"穴治咳喘等，因此称为经外奇穴，简称"奇穴"。

3. 阿 是 穴

有些腧穴既无具体的名称，又无固定的位置，而是以压痛点或反应点定位，以治疗相关病证，医家将这些腧穴称为阿是穴,也叫"压痛点"、"天应穴"、"不定穴"。

二、腧穴的定位

腧穴的定位方法很多,概括起来,主要有四种。

1. 体表自然标志定位法

这是以人体体表各种自然标志而确定腧穴位置的定位方法。这种方法既准确,又方便,临床应用较多。体表自然标志有固定和活动两种。其中固定标志是指关节或肌肉形成的突起或凹陷,以及五官轮廓、发际、指(趾)甲、乳头、脐窝等不变的标志。根据这些标志可以确定某些腧穴的位置,如两眉正中取印堂,两乳连线中点取膻中,最突出的第七颈椎之下取大椎等。体表活动标志是指关节、肌肉、肌腱、皮肤等,随着不同的活动所出现的空隙、凹陷、皱纹、突起等特有标志,用这些标志也可确定某些腧穴的位置,如微张口,在耳屏与下颌关节间的凹陷处取听宫,屈肘时在肘横纹外侧端取曲池等。

2. 指寸定位法

指寸包括中指、拇指和横指同身寸三种。所谓中指同身寸是以患者中指端与拇指端接触,握成环状,其中指中节桡侧两端横纹间的距离定为1寸;拇指同身寸是以患者拇指指间关节的宽度作为1寸;横指同身寸又叫"一夫",是以患者示、中、环、小指并拢,并以中指中节横纹为准,其四指的宽度定为3寸。借助上述三种指寸度量取穴的方法,叫做指寸定位法。

3. 骨度分寸定位法

以骨节或某些身体特定的部位为标志,将人体各部位间的距离折合成若干等份,每份定为1寸,以此折量长度定位取穴的方法,称为骨度分寸定位法。如脐中至耻骨联合上缘为5寸,脐下2寸是石门穴,脐下3寸就是关元。常用骨度分寸见表1。

表1　常用骨度分寸表

部位	起止点	常用骨度	度量法	说明
头部	前发际正中至后发际正中	12寸	直寸	如前后发际不明，从眉心量至第七颈椎下为18寸。眉心至前发际为3寸，第七颈椎下至后发际为3寸。用于量头部的直寸
	两额发角之间	9寸	横寸	用于量前头部的横寸
	耳后两乳突之间	9寸	横寸	用于量后头部的横寸
胸腹部	胸骨上窝至胸剑联合中点	9寸	直寸	用于量胸部任脉的直寸
	胸剑联合中点至脐中	8寸	直寸	用于量上腹部任脉穴的直寸
	脐中至耻骨联合上缘	5寸	直寸	用于量小腹部任脉穴的直寸
	两锁骨中点（或乳头）之间	8寸	横寸	用于量胸腹部经穴横寸
	腋窝顶点至第11游离肋端	12寸	直寸	用于量胁肋部经穴的直寸。胸部及胁肋部取穴直寸，可按肋骨计算，每肋折作1寸。
背腰部	第七颈椎之下至尾骶	21椎	直寸	背部腧穴根据脊柱定位。肩胛骨下角相当第七胸椎，髂嵴相当第16椎（第4腰椎棘突下）
	肩胛骨内缘之间	6寸	横寸	用于量背腰部经穴横寸
上肢部	腋前皱壁至肘横纹	9寸	直寸	用于量手三阴、三阳经穴直寸
	肘横纹到腕横纹	12寸	直寸	用于量手三阴、三阳经穴直寸

位	起止点	常用骨度	度量法	说明
下肢部	耻骨联合上缘至股骨内踝上缘	18寸	直寸	用于量尺三阴经穴直寸
	胫骨内踝下缘至内踝高点	13寸	直寸	用于量足三阴经穴直寸
	股骨大转子至腘横纹	19寸	直寸	用于量足三阴经穴直寸
	臀横纹至腘横纹	14寸	直寸	用于量足三阳经穴直寸
	腘横纹至外踝尖	16寸	直寸	用于量足三阳经穴直寸
	外踝尖至足底	3寸	直寸	用于量足三阳经穴直寸

4. 简便定位法

有些腧穴可用简便方法,即通过某些特定的动作或姿势即可定位,这种方法称为简便定位法。如两耳尖连线中点定百会;直立,上肢自然下垂,中指尖端所到大腿处定风市;两手虎口自然平直交叉,示指尖端抵达处定列缺等。

上述腧穴的四种定位方法中,体表自然标志定位法简捷方便,骨度分寸定位法定位准确,因而应用较多。

三、腧穴的主治规律

十四经腧穴的治疗作用有一定的规律性,这些规律可以概括为四个方面。

1. 局部作用

所有腧穴的主治作用都有共同的特点,即治疗该穴所在部位及邻近组织器官的病证,如睛明、攒竹、四白穴等都可治疗眼病;听宫、听会、翳风等穴均可治疗耳部疾患;某一肌肉、关节部位分布的腧穴,都可治疗该部的疾病,如曲池、曲泽、少海等穴都能治疗肘关节疼痛;某一内脏所在体表的腧穴,都能治疗该内脏的不同疾患,如中脘、建里、梁门等穴,均能治疗胃病。

2. 邻近作用

绝大多数的腧穴,都可治疗附近组织或器官的疾病,如印堂穴可以治疗前额病,又可治疗鼻部疾患;天枢穴既可治胃病,又可治肠道疾患;曲池穴对肩、腕部疾患都有治疗作用等。

3. 远道作用

在十四经穴中,尤其是手足三阴、三阳经膝肘以下的腧穴,不仅能治局部及邻近组织的疾病,还能治疗本经循行所及的远道部位组织、器官的疾病。如合谷穴可以治疗头面及口腔等部位的疾病;足三里穴对胃病、腹痛、腹泻等都有很好的治疗效果。

4. 整体作用

有些腧穴能够发挥整体效应,如足三里、关元、气海等穴,具有强壮身体的功能;大椎可以退热;灸神阙穴可以救脱;刺人中可以醒神治疗昏迷等。

四、特定穴

在十四经腧穴中,某些具有特殊治疗作用的腧穴称为特定穴。由于它们的主治功能不同,因而又各有特定的名称和含义。

1.五 输 穴

在十二经脉的膝肘以下,每一条经均向心性的排列着井、荥、输、经、合五个特定的穴位,即五输穴。井穴都在指、趾末端,为经气所出;荥穴位在手掌(趾跖)关节附近,为经气所注;经穴位在前臂(小腿)附近,为经气所行;合穴位在膝、肘关节附近,为经气所入。五输穴除均治疗本经病证外,它们又有共同的治疗特点。一般认为,井主心下满,荥主身热,输主体重节痛,经主喘咳寒热,合主逆气而泄。另外,《难经》还根据五输穴的主治性能,与五行配合,三阴经的五输穴依次为木、火、土、金、水,三阳经的五输穴依次为金、水、木、火、土。同时结合五脏的属性,提出了"虚则补其母,实则泻其子"的运用方法。如肺在五行属金,肺病实证,可泻肺经五输穴中属水的合穴尺泽,即"实则泻其子",可见尺泽具有治疗肺病实证的功能。若肺病虚证,可补肺经五输穴中属土的输穴太渊,即"虚则补其母",可知太渊治肺病虚证而有效。由此可知,五输穴除具有上述主治作用的共性外,还具有不同的补泻功能。手足三阴、三阳经五输穴及五行属性见表2、3。

表2 阴经五输穴及五行属性表

手足三阴经	五输穴及五行属性				
	井（木）	荥（火）	输（土）	经（金）	合（水）
手太阴肺经	少商	鱼际	太渊	经渠	尺泽
手厥阴心包经	中冲	劳宫	大陵	间使	曲泽
手少阴心经	少冲	少府	神门	灵道	少海
足太阴脾经	隐白	大都	太白	商丘	阴陵泉
足厥阴肝经	大敦	行间	太冲	中封	曲泉
足少阴肾经	涌泉	然谷	太溪	复溜	阴谷

表3 阳经五输穴及五行属性表

手足三阳经	五输穴及五行属性表				
	井（金）	荥（水）	输（木）	经（火）	合（土）
手阳明大肠经	商阳	二间	三间	阳溪	曲池
手少阳三焦经	关冲	液门	中渚	支沟	天井
手太阳小肠经	少泽	前谷	后溪	阳谷	少海
足阳明胃经	厉兑	内庭	陷谷	解溪	足三里
足少阳胆经	足窍阴	侠溪	足临泣	阳辅	阳陵泉
足太阳膀胱经	至阴	足通谷	束骨	昆仑	委中

2. 原　穴

原穴是脏腑经气经过和留止的部位。因十二经脉在四肢各有一个原穴，故称"十二原"。在六阳经，原穴单独存在，排列在五输穴的输穴之后，六阴经则以输代原（表4）。因为原穴是脏腑经气经过和留止之处，故可治疗各自所属脏腑病变，所以有"五脏六腑之有病者，皆取其原"之说。另外，也可根据原穴的反应变化，推断脏腑的功能盛衰。如肝病可在太冲穴处有压痛点,并可针刺太冲穴治疗。

3. 络 穴

从十二经脉、任脉、督脉各分出一条络脉,加之脾之大络,络脉共有15条,每条络脉从经脉分出处各有一腧穴,称为络穴,所以络穴也有15个(表4)。十二经脉络穴均分布在膝肘下,任脉络穴在腹部,督脉络穴在尾骶,脾之大络在季肋。由于十二经络脉可以沟通表里两经,加强表里两经的联系,因此十二经络穴具有治疗表里两经病证的作用。如脾胃相表里,脾经络穴公孙穴,不仅能治疗脾病,而且也可治疗胃病。

表4　原络穴表

十二原穴	经脉	十五络穴
太渊	手太阴肺经	列缺
神门	手少阴心经	通里
大陵	手厥阴心包经	内关
太白	足太阴脾经	公孙
太溪	足少阴肾经	大钟
太冲	足厥阴肝经	蠡沟
腕骨	手太阳小肠经	支正
阳池	手少阳三焦经	外关
合谷	手阳明大肠经	偏历
京骨	足太阳膀胱经	飞扬
丘墟	足少阳胆经	光明
冲阳	足阳明胃经	丰隆
	督脉	长强

十二原穴	经脉	十五络穴
	任脉	鸠尾
	脾之大络	大包

4. 俞　穴

　　俞穴是脏腑经气输注于背腰的腧穴,因俞穴多数在背部,所以又称"背俞穴",每一脏腑均有各自的俞穴,它们都分布在背部距督脉 1.5 寸的膀胱经上(表5)。由于俞穴分布与所属脏腑部位相近,因此可以治疗其相关脏腑及与其脏腑相关的五官九窍、皮肉筋骨的病证。如肾俞穴即可治疗耳鸣、头晕,又可治疗二阴病证。

5. 募　穴

　　脏腑之气聚集于胸腹部的腧穴叫做募穴。因募穴主要在腹部,与背俞穴相对,所以又概括称为腹募穴,募穴位置依脏腑的部位而定,并不限于本经,除在任脉为单穴外,其余均为双穴(表5)。因募穴距脏腑更近,因此不仅可以治疗相应脏腑的病证,而且对脏腑病变的诊断亦有重要意义。

　　俞穴、募穴均可治疗相应脏腑的病证,如肺病可取肺俞与中府,但两者相较,腹募在阴经,多主治六腑病证;背俞在阳经,多主治五脏病证。

表 5 俞募穴表

俞	十二经脉	募
心俞	手少阴心经	巨阙
肝俞	足厥阴肝经	期门
脾俞	足太阴脾经	章门
肺俞	手太阴肺经	中府
肾俞	足少阴肾经	京门
厥阴俞	手厥阴心包经	膻中
大肠俞	手阳明大肠经	天枢
小肠俞	手太阳小肠经	关元
三焦俞	手少阳三焦经	石门
胃俞	足阳明胃经	中脘
膀胱俞	足太阳膀胱经	中极
胆俞	足少阳胆经	日月

6. 郄　穴

经气汇聚深入之处的腧穴叫做郄穴,多分布在膝肘以下。十二经各有一个郄穴,奇经八脉中的阴维、阳维、阳跷、阴跷各有一个郄穴,所以郄穴共有 16 个,因此又称 16 郄穴,即手太阴肺经—孔最、手厥阴心包经—郄门、手少阴心经—阴郄、足太阴脾经—地机、厥阴肝经—中都、足少阴肾经—水泉、手阳明大肠经—温溜、手少阳三焦经—会宗、手太阳小肠经—养老、足阳明胃经—梁丘、足少阳胆经—外丘、足太阳膀胱经—金门、阴跷—交信、阳跷—附阳、阴维—筑宾、阳维—阳交。凡急性病、突发病,都可用本经郄穴治疗,如心痛可以取阴郄,咯血可以取孔最等。同时,按压检查郄穴,可以根据其反应,探查疾病的虚实。

7. 八脉交会穴

十二经脉在四肢部与奇经八脉相交会处的八个腧穴叫做八脉交会穴(表6)。这八个腧穴,可以主治奇经的病证,如后溪通督脉,所以后溪可治督脉病证;公孙通冲脉,所以公孙可以治疗冲脉病证。八脉交会穴上下配合,形成上下配穴法,可以发挥协同作用。

表6　八脉交会穴表

八脉交会穴	属经	通奇经	合于
公孙	足太阴	冲脉	心、胸、胃
内关	手厥阴	阴维脉	心、胸、胃
后溪	手太阳	督脉	目内眦、颈、项、耳、肩
申脉	足太阳	阳跷脉	目内眦、颈、项、耳、肩
临泣	足小阳	带脉	目锐眦此、耳后、颊、颈、肩
外关	手少阳	阳维脉	目锐眦、耳后、颊、颈、肩
列缺	手太阴	任脉	肺系、咽喉、胸、膈
照海	足少阴	阴跷脉	肺系、咽喉、胸、膈

8. 八 会 穴

人体气、血、筋、骨、髓、脉、脏、腑等精气聚会处的八个腧穴叫做八会穴,即脏会章门、腑会中脘、气会膻中、血会膈俞、筋会阳陵泉、脉会太渊、骨会大杼、髓会绝骨。八会穴中每个腧穴都可治疗相关组织、脏腑病证,如太渊可治脉病,

14

中脘可治腑病等。

9.下 合 穴

六腑经脉下合于下肢三阳经的六个腧穴叫做下合穴，即小肠—下巨虚、三焦—委阳、大肠—上巨虚、膀胱—委中、胆—阳陵泉、胃—足三里。下合穴可以治疗所属腑病，如胆合于阳陵，阳陵泉可治胆病；大肠合于巨虚上廉，上巨虚可治大肠病等。

10.交 会 穴

两经或两经以上经脉交会处的腧穴称为交会穴（表7）。交会穴有治疗所交经脉病证的作用，如三阴交穴本属足太阴脾经，但本穴为足三阴经交会穴，故还可治疗足少阴肾经与足厥阴肝经病证；关元属任脉，但为足三阴之会，所以本穴既可治疗任脉疾患，又能治疗足三阴经之病证。

表7　经脉交会腧穴表

○所属经　√交会经

经脉穴名	足太阴经	手太阴经	足厥阴经	手厥阴经	足少阴经	手少阴经	足太阳经	手太阳经	足阳明经	手阳明经	任脉	冲脉	督脉	带脉	阴维脉	阳维脉	阴跷脉	阳跷脉	备注
承浆					√				√	○			√						
廉泉										○					√				
天突										○					√				

15

穴名	足太阴经	手太阴经	足厥阴经	手厥阴经	足少阴经	手少阴经	足太阳经	手太阳经	足少阳经	手少阳经	足阳明经	手阳明经	任脉	冲脉	带脉	阴维脉	阳维脉	阴跷脉	阳跷脉	督脉	备注
上脘								√			√		○								
中脘								√		√	√		○								
下脘	√												○								
阴交													○	√							
关元	√		√		√								○								
中极	√		√		√								○								
曲骨			√										○								
会阴													○	√						√	
三阴交	○		√		√																
冲门	○		√																		
府舍	○		√													√					
大横	○															√					
腹哀	○															√					
中府	√	○																			
章门			○						√												
期门	√		○													√					
天池				○					√												
横骨					○									√							
大赫					○									√							
气穴					○									√							
四满					○									√							
中注					○									√							
肓俞					○									√							
商曲					○									√							
石关					○									√							
阴都					○									√							
通谷					○									√							

穴名＼经脉	足太阴经	手太阴经	足厥阴经	手厥阴经	足少阴经	手少阴经	足太阳经	手太阳经	足少阳经	手少阳经	足阳明经	手阳明经	任脉	冲脉	督脉	带脉	阴维脉	阳维脉	阴跷脉	阳跷脉	备注
幽门					○									√							
照海					○														√		
交信					○														√		
筑宾					○												√				
神庭							√				√				○						
水沟											√	√			○						
百会							√								○						
脑户							√								○						
风府															○			√			
哑门															○			√			
大椎							√		√		√				○						
陶道							√								○						
长强					√				√						○						
睛明							○	√			√								√	√	
大杼							○	√													
风门							○								√						
附分							○	√													
跗阳							○													√	
申脉							○													√	
仆参							○													√	
金门							○											√			
臑俞								○										√		√	
秉风								○	√	√		√									
颧髎								○	√	√											
听宫								○	√	√											
瞳子髎								√	○	√											
上关									○	√	√										

经脉　穴名	足太阴经	手太阴经	足厥阴经	手厥阴经	足少阴经	手少阴经	足太阳经	手太阳经	足少阳经	手少阳经	足阳明经	手阳明经	任脉	冲脉	督脉	带脉	阴维脉	阳维脉	阴跷脉	阳跷脉	备注
颔厌									○	√	√										
悬厘									○	√	√										
曲鬓							√		○												
率谷							√		○												
浮白							√		○												
头窍阴							√		○												
完骨							√		○												
本神									○									√			
阳白									○									√			
头临泣							√		○									√			
目窗									○									√			
正营									○									√			
脑空									○									√			
风池									○									√			
肩井									○	√								√			
日月	√								○									√			
环跳							√		○												
带脉									○							√					
五枢									○							√					
维道									○							√					
居髎									○											√	
阳交									○									√			
天髎									√	○											
翳风									√	○											
角孙								√	√	○											
和髎									√	○											
承泣											○		√							√	

经脉穴名	足太阴经	手太阴经	足厥阴经	手厥阴经	足少阴经	手少阴经	足太阳经	手太阳经	足少阳经	手少阳经	足阳明经	手阳明经	任脉	冲脉	督脉	带脉	阴维脉	阳维脉	阴跷脉	阳跷脉	备注
巨髎											○									√	
地仓											○	√								√	
下关									√		○										
头维									√		○							√			
气冲											○			√							
臂臑												○								√	
肩髃												○								√	
巨骨												○								√	
迎香											√	○									

19

第二章 各 论

一、常用经穴

1. 手太阴肺经

手太阴肺经,起自胃部,向下联络大肠,再反折向上,沿胃上口穿过横膈,归属于肺脏;从肺系(气管、喉咙部)横行浅出(中府)至腋下;向下沿上臂内侧,行于手少阴和手厥阴经前面,向下到肘窝中(尺泽);沿前臂内侧的前缘,进入寸口,经过大鱼际边缘,直至拇指的内侧端(少商)。手后方的分支,从腕后(列缺)分出,径直走向示指内侧端(商阳),与手阳明大肠经相接。

本经腧穴起于中府,至于少商,共11穴。主要治疗头面、咽喉、胸、肺病变和经脉循行部位的其他病证。本经常用穴:中府、尺泽、孔最、列缺、太渊、少商。

中府 Zhongfu(LUI)

【出处】 《素问·离合真邪论》。

【别名】 膺中外俞(《灵枢·五邪》)、膺俞(《素问·水热穴论》)、膺中俞(《针灸甲乙经》)。

【释名】 中,中焦;府,聚也。手太阴经之脉起于中焦,穴为中气所聚;又穴为肺之募。募,藏气结聚之处。脾、胃、肺合气于此穴,故名中府。

【类属】 手太阴肺经募穴(《脉经》);手、足太阴之会(《素问·气穴论》王注)。

【位置】 在胸前壁外上方,平第1肋间隙,胸骨正中线旁开6寸处(图1)。

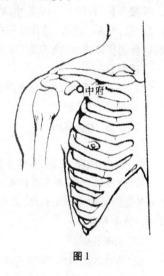

中府

图1

【取法】 仰卧,于胸壁外上部平第1肋间隙,距胸骨正中线6寸处取穴;或于乳头(男性)直上3肋,向外横开2寸处取穴。

【局解】

(1)组织层:皮肤→皮下组织→胸大肌→胸小肌→内侧深层为第1肋间内、外肌→胸腔。

(2)神经、血管:浅层布有锁骨上神经中间支、第1肋间

21

神经外侧皮支、头静脉等;深层有胸肩峰动、静脉和胸内、外侧神经。

【操作】 直刺 0.3~0.5 寸,或向上斜刺 0.5~0.8 寸,局部酸胀;可灸。注意:进针宜用指切押手法,不可向内深刺,以免刺伤肺脏而引起气胸,甚至窒息。

【功效】

(1)平补平泻法:理肺行水,和胃降气,疏通经络。

(2)补法:养阴理肺。

(3)泻法:肃肺清热。

【主治】

(1)鼻塞、流涕、鼻渊、不闻香臭。

按:肺开窍于鼻,邪气壅肺或肺气不和,均可导致鼻塞、流涕等症。中府为肺之始穴,又为肺募,有理肺通窍之功,故可治疗鼻部病证。

(2)咽喉肿痛。

按:肺脉上达咽喉,咽喉又为肺呼吸之门户,若风热上炎,或肺热熏蒸清道,则致咽喉肿痛。针泻本穴,可肃肺清热,故对上症有效。

(3)咳嗽气喘、胸中烦满、胸痛、咳吐脓血。

按:肺主气而司呼吸,若外邪侵袭,肺失宣肃,或痰浊阻滞,肺气上逆,均可导致咳嗽气喘;若邪热壅肺,或痰热蕴肺,气失清肃,抑或热盛肉腐,则胸中烦满,胸痛,甚至咳吐脓血。本穴为肺募,针本穴理肺降气,清泄火热,故可治肺失宣肃之证。

（4）腹胀、呕吐、食不下。

按：风寒或暑湿外客，内及中焦，使胃失和降，可致腹胀、呕吐、食不下等证。肺脉起于中焦，本穴又为肺脾之气会聚之处，针本穴既可理肺以解表，又可和中以降逆，故可治疗上述病证。

（5）浮肿，以上半身为甚者。

按：肺为水之上源，主宣发肃降，通调水道，若肺失宣降，水道不利，水湿泛滥肌肤，则见浮肿，针本穴，可理肺气，通水道，故可治浮肿。

（6）肩痛、背痛、皮肤痛。

按：风寒湿三气杂至，痹阻经脉，则肩痛、背痛、皮肤痛。盖肺合皮毛，主卫而气行于表，针本穴可驱风散寒，疏通经络，故可治疗上述病证。

【配伍应用】

（1）合谷、迎香、中府、肺俞，针用泻法，功能宣肺通窍，主治外感风邪鼻塞流涕，或肺热壅盛之鼻渊。

（2）中府、风门、合谷，针用泻法，功能清热宣肺，利咽止痛，主治恶寒发热，喉痹咽痛。

（3）大椎、中府、肺俞，针用泻法，功能疏风清热，利肺宽胸，主治外感咳嗽气喘，胸痛烦热，甚则咳吐脓血。

（4）肺俞、中府、太溪、大椎，针泻大椎，余穴用补法，功能滋阴润肺，泄火止咳，主治阴虚火旺，咳嗽，痰中带血，或咯血鲜红，盗汗颧红，潮热烦躁。

（5）中府、肺俞、太渊、足三里，针用补法，功能补气固表，主治肺脾气虚，恶风自汗，气短懒言。

（6）中脘、天枢、中府、合谷，针用泻法，功能清肺泄热，和中止呕，主治肺胃有热，呕吐，食不下，腹胀。

（7）三阴交、阴陵泉、中府、足三里，补足三里，余穴用平补平泻法，功能调理肺脾，利水消肿，主治水肿属肺脾气虚者。

（8）肩髃、大抒、中府、天宗，针用泻法，功能疏通经络，行气止痛，主治风寒湿邪痹阻经脉之肩背疼痛。

【现代研究】 有人用同位素血管内注射法，发现针刺中府穴，可使肝血流量明显增加，改善肝的血液循环。针刺中府穴对支气管哮喘有较好的治疗效应，实验观察表明，针刺中府穴有缓解支气管平滑肌的作用，使肺通气量得到改善，哮喘缓解。此穴对诊断肺结核有一定的参考价值，并常作为治疗肺结核病的主穴之一。

【古代文摘】

（1）位置

《针灸甲乙经》：在云门下一寸，乳上三肋间陷者中，动脉应手，仰而取之。

（2）主治

《灵枢·五邪》：皮肤痛，寒热，上气喘，汗出，咳动肩背。

《针灸甲乙经》：肺系急，胸中痛，恶寒胸中，悒悒然，善呕胆，胸中热，喘，逆气，气相追逐，多浊唾，不得息，肩背风，汗出，面、腹肿，膈中食噎，不下食，喉痹，肩息肺胀，皮肤骨痛，寒热烦满。

《备急千金要方》：上气咳嗽，短气，气满食不下；奔豚上下，腹中与腰相引痛。

《针灸大成》：腹胀，四肢肿，食不下，喘气胸满，肩背痛，呕哕，咳逆上气，肺系急，肺寒热，胸悚悚，胆热呕逆，咳唾浊涕，风汗出，皮痛面肿，少气不得卧，伤寒胸中热，飞尸遁疰，瘿瘤。

（3）配伍

《备急千金要方》水肿：中府、间使、合谷。喉痹：中府、阳交。面、腹肿：中府、间使、合谷。

《针灸资生经》喘逆：中府、魄户。

《百症赋》胸满噎塞：中府、意舍。

《类经图翼》哕逆：灸乳根、承浆、中府、风门、肩井、膻中、中脘、期门、气海、足三里、三阴交。喘：灸中府、云门、天府、华盖、肺俞。

尺泽 Chize（LU5）

【出处】 《灵枢·本输》

【别名】 鬼受（《备急千金要方》）、鬼堂（《千金翼方》）。

【释名】 前臂内侧称尺；泽，指沼泽，低凹之处。本穴位在肘窝，又为手太阴经之合穴，属水，水当润泽，故名尺泽。

【类属】 五输穴之一，本经合穴（《灵枢·本输》）；五行属水（《难经·六十四难》）。

【位置】 在肘横纹中,肱二头肌腱桡侧凹陷处(图2)。

【取法】 手掌向上,肘部微弯曲,于肱二头肌腱桡侧缘的肘横纹上取穴。

【局解】

(1)组织层:皮肤→皮下组织→肱桡肌→肱肌。

(2)神经、血管:浅层有前臂外侧皮神经分布;深层有桡神经干经过,并有桡神经深支、肌皮神经肌支和桡侧副动脉前支分布。

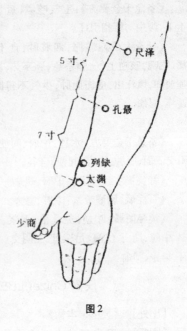

图2

【操作】 直刺0.5~0.8寸,局部酸胀,或有触电感向前臂或手部放散,或三棱针点刺出血;可灸。注意:针刺不宜过深,以免刺伤动脉引起内出血。

【功效】

(1)平补平泻法:理肺调气,疏通经络。

(2)补法:滋阴和中。

26

(3)泻法:清热宣肺。

【主治】

(1)咽喉肿痛、音哑、舌干。

按:咽喉为肺之门户,风热上炎,或肺热熏蒸气道,或肺虚不足,虚火上炎,均可见咽喉肿痛、音哑、舌干。尺泽为肺经之合穴,属水,针刺本穴用泻法,或三棱针点刺出血,寓有"实则泻其子"之法,可清泄肺热,而利咽喉,故可治上证。

(2)咳嗽、气喘、胸胁胀满。

按:邪热壅肺,或痰热闭肺,肺气不降,则喘咳胸闷,泻本穴可清热肃肺,因治上证有效。

(3)潮热、咯血。

按:阴虚内热,火灼肺金,肺气上逆则咳,络破血溢则咯血;阴虚火旺则潮热,而尺泽为肺经之合穴,五行属水,针补本穴可滋阴清热,因此对肺阴虚所致的潮热、盗汗、咯血等症有很好的治疗作用。常与肺俞、太渊、太溪等穴配伍应用。

(4)心痛、无脉症。

按:心肺同居上焦,肺主气,助心以行血,若心脉痹阻,则心痛、无脉,针本穴可理肺调气,助心行血,俾血行脉畅,则上证可瘥。

(5)急性吐泻、胃痛。

按:外感暑湿秽浊,或饮食不洁,肠胃损伤,可致胃痛、吐泻。盖肺经起于中焦,下络大肠,针泻本穴可泻热和中,理肠止泻。近年来,用本穴放血治疗急性吐泻,效果良好。

（6）小便频急、淋沥涩痛。

按：肺为水之上源，肺气不利，不能通调水道下输膀胱，则可导致小便频急涩痛。尺泽为肺经合穴，五行属水，针本穴可清宣肺气，通利水道，提壶揭盖，则小便自利。

（7）肘臂挛痛、肩内侧痛、上肢不遂、手不能伸。

按：经脉所过，主治所及，手太阴肺经循行肩、臂内侧，直达指端，针本穴可以疏通上肢经脉，条畅气血，故可治上证。

（8）乳痈、丹毒、发热、小儿惊风、抽搐。

按：肺热不宣，可致发热；肺胃热盛，可致乳痈、丹毒；肺热逆传心包，则可惊风、抽搐，针泻本穴可清泻肺热，火势衰减，则诸证可瘥。

【配伍应用】

（1）尺泽、肺俞、合谷、少商、丰隆，少商、尺泽点刺出血，余用泻法，功能清热利咽，止咳平喘，主治邪热壅肺，肺失清肃之咳喘痰稠，身热口渴及鼻渊，喉痹。

（2）少商、合谷、尺泽、内庭、关冲，少商、关冲点刺出血，余用泻法，功能清热利咽，主治肺胃热盛，咽喉肿痛。

（3）尺泽、膏肓、肺俞、太溪，针用平补平泻法，功能滋阴清热，理肺祛痨，主治肺肾阴虚之潮热，咯血，肺痨。

（4）风池、大椎、合谷、尺泽、曲池，针用泻法，功能疏散风热，宣肺化痰，主治风热外袭，肺卫失宣，感冒，发热身痛，咳嗽痰黄。

（5）风门、肺俞、孔最、尺泽、足三里、丰隆、四缝，四缝用三棱针点刺,挤出黄色或白色黏液,余用泻法,功能清热泻肺,化痰止咳,主治痰热阻肺之小儿顿咳咳嗽期。

（6）合谷、内庭、曲池、鱼际、尺泽、丰隆,针用泻法,功能清肺蠲痰,主治痰热壅肺,咳吐浊痰、脓血,口气腥臭。

（7）尺泽、鱼际、丰隆、通里、郄门,针用泻法,功能清泻痰火,平喘定悸,主治痰火扰心之心悸,胸闷口苦,烦躁不宁,小便黄赤。

（8）合谷、偏历、列缺、尺泽、阴陵泉、足三里、肺俞、三焦俞、大椎、风门,针用泻法,功能疏风宣肺,健脾利水,主治阳水,头面先肿,渐及全身,皮肤光泽,小便短少,或兼恶寒发热者。

（9）尺泽、肺俞、肩髃、曲池、合谷、阳溪、髀关、梁丘、足三里、解溪,针用泻法,功能调阴阳,养筋节,通经络,主治肺热壅盛,筋肉弛缓、萎缩,活动无力,兼发热,咳嗽之痿证。

（10）曲池、外关、尺泽、手三里、合谷、阿是穴,针用泻法,功能通经活血,祛邪止痛,主治外感风寒湿邪,郁阻经脉,或扭挫损伤,肩臂疼痛。

【现代研究】 临床观察针刺尺泽穴,有降血压的作用,对高血压病人有一定疗效。实验观察,针刺尺泽穴对结肠蠕动有调整作用,可使不蠕动或蠕动很弱的降结肠下部或直肠的蠕动增强。采用平补平泻和三棱针点刺出血的方法,治疗急性胃肠炎的有效率可达95%。尺泽透痛点治肱骨外上髁炎有效。尺泽对小儿遗尿的治疗有显著效果。

【古代文摘】

(1)位置

《针灸甲乙经》:在肘中横纹上动脉。

(2)主治

《针灸甲乙经》:咳逆上气,舌干,胁痛,心烦,肩寒,少气不足以息,腹胀喘;振寒瘛疭,手不伸,咳嗽唾浊,气膈,善呕,鼓颔不得汗;烦满,因为痎疟;心痛,卒咳逆;手臂不得上头,肘痛。

《备急千金要方》:五脏一切诸疟;呕吐上气。

《肘后歌》:鹤膝肿痛。

《玉龙经》:五般腰痛;癫痫。

《针灸大成》:肩臂痛,汗出中风,小便数,善嚏,悲哭,寒热,风痹,臑肘挛.手臂不举,喉痹,上气呕吐,口干,咳嗽唾浊,痎疟,四肢腹肿,心痛,臂寒,短气,肺膨胀,心烦闷,少气,劳热,喘满,腰脊强痛,小儿慢惊风。

《胜玉歌》:筋拘挛急。

《医宗金鉴》:咳唾脓血,喉痹,肺积息贲,及绞肠痧痛,伤寒汗不出,小儿急慢惊风。

(3)配伍

《针灸甲乙经》唾血:泻鱼际,补尺泽。

《备急千金要方》癫疾,手臂不得上头:尺泽、然谷。

《针灸资生经》心烦:尺泽、少泽。

《医学纲目》腰闪挫气痛:尺泽、委中、人中、阳陵泉、束骨、昆仑、下髎。

《针灸大成》唾浊：尺泽、间使、列缺、少商。气逆：尺泽、商丘、太白、三阴交。风痹：尺泽、阳辅。挫闪腰胁痛：尺泽、委中、人中。喉痹：颊车、合谷、少商、尺泽、经渠、阳溪、大陵、二间、前谷。霍乱吐泻：关冲、支沟、尺泽、足三里、太白、太溪、大包。

《采艾编翼》中暑：中脘、章门、气海、大杼、命门、上星、大陵、尺泽、太白、复溜、曲泉。

《神灸经纶》热嗽：肺俞、膻中、尺泽、太溪。

《神应经》挫闪腰胁痛：尺泽、曲池、合谷、手三里、阴陵泉、阴交、行间、足三里。

孔最 Kongzui（LU6）

【出处】 《针灸甲乙经》。

【释名】 孔，隙也；最，甚也，聚也。穴为手太阴之郄，本经气血深聚的所在，是理血通窍最得用之穴位，故名。

【类属】 手太阴之郄穴（《针灸甲乙经》）。

【位置】 在前臂掌面桡侧，当尺泽与太渊连线上，腕横纹上7寸（见图2）。

【取法】 伸臂仰掌，在尺泽与太渊连线的中点上1寸，当桡骨内缘处是穴。

【局解】

（1）组织层：皮肤→皮下组织→肱桡侧→桡侧腕屈肌→指浅屈肌与旋前圆肌之间→拇长屈肌。

（2）神经、血管：浅层内布有头静脉和前臂外侧皮神经的分支;深层有桡动脉、桡静脉、桡神经浅支等结构。

【操作】 直刺0.5～1寸,局部酸账,或似触电样感向前臂放散;可灸。

【功效】

(1)平补平泻法:宣通肺气,疏通经络。

(2)补法:补益肺气。

(3)泻法:清热肃肺,凉血止血,清泄肠腑。

【主治】

(1)咽喉肿痛、音哑、失音。

按:咽喉为肺之门户,风热壅肺,上熏气道,或肺阴不足,虚火上炎,声门失润,则可咽喉肿痛、音哑,甚则失音,本穴为肺经之郄穴,有清热理肺之功,故治上证有效。

(2)咳嗽、气喘、咯血。

按:肺热壅盛,气失肃降则咳嗽、气喘;热灼血络,阳络伤则咯血,本穴为肺经郄穴,可清热肃肺,且阴经郄穴以治出血见长,故本穴对肺热咳嗽、咯血有良效。

(3)肩痛、肘臂疼痛、腕痛、上肢不遂。

按:肺手太阴之脉,经肩前、上肢而达指端,本穴又位于前臂,针之疏通经络,故可治肩臂腕部病症。

(4)痔。

按:湿热下注,气血壅聚于肠,可致痔疮。盖手太阴肺经下络大肠,肺与大肠相表里,针泻本穴,泻热而消壅,故该穴是治疗痔疮的常用穴。

【配伍应用】

(1)少商、合谷、孔最、内庭、关冲,少商、关冲点刺出血,余用泻法,功能清泄肺胃,利咽止痛,主治咽喉肿痛之实热证。

(2)肺俞、孔最、鱼际,针肺俞穴先泻后补,泻多于补;孔最穴可轻刺出血;鱼际穴用泻法,功能清热润肺,和络止血,主治热伤肺络之咳嗽、咳血、胸闷、烦躁易怒。若外感风热所致,加风门以逐邪外出;肝火犯肺者,加太冲以疏气机,降肝火;若出血如喷,两足厥冷,加涌泉穴导血下行,复归于原。

(3)风门、肺俞、孔最、尺泽、足三里、丰隆、四缝,四缝用三棱针点刺,挤出黄色或白色黏液,余用泻法,功能清热泻肺,化痰止咳,主治痰热阻肺,小儿顿咳之痉咳期。

(4)少商、丰隆、尺泽、孔最、太白、肺俞,针太白用补法、丰隆用平补平泻法,余用泻法,功能宣肺化痰,止咳平喘,主治痰浊阻肺,肺失宣降之咳嗽气喘,喉间痰鸣,痰稠量多,恶心纳呆,胸胁满痛,甚则张口抬肩不能平卧。

(5)曲池、手三里、天井、孔最、外关、阳池、合谷,针用泻法,功能疏通经络,活血止痛,主治肘臂疼痛,腕痛,上肢不遂。

【现代研究】 现代临床多用本穴治疗咳嗽、气喘,有人以本穴为主,治疗支气管扩张咯血,收到良好效果。以孔最穴为主治疗消化性溃疡急性穿孔 30 例,连续针 4~6 小时,治愈 25 例,无效 5 例。治疗放置宫内节育器出血 36

例,显效 24 例,有效 10 例,无效 2 例,总有效率 94.4%。也有人以肺与大肠相表里为立论依据,在治疗痔疮时,多以本穴为常用穴,疗效满意。

【古代文摘】

(1)位置

《针灸甲乙经》:去腕七寸。

(2)主治

《针灸甲乙经》:厥头痛。

《备急千金要方》:臂厥,热病汗不出。

《针灸大成》:热病汗不出,咳逆,肘臂厥痛,屈伸难,手不及头,指不握,吐血,失音,咽肿头痛。

(3)配伍

《针灸甲乙经》热病汗不出:上髎、孔最。

《针灸资生经》咳逆:孔最、天泉、太溪、行间、俞府、神封、腹结、少商、浮白。失音:孔最、哑门。

列缺 Lieque(LU7)

【出处】 《灵枢·经脉》。

【别名】 童玄(《古今医统大全》)。

【释名】 列与裂通,分解、别行之意;缺,为器破缺口之意。该穴位于手腕侧,当桡骨突起的分裂缺口处,又是手太阴肺经的别络,经脉从此别走阳明,故名。

【类属】 本经络穴(《灵枢·经脉》);八脉交会穴之一(《针经指南》),交任脉(《玉龙经》);《千金》作本经原穴。

34

【位置】　在前臂桡侧缘,桡骨茎突上方,腕横纹上 1.5 寸,当肱桡肌与拇长展肌腱之间(见图2)。

【取法】　以病人左右两手虎口交叉,一手示指按在另一手的桡骨茎突上,当示指指尖到达处为穴;或立拳,把拇指向外上方翘起,先取两筋之间的阳溪穴,在阳溪穴上 1.5 寸的桡骨茎突中部有一凹陷即是本穴。

【局解】

(1)组织层:皮肤→皮下组织→拇长展肌腱→肱桡肌腱→旋前方肌。

(2)神经、血管:浅层布有头静脉、前臂外侧皮神经和桡神经浅支;深层有桡动、静脉的分支。

【操作】　针尖向肘微斜刺入 0.3～0.5 寸,不可深刺,局部酸困,或向肘、肩部放散;可灸。

【功效】

(1)平补平泻法:散风解表,疏风通络。

(2)补法:理肺益气,通调任脉。

(3)泻法:宣肺解表,利肺宽中。

【主治】

(1)偏正头痛、项强、口眼歪斜、牙痛、咽喉肿痛。

按:手太阴肺经经别上于头,又列缺为本经络穴,通于手阳明大肠经,手阳明大肠经循行头面,而大肠经在大椎穴与各阳经经脉相交会,依据接经的主治规律,本穴是治疗头项五官病证的常用效穴之一,故《四总穴歌》谓"头项寻列缺"。所以列缺多用于治疗上述头项疾患,并可依病证虚

35

实,选用补泻手法。另外,列缺为八脉交会穴之一,通于任脉,善治咽喉肿痛,口燥咽干,若与照海上下相配,为开八法,其效尤著。

(2)感冒、咳嗽、气喘。

按:肺主气,司呼吸,外合皮毛,外邪侵袭,肺卫失宣,或痰浊阻肺,肺失宣降,导致感冒、咳嗽,甚至气喘。本穴为手太阴之络穴,针刺本穴,既可宣肺解表,又调大肠而理肺,故可治疗呼吸系统多种病症。若与太渊穴相配,属原络配穴,更是相得益彰。

(3)腹痛、泄泻、痢疾。

按:寒湿稽留,或湿热壅滞胃肠,可致腹痛、泄泻、痢疾。肺经起于中焦胃脘部,下络大肠,本穴又为肺经络穴,通于大肠,针刺本穴可宣肺理气,和胃调肠,故可治胃肠疾患。

(4)心胸疼痛。

按:心肺同居上焦,心主血脉,肺朝百脉,若心脉痹阻,血行不扬,则心胸疼痛,针刺本穴,可利肺宽胸,助心行血,而治疗心胸疼痛。

(5)小便难、热涩疼痛、阴茎痛、尿血。

按:肺为水上之上源,若邪热壅肺,气失肃降,不能通调水道,膀胱气化不利,则小便难、热涩疼痛,甚则茎痛尿血,针泻列缺,可清热肃肺,通利水道,故可治疗膀胱不利之证。

(6)肩臂疼痛、手指麻木、上肢不遂。

按:经脉所过,主治所及,手太阴肺经循肩臂而达指端,针刺本穴,可疏通经络,俾气血调畅,则病痛可除。

36

(7)风疹、风水浮肿。

按:肺主皮毛,风邪外客,邪郁肌腠则风疹瘙痒;风挟水泛则肌肤浮肿,针本穴可散风解表,故可治风疹、风水之证。

【配伍应用】

(1)列缺、少商、合谷、鱼际,少商点刺出血,余用泻法,功能清热宣肺,利咽止痛,主治喉痹咽痛。

(2)合谷、列缺,针用泻法,功能泻火止痛,主治风火牙痛。

(3)上星、印堂、迎香、风池、列缺、合谷,针用泻法,功能清热宣肺,通利鼻窍,主治肺经邪热上郁清窍之鼻渊,鼻塞,时流黄臭浊涕,头额胀痛者。

(4)肺俞、列缺、合谷,针用泻法,功能宣肺止咳,主治各型咳嗽。若风寒束肺,加刺外关、风门;风热壅肺,加刺尺泽、大椎;痰湿阻肺,加刺脾俞、太白、丰隆;肝火犯肺,加刺肝俞、太冲。

(5)风池、太阳、风府、列缺、外关,针用泻法,功能疏风散寒,宣肺解表,主治外感风寒,感冒头痛,痛连项背,恶寒发热。若巅顶痛甚,配百会、通天、行间;前头痛甚,配上星、头维、合谷;后头痛甚,配后顶、天柱、昆仑;侧头痛甚,配率谷、曲鬓、侠溪。

(6)合谷、列缺、风门、丰隆,针用泻法,功能解表祛风,宣肺祛痰,主治外邪束肺,小儿顿咳之初咳期。

(7)合谷、列缺、风门、风池、肺俞,肺俞用补法,余用平补平泻法,功能固表散邪,主治营卫不和之自汗,汗出恶风,身重乏力。

（8）列缺、太渊、尺泽、足三里、照海，针用补法，功能益肺滋阴，宁络止血，主治肺结核略血。

（9）列缺、照海、神门、内关、太溪、巨阙、关元、气海，针用补法，功能滋阴清热，交通心肾，主治阴虚内热，心烦不眠，口燥咽干者。

（10）合谷、偏历、列缺、尺泽、阴陵泉、足三里、肺俞、三焦俞、大椎、风门、肺俞、足三里用补法，余用泻法，功能疏风宣肺，健脾利水，主治头面先肿，渐及全身，腰部以上肿甚之风水证。

（11）大椎、至阳、天柱、列缺、后溪、颈部夹脊穴，针用平补平泻法，功能行气活血，通络止痛，主治肩凝症。

（12）曲池、列缺、阳溪、合谷，针用泻法，阳溪、曲池加灸，功能温经散寒，宣痹止痛，主治风寒湿邪痹阻经脉之肩前臑痛，大指、次指痛而不能运用。

【现代研究】 针刺列缺穴可使肺通气量得到改善，呼吸道的阻力下降，支气管平滑肌痉挛得到缓解，使支气管哮喘平复。有人通过临床观察和实验研究，针刺列缺配肾俞或照海可增强肾功能，酚红排出量较前增多，尿蛋白减少，高血压也下降，这种效应可持续 24 小时，再针刺时仍有效。也有人实验，针刺列缺穴，可引起膀胱收缩反应，使排尿量增加。针刺列缺穴又可调节血管的舒缩功能，有人通过血管容积描记方法，针刺列缺可引起小腿血容积变化，出现血管收缩现象。本穴长于治偏正头痛、颈项强痛、口眼歪斜等。近20年来很多学者运用此穴治疗偏正头痛、急性乳腺炎、落枕，效果甚佳。针刺列缺治疗神经性头痛，针尖向肘部斜刺0.5~1寸，得气后，拇指向后轻微缓慢捻转约1~2分钟，留针15~20分钟，轻者1次，重者3次治愈。列缺穴埋针治疗遗尿，每周2次，有效率达94%以上。

【古代文摘】

（1）位置

《针灸甲乙经》：去腕上一寸五分。

（2）主治

《灵枢·经脉》：其病实则手锐掌热，虚则欠㰦，小便遗数。

《针灸甲乙经》：热病先手臂痃疭，唇口聚，鼻张，目下汗出如转珠，两乳下二寸坚，胁满，悸，寒热胸痛，急喉痹，咳，上气喘，掌中热，数欠伸，汗出，善忘，四肢厥逆，善笑，溺白。

《备急千金要方》：男子阴中疼痛，溺血精出。

《马丹阳天星十二穴并治杂病歌》：善治偏头患，遍身风痹麻，痰涎频壅上，口噤不开牙。

《针灸大成》：偏风口面㖞斜，手肘无力，半身不遂，掌中热，口噤不开，寒热疟，呕沫，咳嗽，善笑，纵唇口，健忘，溺血，精出阴茎痛，小便热，痫惊，妄见，面目四肢痈肿，肩痹，胸背寒栗，少气不足以息，尸厥，寒热交两手而瘈。

《八脉八穴治症歌》：痔疟便肿泄泻，唾红溺血咳痰，牙疼喉肿小便难，心胸腹疼噎咽，产后发强不语，腰痛血疾脐寒,死胎不下膈中寒,列缺乳痈多散。

(3)配伍

《针灸甲乙经》小儿惊痫:列缺、丰隆。

《备急千金要方》疟疾:列缺、后溪、少泽、前谷。

《针灸资生经》阴茎痛:列缺、阴陵泉、少府。咳嗽:鱼际、列缺、少泽、缺盆。

《玉龙歌》寒痰咳嗽:列缺、太渊。

《杂病穴法歌》喘急:列缺、足三里。

《针灸大成》偏风:列缺、冲阳。咳血:列缺、足三里、肺俞、百劳、乳根、风门、肝俞。自汗:曲池、列缺、少商、昆仑、冲阳、然谷、大敦、涌泉。消渴:列缺、脾俞、中脘、照海、足三里、关冲。冒暑大热,霍乱吐泻:列缺、委中、百劳、中脘、曲池、十宣、足三里、合谷。腹中寒痛,泄泻不止:列缺、天枢、中脘、关元、三阴交。

《席弘赋》偏正头痛:列缺、太渊。

《类经图翼》尿血:列缺、膈俞、肝俞、脾俞、肾俞、气海、石门、关元、大敦、间使、血海、阴谷、涌泉、三阴交。

《神应经》四肢肿:丰隆、复溜、列缺。

《针灸集成》风毒瘾疹:曲池、曲泽、合谷、列缺、肺俞、鱼际、神门、内关。

《神灸经纶》咳嗽红痰:列缺、百劳、肺俞、中脘。偏正头痛:脑空、风池、列缺、太渊、合谷、解溪。

太渊 Taiyuan(LU9)

【出处】 《灵枢·本输》。

【别名】 鬼心(《备急千金要方》)、大泉(《千金翼方》)。

【释名】 太,盛大之意;渊,指深而博。穴当寸口,为肺经原穴,又为脉气大会之处,故名太渊。

【类属】 五输穴之一,本经输穴(《灵枢·本输》);肺之原穴《灵枢·九针十二原》);五行属土(《难经·十六四难》)八会穴之一,脉会穴(《难经·四十五难》)。

【位置】 在腕掌侧横纹桡侧,桡动脉搏动处(见图2)。

【取法】 仰掌,当掌后第1横纹上,用手摸有脉搏跳动处的桡侧凹陷中取穴。

【局解】

(1)组织层:皮肤→皮下组织→桡侧腕屈肌腱与拇长展肌腱之间。

(2)神经、血管:浅层有前臂外侧皮神经、桡神经浅支和桡动脉掌浅支等分布;深层有桡动、静脉等。

【操作】 避开桡动脉,直刺0.3～0.5寸,局部麻痛;可灸。

【功效】

(1)平补平泻法:宣肺止咳,通脉理血。

(2)补法:益肺滋阴。

(3)泻法:疏风清肺,止咳化痰。

【主治】

（1）感冒、头痛、咳嗽、气喘、咳血、胸背痛、缺盆中痛、肺痨。

按：肺主呼吸，外合皮毛，而太渊为手太阴原穴，可调肺气，和营卫，散表邪，故可治表证之感冒、头痛、咳嗽等症。"五脏有疾，取之十二原"，针灸原穴能通达三焦原气，调整内脏功能，故针刺肺经原穴太渊，可宣肺利气，止咳平喘，宽胸止痛，治疗肺脏疾患之气喘、胸背痛、咳血、肺痨等症，并可根据病证虚实，采用不同补泻之法。

（2）目生翳膜、目赤肿痛、咽干、喉痹。

按：白晴属肺，咽喉为肺脉所过，又为肺胃之门户，若风热上炎，或肺胃热盛上干清窍，或熏蒸气道，可致目赤肿痛、目生翳膜，或咽肿喉痹之证，针泻本穴，既可疏风清肺，又可清降阳明之热，故可治疗上述肺胃热盛之证。

（3）腹胀、噫气、呕吐、呕血。

按：上焦不利，中焦失和，气滞则腹胀；气逆则噫气、呕吐；血失统摄则呕血，而肺经起于中焦，肺脾又为同名经脉，两经腧穴有交互治疗之功，针补本穴，可益肺脾，理中焦，故上述中焦病证，可选用本穴治之。

（4）心痛、无脉症。

按：太渊为脉会，系全身诸脉精气汇聚之处，又为肺脏真气所注之处，针补太渊，可益肺气，助心气，行血脉，故为治疗心痛、无脉症的首选腧穴。

（5）肘臂疼痛、上肢不遂、腕痛、掌中热。

按:腧穴有主治局部及临近部位和经脉所过部位病症的特性,因此上述症证,凡因经气不利,脉络失和所致者,均可选配太渊,以疏通经脉,调畅气血,俾经络调畅则病痛可止。

(6)经闭、痛经、乳部刺痛。

按:气机郁滞,血行不畅,则可经闭、痛经、乳部刺痛。盖肺主一身之气,本穴为肺经之原穴,有理肺调气之功,气行血畅,则上证可瘥。

(7)胁肋疼痛。

按:少阳失和,或肝气郁滞,血行不畅,则胁肋疼痛,而手太阴经筋下结胸里,抵季胁,针本穴可疏通筋脉,调畅气血,故胁肋痛多效。

【配伍应用】

(1)太渊、列缺、肺俞、尺泽、合谷、曲池,针用泻法,功能疏风解表,宣肺散寒,主治风寒感冒,恶寒发热,头痛身痛,无汗,鼻塞流涕,咳嗽痰稀。

(2)中府、肺俞、太渊、足三里,针用补法,功能补肺实表,主治气虚感冒,自汗,动则益甚,气短懒言。

(3)上星、印堂、迎香、风池、合谷、太渊、肺俞,针太渊用补法,肺俞针后加灸,余穴均用泻法,功能补益肺气,通利鼻窍,主治肺气虚弱之鼻渊,鼻涕白黏,鼻塞,嗅觉减退者。

(4)肺俞、太渊、鱼际,针用补法,或平补平泻,功能滋阴清肺,主治肺阴亏损,干咳少痰,潮热盗汗,咽干音哑,咯血。

（5）脾俞、肺俞、足三里、太渊，针用补法，功能补肺健脾，化痰止咳，主治肺脾两虚，小儿顿咳恢复期。若气虚，加气海、关元以益气补虚；阴虚者，加三阴交、太溪以滋水生阴。

（6）太渊、通里、神门、心俞、鱼际，针用泻法，功能清心泻热，主治心火上炎之心烦口渴，口舌生疮，木舌，重舌，小便短赤，甚则尿血。

（7）内关、少冲、太渊、神门、心俞、太溪，针用补法，功能交通心肾，滋阴宁神，主治心阴亏虚，心悸头昏，心中烦扰，不寐多梦，健忘盗汗，掌心热。

（8）太渊、人迎，针用平补平泻法，功能通络复脉，主治无脉症。

（9）曲池、内关、神门、太渊、大陵、合谷，针用泻法，功能疏经活络，通痹止痛，主治风寒湿邪外袭痹阻经脉之肩背痛，臑臂内前廉厥痛。

【现代研究】 太渊为脉会，对血液运行失常及出血等疾患有较好的疗效。临床观察，针刺太渊穴对咯血及脑出血，均有显著效应。对于血压的调整也有较好的作用，临床观察表明，针刺太渊穴，对Ⅲ期高血压有降压作用。太渊穴具有调节血管紧张度的作用，对于放置宫内节育器后子宫内膜螺旋动脉变性，扩张血管通透性增加具有调节作用。太渊又是肺经输穴（原穴），对肺功能有明显的调整作用，有人利用流速仪和气流阻断分别测定太渊、肺俞等穴，实验前后气道阻力的结果显示，呼气和吸气阶段气道阻力的增高都有下降,尤其呼气时下降更为明显,说明其改善肺通气量,使肺呼吸功能加强。本穴常用于治疗呼吸系统之咳嗽、气喘、胸痛。有人以此穴治疗支气管哮喘,总平喘率可达86%。另有报道,针刺太渊穴治疗呃逆,双侧同时进针,得气后提插捻转3~5分钟,留针30分钟,一般针刺1~2次即愈。日本报道针刺太渊穴治疗无脉症收效颇著。

【古代文摘】

(1)位置

《针灸甲乙经》:在掌后陷者中。

(2)主治

《针灸大成》:胸痹逆气,善哕呕饮食,咳嗽,烦闷不得眠,肺胀膨,臂内廉痛,目生白翳,眼痛赤,乍寒乍热,缺盆中引痛,掌中热,数欠,肩背痛寒,喘不得息,噫气上逆,心痛脉涩,咳血呕血,振寒,咽干,狂言,口僻,溺色变,卒遗矢无度。

《医宗金鉴》:牙齿疼痛,手腕无力疼痛,咳嗽风痰,偏正头疼。

(3)配伍

《灵枢·热病》热病而汗且出,及脉顺可许:鱼际、太渊、大都、太白,泻之则热去,补之则汗出。

《针灸甲乙经》痹:会阴、太渊、消泺、照海。

《针灸资生经》不得卧:太渊、肺俞、条口、隐白。

《玉龙赋》咳嗽风痰:太渊、列缺。

《杂病穴法歌》偏正头痛:泻列缺、太渊。

《针灸大成》噫气上逆:太渊、神门。狂言:太渊、阳溪、下廉、昆仑。寒厥:太渊、液门。

少商 Shaoshang(LU11)

【出处】 《灵枢·本输》。

【别名】 鬼信(《经穴汇解》)、小商(《子午流注针经》)。

【释名】 少,小也;商,五音之一,肺音为商。穴为肺经井,所出为井,言其脉气外发似浅小水流,故名少商。

【类属】 五输穴之一,手太阴肺经井穴(《灵枢·本输》)。

【位置】 在拇指末节桡侧,距指甲角0.1寸。(图2)

【取法】 侧掌,微握拳,伸平拇指,于拇指爪甲桡侧缘和基底部各作一线,相交处取穴。

【局解】

(1)组织层:皮肤→皮下组织→指甲根。

(2)神经、血管:布有前臂外侧皮神经和桡神经浅支混合支,正中神经的掌侧固有神经的末梢神经网,指掌固有动、静脉所形成的动、静脉网。

【操作】 浅刺0.1寸,局部胀感,或点刺出血;可灸。

【功效】

(1)泻法:醒脑开窍,清诸脏之热。

(2)点刺出血:清泻肺火,活血消肿,利咽止痛。

【主治】

(1)乳蛾、喉喑、喉痹。

按:乳蛾、喉喑、喉痹分别相当于西医的扁桃体炎、喉炎、咽炎。咽喉为肺之所属,如风热毒邪循口鼻入肺,搏于咽喉;或外邪传里,肺胃热盛,火热上蒸咽喉,可致上述病证。"病在脏者,取之井",本穴为肺之井穴,点刺出血可疏卫清热,宣肺利咽,治疗外感风热和肺胃热盛乳蛾、喉喑、喉痹等证。

(2)感冒、咳嗽、小儿肺炎、鼻衄。

按:肺气通于天,外合皮毛,风寒、风热之邪侵袭人体,卫表不和,肺失宣肃,可致感冒、咳嗽等症;若风热入里或寒邪化热,熏蒸肺叶,热盛肉腐可致小儿肺炎;肺开窍于鼻,热伤阳络则为鼻衄。本穴为肺之井穴,点刺出血可疏风解表,宣肺散邪,治疗外感风寒、风热所致的上述诸证。

(3)痄腮。

按:痄腮即流行性腮腺炎,外感时行温毒,兼挟痰火积热,郁于耳下腮部而成,可伴恶寒发热。本穴为十二井穴之一,点刺出血可清热解毒,故可治痄腮。

(4)昏迷、休克。

按:昏迷、休克是多种疾病发展过程中出现的神志突变、意识不清的表现。本穴为十二井穴之一,位于拇指末端敏感之处,可开窍醒神,泄血散热,宣通气血,可治疗急性热病中出现的昏迷、休克。

(5)厥证、闭证。

按:厥证、闭证是阴阳之气厥逆错乱,闭塞清窍所致神志不清之证。本穴为十二井穴之一,适当配伍,强刺激,可宣通经气,开窍苏厥,故可治疗厥证、闭证。

(6)癫狂。

按:癫狂是由痰气、痰火扰乱神明,阴阳失调所致。本穴用泻法或大幅度捻泻,可开窍醒志,通畅经气,故治疗癫狂等神志失常之证。

【配伍应用】

(1)少商(点刺出血)、不容、合谷、翳风、曲池,施泻法,功能疏卫清热、宣肺利咽,治疗外感风热型乳蛾、喉暗、喉痹。

(2)少商(点刺出血)、尺泽、内庭、翳风、廉泉,施泻法,功能清肺胃之热、消肿止痛,治疗肺胃热盛型乳蛾、喉痹。

(3)少商、尺泽、廉泉、内庭,施泻法,复溜施补法,功能养阴润肺、清利咽喉,治疗阴虚肺燥之喉暗。

(4)少商(点刺出血)列缺、合谷、肺俞、风门,功能疏风解表、宣肺散寒,治疗外感风寒之感冒、咳嗽。

(5)少商(点刺出血)、合谷、曲池、尺泽、大椎,用泻法,功能疏风清热、宣肺止咳,治疗外感风热之感冒、咳嗽及肺热壅盛之小儿肺炎。

(6)少商、大椎(点刺出血)、迎香、合谷,施平补平泻法,上星施灸法,功能清热、安络、止血,治疗多种原因导致的鼻衄。

(7)少商、关冲、商阳,点刺出血,功能清热解毒,治疗温热毒邪所致的痄腮。

(8)十二井穴点刺放血,曲泽、神门、人中、内关、大陵、

48

合谷,施泻法,功能开窍醒志、泻血散热,治疗阳实闭郁之昏迷、休克。

(9)十二井穴点刺放血,合谷、太冲泻法开四关,功能宣通经气、开窍启闭,治闭证及厥证属实者。

【现代研究】 现代研究表明,针刺少商穴有助于 CO 中毒所致昏迷病人苏醒,使血中 CO 性血红蛋白解离,血中 CO 含量减少。动物实验表明,手十二井穴放血对家兔的脑电流图有一定影响,十二井穴三棱针点刺放血后,缺血家兔的脑电流图波幅显著升高,且稳定持久。有人用三棱针点刺少商出血 3~6 滴,配合谷平补平泻,不留针,每日 1 次,治疗 350 例流行性腮腺炎,全部治愈。有人以少商、关冲、商阳点刺出血治疗痄腮 100 例,治愈 94 例,无效 6 例,一般治疗 2 小时后即热退、痛减,能进食。有人治疗失音,取双侧少商点刺出血 3~5 滴,再刺双侧内关,加电针,平补平泻,留针 20 分钟,共治 82 例,治 2~6 次,痊愈 75 例,好转 4 例,无效 3 例。有人观察点刺少商出血数滴后,喉头血泡吸收情况,发现当点刺一侧后,喉头血泡大部分萎缩,自觉症状缓解;再点刺另一侧时,喉头血泡全部吸收,自觉症状消失,全过程仅 4~5 分钟。有人治疗小儿重症肺炎,用三棱针或 28 号针斜向上方刺入少商穴 1 分钟,高热惊厥者以出血为宜,危重症者强刺激,久留针(2 小时以上),共治 30 例,全部治愈。还有人以平刺少商穴治疗鼻出血屡治不效者,嘱患者端坐平视,用同一频率反复行"吸气—屏气—咳嗽"运动,在患者将咳的瞬间,持针与指甲边缘平行且与甲面成30。角,突然刺入0.1~0.5寸,不留针,共治12例,9例1次而愈,2例有效。还有文献报道点刺少商穴治疗麦粒肿;指压、针刺治疗顽固性呃逆,疗效较为满意。

【古代文摘】

(1)位置

《针灸甲乙经》:在手大指端内侧,去爪甲如韭叶。

《外台秘要》:在手大拇指甲外畔,当角一韭叶,白肉际,宛宛中。

《玉龙经》:在大指端内侧去爪甲如韭叶大,与爪甲根齐,白肉际,宛宛中。

(2)主治

《针灸甲乙经》:热病象疟,振栗鼓颔,腹胀脾睥,喉中鸣;疟,寒厥及热厥,烦心善哕,心满而汗出,寒濯濯,舌烦,手臂不仁,唾沫,唇干引饮,手腕挛,指肢痛,肺胀上气,耳中生风,咳喘逆,痹,臂痛,呕吐,饮食不下,膨膨然。

《备急千金要方》:耳前痛。

《针灸资生经》:咽中肿塞,谷粒不下。

《针灸入门》:鬼魅狐惑,恍惚振噤。

(3)配伍

《备急千金要方》呕吐:少商、劳宫。喉中鸣:少商、太冲、经渠。

《针灸大成》、咳逆振寒:少商、天突(灸三壮)。双乳蛾症:少商、金津、玉液。

《百症赋》血虚口渴:少商、曲泽。

50

附:手太阳肺经备用穴

穴名	定位	操作	主治
云 门 Yunmen (LU2)	在胸前壁的外上方,肩胛骨喙突上方,锁骨下窝凹陷处,距前正中线6寸	直刺 0.3 ~ 0.5寸;可灸	肩痛不可举、引缺盆中痛、胁痛引背、四肢逆冷、咳喇、气喘、胸痛、胸烦满、伤寒四肢热不已、暴心腹痛、脉代不至、瘿气
天 府 Tianfu (LU3)	有臂内侧面,肱二头肌桡侧缘,腋前纹头下4寸	直刺 0.5 ~ 0.8寸;可灸	肩臂疼痛、麻木不仁、鼻衄、目眩、不能远视、气喘、咳嗽、神志恍惚、善忘、悲泣、身肿身胀、身重嗜睡
侠 白 xiabai (LU4)	在臂内侧面,肱二头肌桡侧缘,腋前纹头下4寸,或肘横纹上5寸处	直刺 0.5 ~ 0.8寸;可灸	上肢内侧疼痛、肩内侧疼痛、赤白汗斑、咳嗽、气喘、气短少气、胃痛、干呕
经 渠 Jingqu (LU8)	在前臂内侧面桡侧,桡骨茎突与桡动脉之间凹陷处,腕横纹上1寸	避免动脉直刺或斜刺 0.3 ~ 0.5寸;禁灸	肩臂内侧疼痛、腕肿痛、咽喉肿痛、咳嗽、气喘、胸闷胀满疼痛、胃脘痛、呕吐、疟疾、食道痉挛、膈肌痉挛
鱼 际 Yuji (LU10)	在拇指本节(第1掌指关节)后凹陷处,约当第1掌骨中点桡侧,赤白肉际处	直刺 0.2 ~ 0.3寸;可灸	肩肘挛痛、头痛、咽干、喉痹、感冒、发热、咳喘、咳血、胸背痛、腹痛、呕吐、善悲易恐、精神失常、乳痈、心律失常

51

2. 手阳明大肠经

手阳明大肠经起于示指的桡侧端(商阳),沿示指桡侧缘,向上出于合谷穴第1、2掌骨之间,上行进入两筋(拇长伸肌腱与拇短伸仉健)之间(阳溪);沿着前臂桡侧前缘,进入肘部外侧;向上经上臂外侧前缘上肩,沿肩峰部的前边,向上出于锁骨后方(巨骨),并交会手太阳经的秉风穴,走向颈椎部督脉大椎穴与诸阳经交会,再向下进入缺盆(锁骨上窝)部,联络肺脏,通过横膈,属于大肠。它的支脉,从缺盆部上行颈旁,通过面颊,进入下齿龈,再还出挟口唇,交会足阳明胃经于地仓穴,左右两脉水沟穴相交叉,左脉向右,右脉向左,分别向上挟行于鼻孔旁,与足阳明胃经相交接。

本经腧穴起于商阳穴,止于迎香穴,共20穴。主要治疗肺、膈、大肠、下齿、口、鼻及示指、上肢外面捎指侧、肩前、臑骨、缺盆、颈前侧、颊、柱骨等病症。本经常用穴:合谷、曲池、肩髃、迎香。

合谷 Hegu(LI4)

【出处】 《灵枢·本输》。

【别名】 虎口(《针灸甲乙经》)。

【释名】 肉之大会为谷,小会为溪(《素问·气穴论》)。大指、次指肌肉相联合处,分张时形似深谷,穴在第2掌骨桡侧的中点处,故名。

【类属】 大肠经之原穴（《灵枢·本输》）。

【位置】 在手背，第1、2掌骨间，当第2掌骨桡侧的中点处（图3）。

【取法】 以一手的拇指指间关节横纹放在另一手拇、示指之间的指蹼缘上，当拇指尖到达之处取穴；或拇、示两指并拢，在拇指之间肌肉的最高处取穴；亦可拇、示两指张开，当虎口与第1、2掌骨结合部连线的中点处取穴。

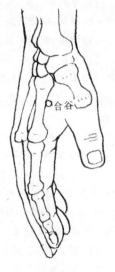

图3

【局解】

（1）组织层：皮肤→皮下组织→第1掌骨间背侧肌→拇收肌。

（2）神经、血管：浅层布有桡神经浅支、手背静脉网的桡侧部和第1背动、静脉的分支或属支；深层有尺神经深支的分支等结构。

【操作】 直刺0.5~1寸，或深透后溪，局部酸胀，或向指端放散；可灸。《铜人腧穴针灸图经》谓：妇人妊娠不可刺之，刺之损胎气。可参考。

【功效】

53

（1）平补平泻法：疏风解表，疏通经络。

（2）补法：理肺调肠。

（3）泻法：清热解表，清泄阳明，通络开窍，镇惊止痛。

【主治】

（1）头痛、眩晕、目赤肿痛、雀盲、耳聋、耳鸣、牙痛、牙关紧闭、鼻衄、鼻渊、痄腮、面肿、面疔、口眼歪斜、咽喉肿痛、失音。

按：手足阳明经在面部迎香处相接，其经脉和经筋几乎分布于整个面部，合谷穴为本经原穴，有较好的清热解表，清泄阳明，通络开窍，镇惊止痛的作用，故凡因感受外邪，或内伤实热所致上述头面五官疾患均可选用。呈如《四总穴歌》云：面口合谷收。而对阳明实热，火热上扰头面的头痛、目赤、齿痛等其效更佳。

（2）胃痛、呕吐、腹痛、泄泻、痢疾、便秘。

按：上述疾病多由寒湿、食滞、脾虚等因所致，合谷穴为手阳明大肠经之原穴，功能清泄阳明，理气调肠，"五脏有疾，当取十二原"，故对胃肠疾患有较好疗效。有报道合谷与足三里相配，治疗小儿腹泻总有效率达98%。

（3）感冒、咳嗽、发热恶寒、无汗、多汗。

按：外感六淫，肺卫失宣，可致上述诸证。合谷为大肠经之原穴，大肠经与肺经相表里，通过表里经相互作用，取本穴宣肺解表，调和营卫，故为治疗肺和呼吸系统疾病的要穴。

（4）经闭、痛经、滞产、胞衣不下、产后恶露不行、乳汁少、乳痈。

按：气滞不通，血行不畅，可致上述诸证。针泻本穴，可理气以行血，疏通经络，故可治疗上述疾患。近年来，实验证实，合谷穴有明显的增加宫缩作用，与三阴交相配可调经止痛，催产通乳，对痛经、滞产等症有很好的疗效。

（5）心痛、无脉证、中风、小儿惊风、破伤风、癫狂、痫证、抽搐、角弓反张。

按：心脉痹阻，血脉不利，可致心痛、无脉；阳亢风动，气血逆乱，则可中风、癫狂惊痫；热盛筋急，则可引起抽搐、角弓反张。针泻合谷可以泄热镇惊，通络开窍，故对上证有效。但须指出，仅认为合谷穴具有开泻之功，因而用于实热之证，是不够全面的，近年来发现补本穴，则具有回阳、救逆、复苏的功效，对于由中风、中暑、霍乱、大失血等引起的脱证具有较好的治疗作用。

（6）水肿、消渴、尿闭。

按：肺主肃降，通调水道，为水之上源，肺失肃降，水湿停留，则可水肿、尿闭；肺胃热盛，津液被耗，热迫水液下趋，则渴饮多尿而成消渴。针泻本穴，可清肺热，利水道，而治水肿、尿闭；清肺热，泄阳明以保津，则可治消渴。

（7）瘾疹、风疹、疥疮、丹毒。

按：肺主皮毛，阳明主肌肉，若内有蕴热，外感风邪，或风热外袭，郁于肌肤，所致瘾疹、风疹、疥疮、丹毒等，针泻合谷，可理肺以散邪，清阳明以泻热。故本穴为治诸多皮肤病的常用穴。

55

（8）肩臂肘腕疼痛、指端麻木、半身不遂、痹证、痿证、肩凝等证。

按：本穴有较好的疏通经络作用，故为治疗手阳明经循行所过的上肢痿、痹、瘫、痛等症的首选要穴。

【配伍应用】

（1）合谷、列缺，针用泻法，功能疏风泄热，主治风火牙痛。

（2）合谷、二间、牙痛穴、鱼际、颊车，针用泻法，功能清泻阳明经邪热，主治阳明热盛，牙痛龈肿，颈肿，口臭。

（3）列缺、少商、合谷、鱼际，少商点刺出血，余用泻法，功能清热解毒，通络止痛，主治邪热壅盛之喉痹。

（4）少商、合谷、尺泽、内庭、关冲，少商、关冲点刺出血，针用泻法，功能清肺利咽，泻火解毒，主治乳蛾、喉痹属实热者。

（5）上星、印堂、迎香、风池、列缺、合谷，针用泻法，功能清宣肺热，通利鼻窍，主治肺经郁热之鼻渊，鼻塞，时流黄臭浊涕，头额胀痛。

（6）列缺、风门、风池、合谷、肺俞，针用泻法，针后可在肺俞、风门加拔火罐，功能疏风散寒，宣肺止咳，主治风寒感冒。加大椎、曲池，可疏风清热，治风热感冒。

（7）肺俞、列缺、合谷，针用泻法，功能宣利肺气，主治各型咳嗽，风寒加外关、风门；风热加尺泽、大椎；热盛加曲池、少商；痰湿加脾俞、太白、丰隆；肝火加肝俞、太冲。

（8）合谷、列缺、风门、丰隆，针用泻法，功能祛风解表，宣肺祛痰,主治外邪束肺之小儿顿咳初咳期。若恶寒发热较重加大椎、外关以解表退热;咳嗽较剧加天突以肃降肺气而止咳。

(9)合谷、列缺、风门、风池,针用平补平泻法,功能和营卫而实表,主治营卫不和之自汗。

(10)合谷、内庭、曲池、鱼际、尺泽、丰隆,针用泻法,功能清肺蠲痰,主治痰热壅肺之肺痈,咳吐浊痰、脓血,口气腥臭。

(11)大椎、曲池、合谷、内关,针用泻法,功能清暑解表,化湿和中,主治中暑之轻证,头晕,头痛,身热,胸闷,恶心,口渴,烦躁。

(12)合谷、颊车、地仓、下关、风池、迎香、太阳,针用平补平泻法,功能通经活络,主治各型面瘫。

(13)合谷、厉兑、中脘、足三里、曲池,针用泻法,功能清泻阳明热邪,主治胃热便秘,口臭。

(14)合谷、三阴交,针用泻法,功能调经催产,治疗气滞血瘀之经闭、难产。

(15)曲池、合谷、内关、天枢、足三里、三阴交,针用泻法,功能疏风透表,清泄湿热,主治胃热熏蒸之斑疹,发病急骤,皮疹色红,成块连片者。

(16)合谷、太冲即"四关穴",针用泻法,功能开窍醒神镇静,主治实热证之惊厥、抽搐、震颤。

(17)大椎、大陵、间使、合谷、风府、厉兑,针用泻法,功能清泄胃热,醒脑开窍,宁心定志,主治火热炽盛,扰乱神明之癫狂。

(18)尺泽、肺俞、肩髃、曲池、合谷、阳溪、髀关、梁丘、足三里、解溪，针用泻法，功能清热生津，通经活络，调养宗筋，主治肺热壅盛之痿证。

(19)曲池、列缺、阳溪，合谷，针用泻法，功能温经散寒，通络止痛，主治风寒湿邪痹阻经脉之肩前臑痛，大指、次指痛而不能运用等症。

【现代研究】 针刺健康人的合谷穴，成功地诱出IFN，亦可使无症状乙肝病毒表面抗原携带者IFN诱出明显增强。取合谷(双)治疗牙痛17例，15例留针期间即有止痛作用。针刺合谷配少商、颊车治疗急性扁桃体炎507例，痊愈486例，好转15例，无效6例，配天容、廉泉治疗急性咽炎23例，治愈17例，显效5例，好转1例。针刺合谷等穴可缓解食道癌患者吞咽困难，有效率82.9%。通过钡餐透视、摄片观察，针后食道增宽，蠕动增强，钡剂通过肿瘤狭窄部位时速度加快。对比观察20个穴位，以合谷、膻中、天突和巨阙的效果最好。合谷对胃肠疾患也有较好的疗效，合谷与足三里相配，治疗小儿腹泻总有效率达98%。合谷穴为全身镇痛镇静之要穴，可治腹痛、牙痛、腰扭伤、瘼病、昏厥等多种疾患，并对妇科多种症症也有很好的治疗作用。实验观察针刺合谷穴对早期动脉硬化病人的脑血流图的波幅极显著增大；对鼻炎病人的鼻黏膜水肿很快消退，鼻塞缓解，通气改善。有人用补合谷泻三阴交的手法，观察其对正常产妇产程的影响时发现，接受针刺后其宫缩程度均较针前增强,有明显神经反射特征,宫缩频率趋于规律,可通过垂体后叶作用分泌催产素,胎儿娩出时间明显缩短。

【古代文摘】

(1)位置

《针灸甲乙经》:在手大指、次指岐骨间。

(2)主治

《针灸甲乙经》:聋,耳中不通,齿龋痛,喉痹,痱,痿,臂腕不用,唇吻木收。

《备急千金要方》:唇紧。

《通玄指要赋》:眼痛。

《四总穴歌》:面口合谷收。

《针灸大成》:伤寒大渴,脉浮在表,发热恶寒,头痛脊强,无汗,寒热疟,鼻衄不止,热病汗不出,目视不明,生白翳,头痛,下齿龋,耳聋,喉痹,面肿,唇吻不收,喑不能言,口噤不开,偏风,风疹,痂疥,偏正头痛,腰背内引痛,小儿单乳蛾。

《医宗金鉴》:破伤风,风痹,筋骨疼痛,诸般头痛,水肿,难产及小儿急惊风。

(3)配伍

《针灸甲乙经》喑不能言:合谷、涌泉、阳交。

《针灸资生经》口噤:合谷、列缺。痂疥:合谷、曲池。

《标幽赋》寒热痹痛:开四关。

《针灸聚英》伤寒汗不出:合谷、后溪、阳池、解溪、风池。喉痹:合谷、涌泉、天突、丰隆。水肿:水沟、胃俞、合谷、

59

石门、足三里、复溜、曲泉、四满。

《杂病穴法歌》鼻塞鼻痔及鼻渊：合谷、太冲。头面耳目口鼻病：曲池、合谷。耳聋：临泣、金门、合谷。头风头痛与牙痛：合谷、三间。

《针灸大成》鼻衄不止：合谷、上星、风府。头风眩晕：合谷、丰隆、解溪、风池。少汗：先补合谷，次泻复溜。多汗：先泻合谷，次补复溜。咽喉肿痛：合谷、少商。难产：合谷（补）、三阴交（泻）、太冲。热退后余热：风门、合谷、行间、绝骨。伤寒发痉，不省人事：曲池、人中、合谷、复溜。发热：大椎、合谷、中冲。伤寒大热不退：曲池、绝骨、足三里、大椎、涌泉、合谷。伤寒无汗：内庭（泻）、合谷（补）、复溜（泻）、百劳。手臂红肿：曲池、通里、中渚、手三里、液门。

《神应经》狂邪发无常，大唤欲杀人：合谷、间使、身柱。卒狂：合谷、光明、间使。又间使、后溪、合谷。痴呆：合谷、神门、少商、涌泉、心俞。

《续名医类案》鼻渊：上星、合谷、足三里。

《针灸易学》发狂不省人事：曲池、合谷、人中、复溜。

《针灸逢源》中暑：人中、中脘、气海、曲池、合谷、中冲、足三里、内庭。

《针灸集成》失音：鱼际、合谷、间使、神门、肺俞、肾俞。月水不通：合谷、阴交、血海、气冲。风毒瘾疹：曲池、曲泽、合谷、梁丘、肺俞、鱼际、神门、内关。

曲池 Quchi(LI11)

【出处】 《灵枢·本输》。

【别名】 鬼臣(《备急千金要方》)、泽阳(《千金翼方》)。

【释名】 穴居肘骨曲角内缘陷中,当曲肘之时,穴处有凹,形似浅池,故名。

【类属】 五输穴之一,本经合穴(《灵枢·本输》);五行属土(《难经·六十四难》)。

【位置】 在肘横纹外侧端,曲肘,当尺泽与肱骨外上髁连线中点(图4)。

【取法】 曲肘成直角,当肘弯横纹尽头处;或曲肘,于尺泽与肱骨外上髁连线的中点处取穴。

【局解】

(1)组织层:皮肤→皮下组织→桡侧腕长伸肌和桡侧腕短伸肌→肱桡肌。

(2)神经、血管:浅层布有头静脉的属支和前臂后神经;深层有桡神经,桡侧返动、静脉和桡侧副动、静脉间的吻合支。

【操作】 直刺0.5~1寸,或透少海,局部酸胀,或向上放散至肩部,或向下放散至示指;可灸。针刺治疗高血压不稳定型的脑血栓形成病人,刺曲池、足三里用于降血压时要特别注意,应每次针前测量血压,防止针刺巧合而发生脑溢血。

【功效】

(1)平补平泻法:疏风解表,通经活络,降低血压。

(2)补法:调和营卫,调理胃肠,益气强身。

(3)泻法:清热散风,降逆活络,清泄阳明,利湿。

【主治】

(1)头痛、眩晕、耳鸣、耳聋、耳前疼痛、目赤痛、目不明、牙痛、颈肿、咽喉肿痛。

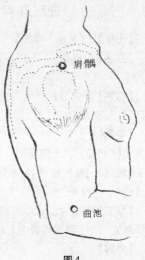

图4

按:外感风火热邪,肺胃热盛,或内有实热,风火热邪上扰清窍所致上证,可取本穴治疗。因手足阳明经在面部迎香处相接,手足阳明经的经脉和经筋几乎分布于整个面部,曲池穴为手阳明经之合穴,针泻本穴可清热散风,通经活络,故对头面五官疾患,尤其是实热引起之病症有效。实验证实与风池、足三里、太冲等穴配伍有较好的降血压作用,故常用于高血压所致头痛、眩晕等。

(2)感冒、咳嗽、哮喘、胸中烦满。

按:风热犯肺,或风寒化热,肺热壅盛,气失清肃,则感冒、咳嗽、气喘;肺胃热盛,热扰胸膈则胸中烦满。手阳明大肠经与手太阴肺经相表里,其支脉与足阳明胃经相交会,泻手阳明合穴曲池可清胃肠,泻肺热,对肺胃热盛之证效佳。

(3)腹痛、吐泻、痢疾、便秘、肠痈。

按:大肠为传导之官,若湿邪秽浊乱于肠胃,清浊相干,则腹痛、呕吐、泻痢;热结阳明,腑气不通,则便秘;热壅血瘀,血肉腐败,可发痈疡。曲池为手阳明经之合穴,针泻本穴,可清泄阳明而理胃肠,故可治疗上述属实、属热之胃肠道疾患。现代研究证实,本穴治疗痢疾,疗效甚佳。

(4)狂证、善惊。

按:火热炽盛,神明被扰,可致狂证、善惊,本穴可清泻火热,火衰神静,则惊狂可安。

(5)瘰疬、瘿气。

按:气滞痰阻,痰火结聚颈旁,可致瘰疬、瘿气。手阳明经上出锁骨上窝,其支脉从缺盆上行颈旁,针泻本穴,可清火降逆,同时又属患惠野取穴,以疏通局部经气,因此可治上证属痰火气结者。

(6)风疹、荨麻疹、湿疹、丹毒、疥疮、疔疖、皮肤干燥。

按:肺主皮毛,阳明主肌肉,若风热外客,湿毒浸淫,或火毒郁结,外发肌肤所致上述诸证,针泻本穴,清肺以散风,理肠而清热,或对上述皮肤诸证均有治疗作用。

(7)消渴、水肿。

按:肺热津伤可为消渴;肺热清肃失职,水道不利又可为水肿,针本穴,既可清肺以保津,又可肃肺以行水,故可治

63

上消、风水之证。

（8）肘臂挛急或弛缓、肘痛难以屈伸、臂细无力、手臂红肿、肩周疼痛、上肢不遂、腰背疼痛。

按：经脉所过，主治所及，上述诸证，针本穴可通经活络，因此针之有效。

【配伍应用】

（1）曲池、合谷、内庭、商丘、通里，针用泻法，功能清泻阳明经之蕴热，主治胃经蕴热，身热汗出，口渴唇干，颈肿，喉痹，齿痛龈肿。

（2）人迎、曲池、风池、足三里、太冲，针曲池、风池、太冲用泻法，余用平补平泻法，功能平肝清热，主治肝阳上亢之高血压。

（3）大椎、曲池、合谷、鱼际、外关、尺泽，针用泻法，功能疏散风热，清肃肺气，主治风热感冒，发热，汗出，头痛，口干咽痛者。

（4）列缺、肺俞、尺泽、曲池、合谷、太渊，针用泻法，功能解表宣肺，化痰止咳，主治风寒袭肺，肺气失宣之感冒、咳嗽。

（5）大椎、曲池、合谷、内关，针用泻法，功能清暑解表，化湿和中，主治中暑轻证，症见头晕，头痛，身热，胸闷，恶心，口渴，烦躁等。

（6）太冲、风池、行间、曲池、合谷、神门，针风池、神门用平补平泻法，余穴用泻法，功能疏肝，解郁，清热，主治肝郁化火之发热，心烦，性情急躁易怒，胸胁闷胀。

（7）曲池、天枢、上巨虚、大肠俞，针用平补平泻法，功能宣气行血，理胃宽肠，清化湿热，主治大肠湿热，传导失常之腹痛，腹泻，痢疾。

（8）厉兑、中脘、曲池、合谷、足三里，针用泻法，功能清阳明热邪，主治胃热，口中腐秽，渴喜冷饮，呕吐，便秘，身热面赤。

（9）冲阳、曲池、合谷、内庭，针用泻法，功能清阳明经热，主治阳明经热，大热，大汗，渴饮，心烦甚或神昏谵语。

（10）曲池透臂臑、章门、天井、足临泣，针用泻法，功能疏肝健脾，化痰消瘰，主治瘰疬初期。

（11）风池、风门、曲池、血海，针用泻法，功能祛风散邪，调和营卫，主治风客肌肤之风疹，荨麻疹。

（12）曲池、合谷、血海，针用泻法，功能清热散风，调和营卫，主治荨麻疹、风疹属风热者。

（13）曲池、合谷、内关、天枢、足三里、三阴交，针用泻法，功能疏风清热，主治风热侵袭，或胃热熏蒸肌肤之荨麻疹、丹毒、疔疖。

（14）曲池、合谷、列缺、阳溪，针用泻法，或灸阳溪、曲池，功能疏通经络，温经散寒，主治风寒湿邪痹阻经脉之肩前臑痛，大指、次指痛而不能运用。

【现代研究】　有报道针刺曲池等穴，可见空肠、回肠的蠕动有即时性的改变，蠕动弱者增强，强者减弱。也有报道针刺足三里、曲池穴，对阑尾炎患者，无论在 X 线观察下或直接手术观察，可看阑尾的蠕动明显加强，紧张度增加，或阑尾弧度变动、移位,呈卷曲摆动,或见分节气泡移动加快,内容物排出。又有报道灸曲池可使胃蠕动弛缓。据临床观察,强刺激曲池治疗小儿惊厥;曲池配三阴交用泻法治疗水痘;泻曲池治疗急性腰扭伤、颈痛;穴位注射安痛定、地塞米松疗顽固性高热,有效率均在90%以上。有人针刺高血压病患者的曲池穴后发现,其脑血流图的波幅上升,血灌流量增加,主峰角变小,上升角增大,流出时间延长。其中除右侧流入角针刺前后有显著差异外,其余几项均有极显著差异。针刺治疗高血压不稳定的脑血栓形成病人,刺曲池、足三里用于降血压时要特别注意,应每次针前测量血压,防止针刺巧合而发生脑溢血。

【古代文摘】

(1)位置

《针灸甲乙经》:在肘外辅骨、肘骨之中。

(2)主治

《针灸甲乙经》:伤寒余热不尽;胸中满,耳前痛,齿前,目赤痛,颈肿,寒热,渴饮辄汗出,不饮则皮干热;目不明,腕急身热惊狂,躄瘘痛,瘛疭,癫疾吐舌;肩肘中痛,难屈伸,手不可举,腕重急。

《备急千金要方》:瘿气,瘾疹。

《马丹阳天星十二穴并治杂病歌》:善治肘中痛,偏风手不收,挽弓开不得,筋缓莫梳头。喉痹促欲死,发热更无休。遍身风癣癞,针着即时瘳。

《肘后歌》:鹤膝肿痛。

《针灸大成》:绕踝风,手臂红肿,肘中痛,偏风半身不遂,恶风邪气,泣出喜忘,风瘾疹,喉痹不能言,胸中烦满,臂膊疼痛,筋缓捉物不得,挽弓不开,屈伸难,风痹,肘细无力,伤寒余热不尽,皮肤干燥,瘾疹,癫疾,举体痛痒如虫啮,皮脱作疮,皮肤痂疥,妇人经脉不通。

(3)配伍

《备急千金要方》肩背痛,肩重不举:曲池、天髎。身时摇,时时寒:曲池、列缺。瘾疹,癫疾:曲池、少泽。

《针灸资生经》癫痫:曲池、少泽。麻风:灸曲池、合谷、足三里、绝骨。

《玉龙歌》两肘拘挛,艰难动作:曲池、尺泽。

《百症赋》半身不遂:阳陵泉、曲池。发热:少冲、曲池。

《针灸大成》伤寒大热不退:曲池、绝骨、足三里、大椎、涌泉、合谷。

《杂病穴法歌》头面五官病:曲池、合谷。

《针灸大成》大热:曲池、足三里、复溜。浑身浮肿:曲池、合谷、足三里、内庭、行间、三阴交。咽中闭:曲池、合谷。浑身生疮:曲池、合谷、足三里、行间。左瘫右痪:曲池、阳溪、合谷、中渚、足三里、阳辅、昆仑。女子月事不来,面黄干呕,妊娠不成:曲池、支沟、足三里、三阴交。两手拘挛,偏风瘾疹,喉痹胸肋胀满,筋缓,手臂无力,皮肤枯燥:曲池(先泻后补)、肩髃、手三里。伤寒发痉,不省人事:曲池、合谷、人中、复溜。疟,先热后寒:曲池、绝骨、膏肓、百劳;热多寒少:后溪、间使、百劳、曲池;寒多热少:后溪、百劳、曲池。

《胜玉歌》两手酸痛:曲池、合谷、肩髃。

《针灸大全》四肢面目浮肿,大热不退:照海、人中、合谷、足三里、临泣、曲池、三阴交。冒暑大热,霍乱吐泻:列缺、委中、百劳、中脘、曲池、十宣、足三里、合谷。

《神应经》挫闪腰胁痛:尺泽、曲池、合谷、手三里、阴陵泉、阴交、行间、足三里。女子月经不来:曲池、支沟、足三里、三阴交。

《针灸易学》发狂不省人事:曲池、合谷、人中、复溜。

《针灸逢源》中暑:人中、中脘、气海、曲池、合谷、中冲、足三里、内庭。

《潜斋简效方》中暑:曲池、委中出血。

肩髃 Jianyu(LI15)

【出处】 《灵枢·经脉》。

【别名】 髃迁骨(《素问·水热穴论》)、中肩井、肩井(《备急千金要方》)、肩骨、扁骨《外台秘要》)、偏肩(《针灸大成》)。

【释名】 髃指肩端骨,即肩胛骨肩峰端,穴在其前下方,故名。

【类属】 交会穴之一,手阳明、(阳)跷脉之会(《针灸甲乙经》);手阳明、少阳、阳跷之会(《奇经八脉考》);手太阳、阳明、阳跷之会(《类经图翼》)。

【位置】 在肩部,三角肌上,臂外展,或向前平伸时,当肩峰前下方凹陷处(见图4)。

68

【取法】 将上臂外展平举,肩关节部即可呈现出两个凹窝,前面一个凹陷中即为本穴;或垂肩,当锁骨肩峰端前缘直下约2寸,当骨缝之间,手阳明大肠经的循行线上取穴;或在肩峰端下缘,当肩峰与肱骨大结节之间,三角肌上部的中央处取之。

【局解】

(1)组织层:皮肤→皮下组织→三角肌→三角肌下囊→冈上肌腱。

(2)神经、血管:浅层布有锁骨上外侧神经、臂外侧上皮神经分布;深层有旋肱后动、静脉和腋神经的分支。

【操作】 直刺0.5~1.5寸,也可深透极泉,还可向下斜刺1~3寸,局部麻胀,并向手部传导;可灸。

【功效】

(1)平补平泻法:疏风通络,通利关节。

(2)补法:养血柔筋。

(3)泻法:通经活络,理气散结。

【主治】

(1)中风上肢不遂、手臂挛急、臂细无力、筋骨酸痛、背及肩臂肿痛不能上举、头不能回顾、上肢麻痹、肩中热。

按:参见曲池穴。

(2)风疹、瘾疹。

按:参见曲池穴。

(3)瘰疬、瘿气。

按:参见曲池穴。

（4）高血压。

按：有实验证实，本穴有改善动脉弹性，增加肢体血液循环，使血管流量增加，血管周围阻力减小的作用，故常配伍应用治疗高血压、头痛、眩晕。

【配伍应用】

（1）肩髃、曲池、臂中、合谷、环跳、足三里，针用平补平泻法，或行温针灸法，功能疏通经络止痛，主治风寒湿痹之关节疼痛。

（2）肩髃、巨骨、肩贞、肩髎，针用平补平泻法，功能疏通经络，主治风寒湿痹或扭伤之肘臂疼痛。

（3）肩髃、合谷、外关、曲池，针用泻法，功能祛风通络，主治风痰阻络之上肢麻木。

（4）肩髃、养老、条口透承山，针用泻法，功能疏通经络止痛，主治肩凝证。

（5）肩髃、曲池、天井、三间，针用泻法，功能通经活络，软坚散结，主治瘰疬初期。

【现代研究】 有人临床观察肩髃穴对肌电的影响，发现从针刺后5分钟开始，可使病人肌电幅度升高（P<0.05）而持续30分钟。针刺肩髃等穴对食管癌手术，有良好的镇痛作用。针刺肩髃、天宗、足三里等穴，与针刺下翳风、三阳络、任脉、督脉穴，两组针麻效果有显著差异（P<0.01），前者较后者为优，说明腧穴对针麻的特异性。有人实验研究观察，按揉肩髃穴能改善动脉的弹性，增加肢体的血液循环，使血管流量增加，血管周围阻力减小。

【古代文摘】

(1)位置

《针灸甲乙经》:在肩端两骨间。

(2)主治

《针灸甲乙经》:肩中热,指、臂痛。

《针灸大成》:中风手足不随,偏风,风痪,风痿,风病,半身不遂,热风肩中热,头不可回顾,肩臂疼痛,臂无力,手不能向头,挛急,风热瘾疹,颜色枯焦,劳气泄精,伤寒热不已,四肢热,诸瘿气。

《类经图翼》:诸瘿气瘰疬。

(3)配伍

《千金翼方》偏风,半身不遂:肩髃、曲池、列缺。

《百症赋》隐风:肩髃、阳溪。

《针灸大成》肩痹痛:肩髃、天井、曲池、阳谷、关冲。肩背红肿疼痛:肩髃、风门、中渚、大杼。

迎香 Yingxiang(LI20)

【出处】 《针灸甲乙经》。

【别名】 冲阳(《针灸甲乙经》)。

【释名】 此穴能治鼻塞不闻香臭,故名。

【类属】 手足阳明之会(《针灸甲乙经》)。

【位置】 在鼻翼外缘中点,旁开 0.5 寸,当鼻唇沟中(图5)。

【取法】 正坐仰靠,于鼻唇沟中与鼻翼外缘中点平齐

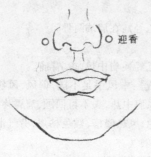

图5

处取穴。

【局解】

(1)组织层:皮肤→皮下组织→提上唇肌。

(2)神经、血管:浅层布有上颌神经的眶下神经分支;深层布有面神经颊支、面动、静脉的分支或属支。

【操作】 向鼻斜刺0.3寸,或直刺0.1～0.2寸,胆道蛔虫症针尖透向四白,局部酸困者居多;禁灸。

【功效】

(1)平补平泻法:宣肺通窍。

(2)补法:益气复嗅。

(3)泻法:清肺热,散风邪,通鼻窍。

【主治】

(1)鼻塞、鼻衄、鼻渊、鼻息肉。

按:腧穴均有局部和邻近治疗作用,本穴位于鼻翼两

72

旁，故为治疗鼻病的主穴。有清肺热、散风邪、通鼻窍的作用。临床主要用于治疗鼻塞、鼻衄。对感冒引起的鼻塞，以指按压即可获效。

(2)头痛、口眼歪斜、面痒、面浮肿。

按：手足阳明经脉在迎香处交接，手足阳明经的经脉和经筋几乎分布于整个面部，本穴恰为其两经相接处之穴，故对两经病变引起的头痛、口眼歪斜、面痒等症均有较好的治疗作用。

(3)胆道蛔虫。

按：临床实践证实，迎香穴对胆道蛔虫有一定的疗效。

【配伍应用】

(1)迎香、合谷，针用泻法，功能清热、散风、通窍，主治面痒，外感鼻塞。

(2)迎香、印堂，针用泻法，功能清热通窍，主治鼻渊。

(3)迎香、水沟，针用泻法，功能散风通络，清热利窍，主治鼻不闻香臭。

【现代研究】 临床疗效统计表明，针刺迎香穴对慢性支气管炎，临床有效率可达70%～90%，与中药组比较，无论近期疗效或远期疗效均优于中药组。临床实践证实，迎香穴对胆道蛔虫症有一定的疗效。有报道针泻迎香穴治疗面部蚁行感，并未见皮疹者10例，均1次治愈。

【古代文摘】

(1)位置

《针灸甲乙经》：在禾髎上，鼻下孔旁。

（2）主治

《针灸甲乙经》：鼻鼽不利，室洞气塞，喝僻，多洟，鼽衄有痛。

《玉龙歌》：不闻香臭，……面上虫行。

《针灸大成》：鼻塞不闻香臭，偏风，口喎，面痒浮肿，风动面痒，状如虫行，唇肿痛，喘息不利，鼻喎多涕，鼽衄骨疮，鼻有息肉。

（3）配伍

《杂病穴法歌》赤眼：迎香（出血）、临泣、太冲、合谷。

《针灸大成》面痒肿：迎香、合谷。鼻塞不闻香臭：迎香、上星、五处、禾髎、水沟、风府、百劳、太渊。

《席弘赋》耳聋气闭：听会、迎香。

附：手阳明大肠经备用穴

穴名	定位	操作	主治
商　阳 Shanyang （LI1）	在手示指末节桡侧，距指甲角0.1寸	直刺0.1寸，或点刺出血；可灸	肩痛引缺盆、指端麻木、咽喉肿痛、齿痛、耳鸣、耳聋、咳嗽、哮喘、胸中烦满、急性泄泻、昏迷、小儿惊风、高热、中暑
二　间 Erjian （LI2）	微握拳，在示指本节（第2掌指关节）前桡侧凹陷处	直刺0.3寸；可灸	肩臂疼痛、指麻肿痛、头痛、喉痹、目黄、齿痛、口眼歪斜、肠疾、大便脓血、腰痛、多卧嗜睡、身热

74

穴名	定位	操作	主治
三 间 Sanjian (LI3)	微握拳,在示指本节 (第2掌指关节)后 桡侧凹陷处	直刺 0.3 ~ 0.5 寸,或向 合谷斜刺; 可灸	肩臂疼痛、手指红肿、 目急痛、齿痛、咽喉肿 痛、喘咳胸满、腹满、 肠鸣、泄泻、便秘、身 热、嗜睡
阳 溪 Yangxi (LI5)	在腕背横纹桡侧,拇 指向上翘起时,当拇 短伸肌腱与拇长伸肌 腱之间的凹陷中	直刺 0.3 ~ 0.5 寸;可灸	肩臂疼痛、半身不遂、 五指拘挛、掌中热、头 痛、耳鸣耳聋、舌本 强、咽喉肿痛、齿痛、 目赤痛、泄泻、消化不 良、痫证、狂言、身热、 疟疾
偏 历 Pianli (LI6)	屈肘,在前臂背面桡 侧,阳溪与曲池连线 上,腕横纹上 3 寸	直刺 0.3 寸, 或斜刺 0.5 寸;可灸	肩膊肘腕疼痛、头痛、 目赤、耳聋、耳鸣、口 眼歪斜、牙痛、喉痹、 嗌干、小便不利、水肿
温 溜 Wenliu (LI7)	屈肘,在前臂背面桡 侧,阳溪与曲池连线 上,腕横纹上 5 寸	直刺 0.5 ~ 0.8 寸;可灸	肩臂疼痛不举、颈项 强痛、头痛、眩晕、目 痛、齿痛、目赤肿痛、 腹痛、腹胀肠鸣、狂 证、癫疾

穴名	定位	操作	主治
下 廉 Xianlian (LI8)	在前臂背面桡侧,当阳溪与曲池连线上,肘横纹下4寸	直刺 0.5 ~ 0.8寸;可灸	肘臂痛、半身不遂、头痛、眩晕、目痛、流涎、腹痛、腹胀、消化不良、泄泻、肺疾、狂言狂走、乳痈
上 廉 Shanglian (LI9)	在前臂背面桡侧,当阳溪与曲池连线上,肘横纹下3寸	直刺 0.5 ~ 0.8寸;可灸	半身不遂、手臂肩膊酸痛、头痛、腹痛、肠鸣、泄泻、肺疾、胸痛、喘息、小便难、小便黄赤
手三里 Shousanli (LI10)	在前臂背面桡侧,当阳溪与曲池连线上,0.8寸;可灸肘横纹下2寸	直刺 0.5 ~ 0.8寸;可灸	肩臂疼痛、上肢麻木、半身不遂、齿痛、失喑、颊肿、口眼歪斜、腹胀、吐泻、胃痛、瘰疬、针刺不当引起的上肢不适
肘 髎 Zhouliao (LI12)	在臂外侧,屈肘,曲池上方1寸,当肱骨边缘处	直刺 0.5 ~ 0.8寸;可灸	肘臂疼痛不可举、肘部拘挛、麻木、疼痛、上肢瘫痪、嗜卧

穴名	定位	操作	主治
手五里 Shouwuli (LI13)	在臂外侧,当曲池与肩髃连线上,曲池穴上3寸	直刺 0.5 ~ 0.8寸;可灸	肘臂挛急、疼痛不举、风湿肿胀、咳嗽、咯血、胃脘胀痛、黄疸、疟疾、瘰疬、惊恐、嗜卧
臂臑 Binao (LI14)	在臂外侧,三角肌止点处,当曲池与肩髃连线上,曲池上7寸	直刺 0.5 ~ 0.8寸,或向上斜刺 1 ~ 1.5寸;可灸	颈项强痛、上肢不遂、头痛、目赤肿痛、迎风流泪、寒热、瘰疬
巨骨 Jugu (LI16)	在肩上部,当锁骨肩峰端与肩胛冈之间凹陷处	直刺 0.4 ~ 0.6寸;可灸	肩背痛、手臂疼痛不得屈伸、半身不遂、惊痫、瘰疬、瘿疹、吐血
天鼎 Tianding (LI17)	在颈外侧部,胸锁乳突肌后缘,当结喉旁,扶突与缺盆连线中点	直刺 0.3 ~ 0.5寸;可灸	咽喉肿痛、暴喑、气梗、喉中痰鸣、瘿气、瘰疬
扶突 Futu (LI18)	在颈外侧部,胸锁乳突肌后缘,当结喉旁	直刺 0.5 ~ 0.8寸;可灸	咽喉肿痛、暴喑气梗、气喘、咳嗽、喉中痰鸣、瘿气、瘰疬、呃逆
口禾髎 Kouheliao (LI19)	在上唇部,鼻孔外缘直下,平水沟穴	直刺0.2寸;禁灸	鼻疮、息肉、不闻香臭、鼻塞、流涕、口歪斜、尸厥、口噤不开

3. 足阳明胃经

足阳明胃经,起于鼻旁(迎香),向上交会于鼻根部,并向旁侧交会足太阳经脉于睛明穴;向下沿着鼻的外侧(承泣、四白、巨髎)进入上齿龈中,交会督脉于水沟穴;还出挟着口旁(地仓)环口唇;向下交会任脉于颏唇沟的承浆穴;再退回来,沿着口腮后下方,出于下颌角(颊车),上行于耳前方,经过足少阳经的上关、悬厘、悬颅、颔厌穴,从头维穴沿着发际,至额颅中部交会督脉于神庭穴。它的支脉从大迎前下走人迎,沿着喉咙部,向后交会诸阳经于大椎穴,进入缺盆部;向下穿过横膈,交会任脉于上脘、中脘,属于胃,并联络脾。其直行的经脉,从缺盆部下行于乳头内侧;向下挟行于脐旁2寸,进入腹股沟部的气街(气冲穴)部位。它内行的支脉,起于胃下口,向下沿腹里,至气街部与直行脉会合;再由此下行,经髀关,直抵伏兔,下至膝髌中(犊鼻),向下沿胫骨外前缘,下至足背,进入足第2趾外侧端。它的分支从膝下3寸(足三里)处分出,向下进入中趾外侧。又一支脉从足背上(冲阳)分出,走向足大趾内侧端,与足太阴脾经相接。

本经腧穴起于承泣穴,止于厉兑穴,共45穴。主要治疗胃、脾、喉、上齿、口、唇、鼻、乳房、面、颐、颊、耳前额颅、颈前、缺盆、胸、腹、膈、气街、下肢外面前缘、足大趾、次趾、中趾、柱骨等病症。本经常用穴:颊车、下关、人迎、天枢、水

78

道、归来、梁丘、足三里、上巨虚、下巨虚、丰隆、内庭。

颊车 Jiache(ST6)

【出处】 《素问·气府论》、《灵枢·经脉》。

【别名】 牙车(《灵枢·本输》)、曲牙(《素问,气府论》王冰注)、鬼床、机关(《备急千金要方》)。

【释名】 面两侧为颊,下颌骨古称颊车骨,穴在其处,故名。

【位置】 在面颊部,下颌角前上方约1横指(中指),当咀嚼时咬肌隆起,按之凹陷处(图6)。

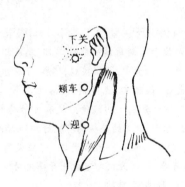

图6

【取法】 正坐或侧伏,于下颌角直上4分,向前1横指处。如上齿用力咬紧,有一肌肉(咬肌)凸起,放松时,用手切掐有酸胀处是穴。

【局解】

(1)组织层:皮肤→皮下组织→咬肌。

(2)神经、血管:布有耳大神经分支,面神经下颌缘支的分支。

【操作】 直刺0.3～0.5寸,或向大迎、地仓方向平刺,局部麻胀;可灸。

【功效】

(1)平补平泻法:通络牵正,散风止痛。

(2)补法:益气通络。

(3)泻法:祛风牵正,通络开关,消肿止痛,清热解毒。

【主治】

(1)齿痛、中风牙关紧闭、口噤不开、口眼歪斜。

按:本穴位于下颌角前咬肌隆起部,属足阳明经,其经脉"下循鼻外,入上齿中,还出挟口,环唇,下交承浆,却循颐后下廉,出大迎,循颊车,上耳前,过客主人"。其经筋"上挟口,……下结于鼻",十四经腧穴均有主治局部病证的作用,因此本穴对齿、口部的病症均有较好的治疗作用。与地仓穴互透是治疗口角歪斜的常用穴,有祛风通络,牵正之功。阳明入于齿,指压此穴即可收止牙痛之功。

(2)失音、颈肿痛、痄腮。

按:穴属阳明位于下颌,其经脉"却循颐,……上耳前,过客主人,……循喉咙",其络脉"合诸经之气,下络喉嗌",其经别"上循咽,出于口",本穴有通络开关,清热解毒之功,故用治失音等症常配伍应用。在颊车穴向耳前斜刺,有

80

散风解毒,消肿止痛的作用,故可治疗颈肿痛、疖腮。

【配伍应用】

(1)大椎、水沟、委中、少商、阳陵泉、颊车,少商、委中三棱针点刺出血,余用泻法,功能祛风清热,醒脑提神,主治风寒湿邪壅滞经络或里热炽盛之颈项强直,口噤不开。

(2)天容、颊车、下关、太阳、合谷,针用泻法,功能清热开关,通络止痛,主治阳热上扰之上齿痛。

(3)合谷、颊车、大迎、翳风、风池、下关,针用泻法,功能清热解毒,消肿止痛,主治热毒蕴结之疖腮。

(4)颊车、睛明、巨髎、颧髎、合谷、迎香、地仓、风池,针合谷用泻法,余穴用平补平泻法,功能祛风通络牵正,主治风痰阻络之面瘫。

【现代研究】

针刺颊车穴可使甲状腺功能降低,对甲状腺机能亢进病人有较好的治疗效应。针刺颊车对垂体一性腺功能有一定影响。有人针刺三阴交、悬钟、颊车,可使孕妇子宫收缩明显增强。有报道针刺颊车可使唾液分泌减少。电针颊车穴对三叉神经痛有明显镇痛效应。

【古代文摘】

(1)位置

《针灸甲乙经》:在耳下面颊端陷者中,开口有孔。

(2)主治

《针灸甲乙经》:颊肿,口急,颊车痛,不可以嚼。

《针灸大成》:中风牙关不开,口噤不语,失音,牙车痛,颌颊肿,牙不可嚼物,颈强不得回顾,口眼㖞斜。

《医宗金鉴》:下颏脱落。

(3)配伍

《备急千金要方》口僻痛,恶风寒,不可以嚼:颊车、颧髎。

《针灸资生经》颈项强,不得顾:颊车、大椎、气舍、脑空。

《百症赋》口歪:颊车、地仓。

《针灸大成》牙关脱臼:颊车、百会、承浆、合谷。中风口噤不开:颊车、人中、百会、承浆、合谷。口眼歪斜:颊车、合谷、地仓、人中、承浆、百会、地仓、瞳子髎。头强痛:颊车、风池、肩井、少海、后溪、前谷。伤寒无汗:内庭(泻)、合谷(补)、复溜(泻)、百劳。

下关 Xiaguan(ST7)

【出处】 《灵枢·本输》。

【释名】 关,指机关。穴正当下颌关节处,故名。一说,下关者,因牙关分上下二处,上关即客主人;下者,下片部也,牙关是开合之机关,属下,与上关穴相对,故名下关。

【类属】 交会穴之一,足阳明、少阳之会(《针灸甲经》)。

【位置】 在面部耳前方,当颧弓与下颌切迹所形成的凹陷中(见图6)。

【取法】 正坐或侧伏,闭口,于耳屏前约1横指处,当颧弓下缘,下颌骨髁状突之前方,切迹之间的凹陷处取穴。

82

此穴合口有孔,张口即闭。

【局解】

(1)组织层:皮肤→皮下组织→腮腺→咬肌与颞骨颧突之间→翼外肌。

(2)神经、血管:浅层布有颞神经的分支,面神经的颧支,面横动、静脉等结构;深层有上颌动、静脉,舌神经,下牙槽神经,脑膜中动脉和翼丛等。

【操作】 直刺0.3～0.5寸,局部麻胀,或闪电样感觉传至下颌或舌部;可灸。

【功效】

(1)平补平泻法:消肿止痛,聪耳通络。

(2)补法:益气通络。

(3)泻法:疏风清热,通关利窍。

【主治】

(1)牙痛、牙龈肿痛、牙关开合不利、口噤。

按:本穴正当下颌关节处,是牙齿开合之机关,且属足阳明经,其经,脉入上齿中,还出挟口,环唇,下交承浆,上述病证取本穴既属循经取穴,又为局部取穴,针之可疏风清热,通关利窍,因此本穴常用于治疗齿痛、牙关不利、口噤等症,对风火上冲和阳明热盛所致者尤效。

(2)面痛、口眼歪斜。

按:足阳明经循行于口、鼻、面部,上述病证,取本穴可疏通经络,消肿止痛,对于多种原因导致的面痛、口眼歪斜均可选用,常与颧髎、颊车、地仓、合谷等穴配伍应用。

（3）耳聋、耳鸣、耳痛、聤耳流脓。

按：本穴位于耳前，属足阳明经，其经脉"上耳前，过客主人"，其经筋"从颊结于耳前"。又本穴为足阳明、少阳之会，足少阳经脉"下耳后，……从耳后入耳中，出走耳前"。因此针本穴有疏风清热，通关利窍，消肿止痛之功，适用于耳部多种疾患。

（4）眩晕、颈肿。

按：风火热邪，上扰清窍则眩晕；火热结聚于颈部则肿痛。本穴位于牙关，属阳明经，其经脉循行于头、颈部，且与足少阳、足太阳等经交会，针泻本穴可清泄三经火热，治上证属热者。

【配伍应用】

（1）合谷、下关，针用泻法，功能清热止痛，主治阳明热邪上扰之牙痛。

（2）大迎、颊车、下关、地仓、巨髎、风池，针用平补平泻法，功能疏风通络牵正，主治风痰阻络之面瘫。

（3）下关、听宫、太冲、中渚，针用平补平泻法，功能疏风通络，清热降火，聪耳利窍，主治肝胆火旺耳聋。

【现代研究】 临床观察针刺下关穴，轻微捻针，留针20分钟治疗足跟痛；行提插捻转泻法治疗鼻衄；穴位注射利多卡因1毫升，加地塞米松2毫升治疗鼻炎，总有效率均在90%以上。实验证明，针刺下关穴对大脑皮层运动区有一定影响，发现重刺激多引起运动从属时值增大，即大脑皮层运动区内发展抑制过程，但在健康人抑制过程发展较慢较弱,给病人轻刺激,半数在大脑皮质引起兴奋过程,半数引起抑制过程,健康人只有少数引起抑制过程。说明因刺激强度的不同可引起不同效应。

【古代文摘】

(1)位置

《针灸甲乙经》:在客主人下,耳前动脉下空下廉,合口有孔,张口即闭。

(2)主治

《针灸甲乙经》:失欠,下齿龋,下齿痛,颊肿。

《针灸大成》:聤耳有脓汁出,偏风口目㖞,牙车脱臼,齿痛,牙龈肿。

《类经图翼》:偏风口眼㖞斜,耳鸣、耳聋,痒痛出脓,失欠,牙关脱臼。

(3)配伍

《针灸甲乙经》耳鸣耳聋:下关、阳溪、关冲、液门、阳关。口僻:颧髎、龈交、下关。

《备急千金要方》牙齿龋痛:下关、大迎、翳风、完骨。口失欠,下牙齿痛:下关、大迎、翳风。

人迎 Renying(ST9)

【出处】 《灵枢·本输》。

【别名】 天五会(《针灸甲乙经》)、五会(《铜人腧穴针灸图经》)。

【释名】 人,指三部九候中的人候;迎,指动。穴当喉结旁,动脉应手处,故名。

【类属】 足阳明、少阳之会(《针灸聚英》)。

【位置】 在颈部,结喉旁,当胸锁乳突肌的前缘,颈总动脉搏动处(见图6)。

【取法】 正坐仰靠,于喉结旁开1.5寸,有动脉应手之处,避开动脉取之。

【局解】

(1)组织层:皮肤→皮下组织和颈阔肌→颈固有筋膜浅层及胸锁乳突肌前缘→颈固有筋膜深层和肩胛舌骨肌后缘→咽缩肌。

(2)神经、血管:浅层布有颈横神经,面神经颈支;深层有甲状腺上动、静脉的分支或属支,舌下神经袢的分支等。

【操作】 避开动脉直刺0.3~0.5寸,局部麻胀,有时传至手;禁灸。注意:不可深刺,以免伤及血管,造成医疗事故。

【功效】

(1)平补平泻法:降逆定喘。

(2)补法:益气通脉。

(3)泻法:散结清热,通络止痛。

【主治】

(1)头痛、眩晕。

按:足阳明经脉"循发际,至额颅",如阳明热盛,上扰清窍,可致头痛、眩晕,针泻本穴,有清热泄火,通络止痛之功。有人实验观察证实,人迎有降血压作用,故对高血压所

86

致头痛、眩晕可以选用。

(2)咽喉肿痛、胸满喘息。

按:本穴位于结喉旁,属足阳明经,其经脉循喉咙,络脉络喉嗌,经别上循咽。上述病证取本穴,是依据腧穴的局部作用,患野取穴,借其通络止痛,散结定喘之功,而达治疗目的。

(3)霍乱、呕吐、饮食难下。

按:生冷不洁,或寒湿秽浊,乱于肠胃,浊气上逆,可致霍乱、呕吐、难于饮食,针刺本穴可降逆和胃,故有治疗上证之效。

(4)瘿气、瘰疬。

按:痰气阻滞颈旁,抑或痰浊结聚经络,则可引起瘿气、瘰疬。足阳明经支脉走人迎,过喉咙,而本穴又当结喉旁,针之可通络散结,消肿止痛,故对瘿气、瘰疬等症有较好的治疗作用。

【配伍应用】

(1)曲池、足三里、人迎、太冲,针太冲用泻法,余穴用平补平泻法,功能平肝健脾,活血通络,主治肝阳上亢之眩晕。

(2)人迎、天突,针用平补平泻法,功能降气定喘,主治肺失宣降之喘逆。

(3)内关、人迎,针用平补平泻法,功能通脉安神定悸,主治心气不足之心悸。

(4)人迎透天突,针用平补平泻法,功能通络散结,主

87

治痰气郁结之甲状腺肿。

【现代研究】 实验观察,针刺人迎穴可使肺通气量增加。有人临床研究证实,针刺人迎穴对皮肤痛觉和深度痛觉(包括肌肉、肌腱、关节、骨膜、内脏痛)均有明显的镇痛作用,尤其对深部痛觉的镇痛作用更为迅速,一般行针5秒钟左右即可产生镇痛效果,其后效应持续时间可与电针媲美。在治疗内脏痛时,人迎穴必须深刺。在治疗肾绞痛、胆绞痛时,针刺深度常达1.2寸,其镇痛的即时效应非常显著。针刺人迎穴可直接调节脑、心血管的舒缩功能,对恢复脑的正常血液供应具有重要意义。实验证实人迎确有改善肌体微循环的功能;可使呼吸衰竭时的血流动力学紊乱状态得到明显改善;能引起心脏神经官能症ST-T改变恢复正常,并出现交感神经抑制反应;针刺人迎穴后血浆中儿茶酚胺减少。针刺人迎可使心率减慢,对血压的影响也十分显著,尤其对收缩压更为显著。临床实践证实,针刺人迎穴对高血压、脑血管病、中风偏瘫、癔病、偏头痛、声带肥厚、慢性咽炎、甲状腺机能亢进、乳腺小叶增生、风湿性关节炎等均获良效。

【古代文摘】

(1)位置

《针灸甲乙经》:在颈,大脉动应手,侠结喉。

(2)主治

《灵枢·寒热论》:阳逆头痛,胸满不得息。

《针灸甲乙经》:阳逆霍乱。

《铜人腧穴针灸图经》:吐逆霍乱,胸满喘呼不得息,项气闷肿,食不下。

《针灸大成》:吐逆霍乱,胸中满,喘呼不得息,咽喉痈肿,瘰疬。

(3)配伍

《针灸甲乙经》气积胸中:泻人迎、天突、喉中。

《针灸集成》霍乱,头痛,胸痛,呼吸喘鸣:人迎、内关、关门、三阴交、足三里。

天枢 Tianshu（ST25）

【出处】 《灵枢·骨度》。

【别名】 长溪、谷门(《针灸甲乙经》)、长谷(《备急千金要方》)、大肠俞(《肘后备急方》)。

【释名】 枢,指枢纽,此穴在脐旁,为上下腹的分界,脐上应天,脐下应地,穴当脐旁,通于中焦,职司升降之功,故名天枢。

【类属】 大肠之募穴(《脉经》)。

【位置】 在腹中部,距脐中2寸(图7)。

【取法】 仰卧,于脐中旁开2寸处取穴。

【局解】

(1)组织层:皮肤→皮下组织→腹直肌鞘前壁→腹直肌。

(2)神经、血管:浅层布有第9、10、11胸神经前支的外侧皮支和前皮支及脐周静脉网;深层有腹壁上下动、静脉的

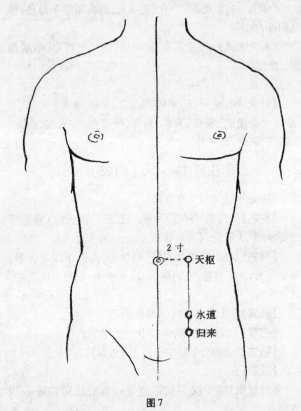

图 7

吻合支,第 9、10、11 胸神经前支的肌支。

【操作】 直刺 1～1.5 寸,局部酸胀,可扩散至同侧腹部,针尖略向上斜刺,其针感沿足阳明胃经循腹里逐渐走至不容穴处;略向水道方向斜刺,其针感沿足阳明胃经循腹里逐渐走至水道、归来穴处;可灸。注意:《备急千金要方》、《类经图翼》记载孕妇不可灸。

【功效】

(1)平补平泻法:升降气机,理气调肠,活血止血。

(2)补法:调整肠腑,健脾和胃。

(3)泻法:升降气机,理气行滞。

【主治】

(1)腹胀、肠鸣、泄泻、痢疾、肠痈、胃痛、呕吐、黄疸。

按:足阳明胃经,属胃络脾,天枢穴属胃,又为大肠募穴,补本穴可健脾和胃理肠,泻本穴调中气,和升降,化湿浊,故对上述胃肠疾患,虚补实泻均可收功。

(2)月经不调、过时不止、癥瘕、崩漏、痛经、经闭、赤白带下、产后腹痛、不孕。

按:经为血化,脾胃为生化之源,冲为血海,若脾胃虚弱生化不足,血海空虚,胞脉失养,则月经后期量少,甚或经闭、痛经、产后腹痛、不孕;若中气不足,血失统摄,冲脉不固,可致月经先期量多,甚或过时不止、崩漏、赤白带下,诸证属虚。若感受寒冷,冲脉不利,可致痛经、经闭、产后腹痛,甚为癥瘕,病证属实。本穴属足阳明胃经,冲脉一支起气冲穴,并足阳明而行,针补本穴健脾胃以生气血,益冲脉,则上述诸虚证可愈;泻本穴可调气机,通冲脉,其实证可瘥。

(3)小便不利、淋浊、水肿。

按:经云,膀胱不利为癃闭。若膀胱气化不利,水液不能下达,则可小便不利、淋浊、水肿。盖冲脉并足少阴而行,一支并足阳明胃经,且本穴属胃经,位在小腹,穴近膀胱,针本穴可益肾气,利膀胱,故对膀胱不利之证针之有效。

(4)鼓胀、脐疝绕脐痛、奔豚。

按:本穴位于脐旁,功能和胃调肠,升降气机,凡升降失宜,气机不畅之鼓胀、脐疝、奔豚等症均宜选用。

(6)腰痛。

按:腰部正与天枢穴相对,而足阳明胃经之内行支起于胃下口,循经腹里,针本穴取其对应治疗作用,与腰部腧穴配伍,乃为前后配穴法。

【配伍应用】

(1)风池、外关、中脘、天枢、足三里、至阳,针用泻法,至阳穴针后加灸,或能散寒化浊,和胃止泻,主治寒湿中阻,脘闷腹痛、肠鸣泄泻。

(2)曲池、合谷、内关、天枢、足三里、三阴交,针用泻法,功能疏风透表,清泄湿热,主治胃热熏蒸,肌肤斑疹、色红成片,脘腹疼痛、恶心呕吐,肠鸣泄泻等症。

(3)天枢、支沟,针用平补平泻法,功能升降气机,主治气滞不畅之习惯性便秘。

(4)天枢、下巨虚、合谷,针合谷用泻法,余穴用平补平泻法,功能健脾和胃,调肠止泻,主治脾虚湿盛泄泻。

(5)天枢、足三里、阑尾点,针用泻法,功能清热调肠,理气行滞,主治湿热壅盛之肠痈。

（6）天枢、曲池、上巨虚、大肠俞、关元,针用补法,针灸兼施,功能温经散寒,止泻,主治感受寒邪或内伤生冷不洁食物而致腹痛、腹泻。

（7）天枢、上巨虚、内关,针用泻法,功能清热利湿,调胃理肠,主治湿热蕴结大肠,便溏臭秽,下利脓血。

（8）二间、天枢、上巨虚、大肠俞,针用泻法,功能理肠导滞,主治积滞内停,腹痛肠鸣,或腹泻,或便秘,或里急后重、下利不爽者。

（9）公孙、内关、中脘、天枢、脾俞、章门,针用泻法,重灸中脘、天枢,功能温中散寒,益气健脾,主治脾虚寒湿内停,腹满吐泻,食欲不振,腹时自痛,喜温喜按,口不渴。

（10）天枢、大肠俞、支沟、阳陵泉、上巨虚、下巨虚,针用泻法,功能清热通便,主治阳明腑实,日晡潮热,手足濈然汗出,腹满硬痛,或绕脐痛,或大便秘结,或热结旁流,甚或神昏谵语。

【现代研究】 针刺天枢穴,对肠功能有调整作用,可使肠功能趋向正常化。电针急性菌痢患者的天枢穴,于针后 3 分钟内,肠鸣音就有明显变化,有的减弱,有的增强,但于 15～30 分钟后,肠鸣音明显降低,停针后又恢复到针前水平。也有报道,针刺天枢穴对缓解急慢性肠炎、菌痢、泄泻、便秘患者的各种症状有明显效果。有人实验研究报道,针刺天枢穴有破瘀活血之功,而艾灸天枢穴则有止血之效,治疗宫颈癌天枢为要穴之一。针刺天枢穴可提高抗体的凝集效价,使血清抗体结合含量增高,并使免疫球蛋白升高,与此同时肝脏网状内皮系统的吞噬能力也明显增强。

【古代文摘】

（1）位置

《针灸甲乙经》：去肓俞一寸五分，侠脐两旁各二寸陷者中。

（2）主治

《针灸甲乙经》：疟振寒热，甚狂言；脐疝，绕脐而痛，时上冲心；大肠胀；气疝，烦呕，面肿，奔豚；腹胀肠鸣，气上冲胸，不能久立，腹中痛濯濯，冬日重感于寒则泄，当脐而痛，肠胃间游气切痛，食不化，不嗜食，身肿，挟脐急；女子胞中痛，月水不以时休止。

《标幽赋》：虚损。

《针灸大成》：奔豚，泄泻，肠疝，赤白痢，水痢不止，食不下，水肿，腹胀肠鸣，上气冲胸，不能久立，久积冷气，绕脐切痛，时上冲心，烦满呕吐，霍乱，冬月感寒泄痢，疟寒热，狂言，伤寒饮水过多，腹胀气喘，妇人女子癥瘕，血结成块，漏下赤白，月事不时；月水不调。

（3）配伍

《脉经》尺脉紧，脐下痛：灸天枢、针关元补之。

《备急千金要方》面浮肿：天枢、丰隆、厉兑、陷谷、冲阳。食不化，不嗜食挟脐急：天枢、厉兑、内庭。

《针灸资生经》腹中切痛：天枢、外陵。呕吐，霍乱：天枢、支沟。

《卫生宝鉴》肠中切痛而鸣，绕脐痛：曲泉、腹结、上廉、四满、大肠俞、中封、水分、神阙、天枢、关元。

94

《百症赋》月潮违限:天枢、水泉。

《针灸大成》赤痢:内庭、天枢、隐白、气海、照海、内关。白痢:外关、中脘、隐白、天枢、申脉。

《针灸大全》痢疾里急后重:公孙、下脘、天枢、照海。腹中寒痛,泄泻不止:列缺、天枢、中脘、关元、三阴交。

《逻遗篇》吐泻不止:中脘、天枢、气海(灸)。

《神灸经纶》霍乱吐泻:中脘、天枢、气海。肾泄,夜半后及寅卯之间泄者:命门、天枢、气海、关元。气块:脾俞、胃俞、肾俞、梁门、天枢、气海。

《灸法秘传》初患赤白痢:灸天枢、中脘。

水道 Shuidao (ST28)

【出处】 《针灸甲乙经》。

【别名】 包胞门(《备急千金要方》)。

【释名】 水,水液;道,通道。此穴有通利水道,使水液渗注于膀胱之功,故名水道。

【位置】 在下腹部,当脐中下 3 寸,距前正中线 2 寸(图7)。

【取法】 仰卧,平脐下 3 寸,于腹部正中线旁开 2 寸取穴。

【局解】

(1)组织层:皮肤→皮下组织→腹直肌鞘前壁外侧缘→腹直肌外侧缘。

(2)神经、血管:浅层布有第 11、12 胸神经前支和第 1

腰神经前支的前皮支及外侧皮支,腹壁浅动、静脉;深层有第11、12胸神经前支的肌支。

【操作】 直刺1～1.5寸,局部胀感向阴部放散;可灸。

【功效】

(1)平补平泻法:疏通经络,通调水道。

(2)补法:调血脉,理冲任。

(3)泻法:理气行滞。

【主治】

(1)小便不利、小腹胀满。

按:膀胱气化不利则小便不利;水湿停聚膀胱则小腹胀满。本穴属足阳明胃经,其经脉与足太阳膀胱经相会,且穴近膀胱,针本穴可利膀胱,通水道,故对本证有效。

(2)痛经、不孕、胞衣不下、疝气。

按:冲任血虚,胞脉失养,则痛经、不孕、胞衣不下;气血瘀滞,胞脉不畅,亦可痛经、不孕胞衣不下、疝气。盖足阳明胃经与冲任二脉相通,本穴又位近胞宫,针本穴,可调畅气血,通利胞脉,对上述病证,可依病证虚实而施不同补泻之法。

(3)便秘。

按:大肠为传导之官,热结津伤,气虚血燥,抑或寒凝气滞,使大肠传导失常,均可导致便秘。近治作用是腧穴的共同特性,本穴位近于肠,针之可理肠通便,故对各种便秘均可选用。

(4)腰脊强痛。

96

按:督脉行身背后,外邪阻滞,督脉经气不畅,或肾虚督脉失养,均可见腰脊强痛,足阳明胃经与督脉相交,其经筋上循脊,针本穴,调畅督脉经气,而利腰脊止疼痛。

【配伍应用】

(1)水道、水分、气海,针气海用补法,余用平补平泻法,功能利气行水,主治阳虚水泛之腹水症。

(2)关元、水道、中极、三阴交、阴陵泉,针关元用补法,余穴用平补平泻法,功能益肾健脾行水,主治脾肾阳虚之尿闭、气淋、劳淋。

(3)复溜、肾俞、水道、太溪、关元,针用平补平泻法,针灸兼施,功能温补肾阳,化气行水,主治阳虚水泛之心悸喘逆,面及肢体浮肿,腹部胀满,大便溏泄。

(4)金门、束骨、委中、膀胱俞、水道、中极,针用泻法,功能清湿热,利膀胱,主治湿热蕴结膀胱之尿频、尿急、尿痛、小便、赤或如米泔,小腹急痛。

【现代研究】 临床与现代研究证实,针刺水道有利尿排石功能,对泌尿系感染、尿路结石有一定疗效。

【古代文摘】

(1)位置

《针灸甲乙经》:在大巨穴下一寸。

(2)主治

《针灸甲乙经》:三焦约,大小便不通;小腹胀满,痛引阴中;月水至则腰脊痛,胞中瘕,子门有寒,引髋髀。

《千金翼方》:妊胎不成,若堕胎腹痛,漏胞见赤;子死腹中及难产;子藏闭塞不受精;胞衣不出,或腹中积聚。

《针灸大成》:腰背强急,膀胱有寒,三焦结热,妇人小腹胀满,痛引阴中,胞中瘕,子门寒,大小便不通。

(3)配伍

《针灸资生经》霍乱吐泻:水道、中脘、水分。

《卫生宝鉴》肠中切痛而鸣,绕脐痛:曲泉、腹结、上廉、四满、大肠俞、中封、水分、神阙、天枢、关元。

《玉龙歌》水病腹满虚胀:水分、水道、足三里、阴交。

《百症赋》脊强:水道、筋缩。

《医学纲目》诸疝:大敦、行间、太冲、中封、蠡沟、阑门、关元、水道。

《类经图翼》水鼓:灸水沟、水道、水分、神阙。

《景岳全书》疟疾痞成难消:灸章门、水道。

归来 Guilai (ST29)

【**出处**】 《针灸甲乙经》。

【**别名**】 溪穴(《针灸甲乙经》)。

【**释名**】 归,还也;来,即返。冲脉为病,男子内结七疝,针该穴可使冲气还复而主治疝气,故名。

【**位置**】 在下腹部,当脐中下4寸,距前正中线2寸(图7)。

【**取法**】 仰卧,先取耻骨联合上缘凹陷处的曲骨穴,于其旁开2寸,再向上1寸处取穴。

【**局解**】

（1）组织层:皮肤→皮下组织→腹直肌鞘前壁外侧缘
→腹直肌外侧缘。

（2）神经、血管:浅层布有第11、12胸神经前支和第1
腰神经前支的外侧皮支及前皮支,腹壁浅动、静脉的分支或
属支;深层有腹壁下动、静脉的分支或属支和第11、12胸神
经前支的肌支。

【操作】　直刺1~1.5寸,略向天枢方向斜刺,针感沿
足阳明胃经循腹里走至天枢穴处;略向下方气冲穴斜刺,针
感沿足阳明胃经循腹里走至气冲穴处;若针尖略向耻骨联
合处斜刺1.5~2.0寸,下腹部有酸胀感,少数向小腹及外
生殖器放散;可灸。

【功效】

（1）平补平泻法:调经止带。

（2）补法:温经祛寒。

（3）泻法:疏肝调冲。

【主治】

（1）经闭、带下、不孕、阴挺、月事不调。

按:归来位下腹部,属足阳明胃经,胃为水谷之海,气血
生化之源。冲脉起于气街,冲为血海,隶属阳明,上述病证
取本穴,既属循经取穴,又属患野取穴,可促脾胃以生化气
血,理冲脉以调血海,故上述病证无问虚实,均可选用。近
年以本穴治卵巢炎、子宫内膜炎多效。

（2）疝气、瘕聚、带下。

按:经云:"冲脉为病,男子内结七病,女子带下瘕聚。"

寒凝肝脉,冲脉经气不利,则可致疝气,瘕聚,针本穴,可温经散寒,疏肝调冲,故可治上证。近年用本穴治疝气、睾丸炎有效。

【配伍应用】

(1)归来、子宫、关元、筑宾、三阴交,针关元、三阴交用补法,余穴用平补平泻法,功能通络利水,主治前列腺炎,小便不利。

(2)归来、气冲,针用平补平泻法,或加灸,功能温经祛寒,行气止痛,主治寒凝气滞之疝气、少腹疼痛。

(3)曲骨、归来、三阴交、太冲,针用平补平泻法,功能行气疏肝,调经止带,主治肝郁气滞之月经不调。

(4)归来、太冲,针用泻法,功能疏肝调冲,主治肝郁气滞之疝气。

【现代研究】 针刺归来、中极、血海等穴,可使继发性闭经病人出现激素撤退出血现象。针刺归来用捻针法,治疗小儿腹股沟疝气,有效率可达90%以上。

【古代文摘】

(1)位置

《针灸甲乙经》:在水道下一寸。

(2)主治

《针灸甲乙经》:奔豚,卵上入,痛引茎;女子中寒。

《备急千金要方》:妇人阴冷肿痛。

《针灸大成》:小腹奔豚,卵上入腹,引茎中痛,七疝,妇人血脏积冷。

100

《胜玉歌》:小肠气痛。

(3)配伍

《针灸大成》偏坠木肾:归来、大敦、三阴交。

梁丘 Liangqiu(ST34)

【出处】 《针灸甲乙经》。

【释名】 高起处为丘。
穴当膝上,犹如山梁之上,
故名。

【类属】 足阳明之郄穴
(《针灸甲乙经》)。

【位置】 曲膝,在大腿前
面,当髂前上棘与髌骨外上缘
连线上,髌骨外上缘直上2寸
(图8)

【取法】 正坐曲膝,于膝
盖外上缘直上2寸处取穴。

【局解】

(1)组织层:皮肤→皮下
组织→股直肌腱与股外侧肌
之间→股中间肌腱的外侧。

(2)神经、血管:浅层布有
股神经的前皮支和股外侧皮神经;深层有股旋外侧动、静脉
的降支和股神经的肌支。

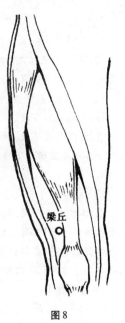

图8

101

【操作】 直刺 1～1.2 寸,局部麻胀;可灸。

【功效】

(1)平补平泻法:疏利关节,通调腑气。

(2)补法:和胃益气。

(3)泻法:行气止痛。

【主治】

(1)胃痛。

按:穴为胃经郄穴,阳经郄穴以治急痛为主,故凡风寒外客,生冷伤中所致胃痛,均可取本穴行气止痛。

(2)下肢不遂、膝肿、腰膝肿痛、冷痹不仁、不可屈伸。

按:本经循行下肢,其经筋"上循胁,属脊"。本穴属足阳明胃经,又位在下肢,针本穴有疏通经络,疏利关节之功,故对于各种原因所致下肢不遂,膝部疾患,腰痛等均有较好的疗效。

(3)乳痈。

按:本穴属足阳明经,足阳明经脉"从缺盆下乳内廉",故有乳房属胃之说,胃经腧穴均有主治乳房病症的功用,若邪热结聚,血脉壅瘀而致乳痈,针泻本穴可通络散结,消痈止痛。临床常与乳根穴相配为上下配穴法。

【配伍应用】

(1)中脘、梁丘、内关,针用平补平泻法,功能通调腑气,降逆止痛,主治饮食停滞型胃脘痛,反酸。

(2)梁丘、犊鼻、膝阳关、阳陵泉,针用平补平泻法,功能通经络,利关节,主治风寒湿痹之膝关节疼痛。

102

【现代研究】 针刺梁丘穴能使胃机能正常化,而针刺梁丘旁则无效。另有报道,针刺梁丘对胃酸分泌有抑制作用。本穴擅治胃酸过多。针刺梁丘穴治疗急性胃炎、胃痉挛所致胃痛,止痛效佳。

【古代文摘】

(1)位置

《针灸甲乙经》:在膝上二寸两筋间。

(2)主治

《针灸甲乙经》:大惊,乳痈;胫苕苕痹,膝不能屈伸,不可以行。

《针灸大成》:膝脚腰痛,冷痹不仁,不可屈伸难跪,跪难屈伸,足寒。

(3)配伍

《备急千金要方》筋挛,膝不得屈伸,不可以行:梁丘、曲泉、阳关。

《针灸资生经》乳肿:梁丘、地五会。

足三里 Zusanli(ST36)

【出处】 《灵枢·本输》。

【别名】 下陵(《灵枢·本输》)、鬼邪(《备急千金要方》)。

【释名】 里,寸之义,穴当膝下 3 寸,属足经,故名足三里。

【类属】 五输穴之一,本经合穴(《灵枢·本输》);五行属土(《难经·六十四难》)。

【位置】 在小腿前外侧,当犊鼻穴下3寸,胫骨前嵴外1横指(中指)处(图9)。

【取法】 正坐屈膝,于外膝眼(犊鼻)直下一夫(3寸),距胫骨前嵴1横指处取穴;或正坐屈膝,用手从膝盖往下摸取胫骨粗隆:在胫骨粗隆外下缘直下1寸处取穴;或正坐屈膝,以本人同侧之手按在膝盖,示指抚于膝下胫骨,当中指尖着处是穴。

【局解】

(1)组织层:皮肤→皮下组织→胫骨前肌→小腿骨间膜→胫骨后肌。

(2)神经、血管:浅层布有腓肠外侧皮神经等结构;深层有胫前动、静脉的分支或属支等。

【操作】 直刺1~1.5寸,局部麻胀,或向下放散可至脚趾,针尖略向上斜刺,并不断捻转运针,其针感沿阳明胃经逐渐循股走至髀关、天枢穴处,少数病例可走至腹、剑突处;可灸。

【功效】

(1)平补平泻法:调理脾胃,通经活络。

(2)补法:扶正培元,健脾和胃,益气养血。

(3)泻法:行气导滞,活血化瘀。

【主治】

(1)下肢不遂、痿痹不仁、足膝肿痛。

按:足三里是治疗下肢疾病的重要穴位,《内经》云:"阳明者,五脏六腑之海,主润宗筋,宗筋主束骨而利机关

104

也。"又云:"冲脉者,经脉之海也,主渗灌谿谷,与阳明合于宗筋,阳明揔宗筋之会,会于气街,而阳明为之长,皆属于带脉而络于督脉,故阳明虚,则宗筋纵,带脉不引,故足痿不用也。"故足三里为治疗瘫痪、痹证的主要穴位之一。因此,对痿痹之症,《内经》又提出:"腰以上者手太阴阳明主之,腰以下者足太阴阳明主之"。并说"治痿独取阳明"。而足三里穴为足阳明经合穴,在五行属土,位在膝下,针本穴,可益气血,营筋脉,通经络,利关节,故对多种原因导致的痿、痹之证均可选用。

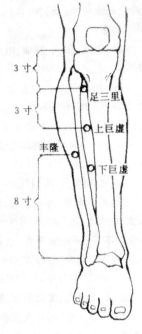

图9

(2)目不明、口眼歪斜、耳聋、耳鸣、鼻塞、鼻中干燥、咽喉肿痛。

按:足阳明胃经起于鼻旁,交会鼻根,旁边会足太阳经于睛明,又挟口环唇,上耳前,颈部支脉从人迎向下,循行于喉咙。经脉所过,主治所及,而足三里穴属足阳明胃经,针

105

本穴既可补后天以生气血,又可调脾胃,化湿热,和少阳,通经络,故上述眼、口、鼻、耳、咽喉诸证,可依病证虚实,分施补泻之法。

(3)脘痛、腹胀、腹痛、呕吐、呃逆、肠鸣、泄泻、痢疾、便秘、疳积。

按:上述病证,病因虽多,但病关脾胃,兼及于肠,其病机总不外胃失和降,脾失健运,大肠传导失职三端,而足三里穴为胃经合穴,针本穴可健脾和胃理肠,故对上述病证,依病证虚实而施不同补泻之法,皆可收功。故《四总穴歌》有"肚腹三里留"之训。

(4)咳喘痰多、胸闷气短、心悸、肺痨。

按:风寒束肺,肺气失宣,津液不布,停聚为痰,或脾虚湿盛,痰浊上渍于肺,则可咳喘痰多,胸闷气短;水饮凌心,则心悸不安;若痨嗽日久,子病累母,脾土日衰,可针取本穴,健脾和胃化痰,补母以实子。

(5)带下、妊娠呕吐、产后腹痛、产后血晕、子痫。

按:脾虚湿盛,湿浊下注,带脉失约则带下量多;脾胃素虚,妊娠后胎气壅滞,胃气失和,则呕吐;产后血虚,胞脉失养则腹痛,气血大伤则血晕;风痰上壅,蒙闭心窍,阻滞脉络,可病发子痫。针本穴可益气养血,和中化痰,故上证可据病证虚实,分施补泻之法。

(6)小便不利、遗尿、水肿。

按:脾虚健运失职,水液不能布化,则小便不利;水液不得下泄,停聚体内则为水肿;若脾虚气失升提,膀胱不约则

106

遗尿。针本穴可健脾益气,脾气健运,水液得以转输,则上证可瘥。

(7)癫狂妄笑、脏躁、中风。

按:癫狂妄笑,痰浊偏盛;阴津不足,五脏失濡而成脏躁;中风痰盛,风痰阻络者,针本穴健脾化痰,宁心开窍,故治癫狂、中风;健脾和胃,生化气血,柔润五脏,则脏躁可除。

(8)荨麻疹、痈疖疔疮、肠痈、乳痈。

按:阳明主肌肉,素体阳盛,外感风邪,风热郁于肌腠,可致荨麻疹;热毒蕴结肌腠,可致痈疖疔疮,壅滞大肠,可致肠痈;结聚乳络,可成乳痈。本穴为足阳明经合穴,"合以治腑"。针泻本穴,可清解阳明火热,故对上证有效。

(9)伤寒阳明热盛,或酷夏中暑、高热、大渴、大汗、脉洪大。

按:阳明多气多血,伤寒表邪入里,阳明热盛;暑热内逼,阳明气分热盛,则可见热、渴、大汗,针本穴可清泻阳明,火势衰减,则病可愈。

(10)虚劳羸瘦、形体衰弱。

按:脾为后天之本,生化之源,针补本穴,健中补虚,俾气血充足,则劳羸可复。

【配伍应用】

(1)外关、合谷、大椎、阴陵泉、足三里,针用泻法,功能清热化湿,主治湿热熏蒸之发热。

(2)曲池、合谷、内关、足三里、三阴交,针用泻法,功能透表清热,主治阳明热盛,肌肤发斑色红成片。

（3）风门、膈俞、脾俞、气海、血海、足三里，针风门用泻法，余穴均用补法，足三里可用麦粒大艾炷直接灸，功能益气养血，主治气血两虚之斑疹，皮色浅淡，缠绵不愈，伴面色少华，神疲乏力，心悸气短等。

（4）合谷、肺俞、风门、中脘、足三里、支沟，针足三里用补法，余穴均用泻法，功能清热利湿解表，主治暑湿感冒，身热不扬，头重身困，胸闷脘痞。

（5）风池、风门、肺俞、足三里、气海、关元，针风池、风门、肺俞用泻法，足三里、气海、关元用灸法或温针，功能益气解表，主治气虚感冒，恶寒发热，气短懒言，头痛倦怠，鼻塞，咳嗽痰白。

（6）中府、肺俞、太渊、足三里，针用补法，功能益气固表，主治气虚自汗，汗出恶风，动则益甚，气短懒言。

（7）心俞、脾俞、内关、足三里、三阴交、阴郄，针内关、阴郄用泻法，余穴用补法，功能养血滋阴，清心敛汗，主治阴虚阳浮，潮热盗汗，手足心热，头晕眼花，心悸，失眠多梦。

（8）百会、长强、肾俞、关元、中脘、足三里、曲池，针用补法，重灸百会、关元，功能健脾益气，补肾培元，主治脾肾两虚，便溏，脱肛，纳呆食少，或五更泄泻，形寒肢冷，面色萎黄。

（9）大都、脾俞、足三里、章门、太白，针用补法，或加灸，功能健脾益气，振奋中阳，主治中阳不振，食少腹胀，便溏浮肿，形寒身疲，面色㿠白。

（10）足三里、解溪、胃俞、中脘，针用补法，并加艾灸，功

108

能温胃益气,主治胃气虚弱,脘痞嗳气,不思饮食,气短少力。

(11)厉兑、中脘、胃俞、足三里、丰隆、太白,针用泻法,功能清胃导滞,主治胃火炽盛或食滞中阻,消谷善饥,口渴引饮,脘腹胀闷,疼痛拒按。

(12)厉兑、中脘、胃俞、足三里、太溪、复溜、肾俞,针用补法,功能清胃滋肾,主治阴虚胃热,口渴多饮,消谷善饥,牙痛。

(13)厉兑、足三里、中脘、合谷、曲池,针用泻法,功能清胃泻火,主治胃热,口中腐秽,渴喜冷饮,呕吐,便秘,身热面赤。

(14)内庭、冲阳、解溪、足三里、曲池,针用泻法,加灸,功能温经散寒通络,主治风寒湿痹阻经脉之膝膑及足胫疼痛。

(15)支沟、行间、肝俞、期门、足三里、阳陵泉,针用泻法,或平补平泻,功能疏肝解郁,和胃降逆,主治肝木乘脾,胸胁胀闷疼痛,干呕或吐酸,腹痛腹泻或月经不调。

(16)足三里、三阴交、阳陵泉、百会、合谷、太冲、内关、关元、气海、神阙,针用补法,重灸关元、气海、神阙、足三里,功能回阳固脱,主治中风脱证,不省人事,目合、口张,手撒,遗尿、鼻鼾,汗出如油等。

(17)足三里、后溪、关元、小肠俞、上巨虚,针用补法,加灸,功能温中散寒,主治脾胃虚寒,腹痛腹胀,肠鸣泄泻,喜温喜按,小便短少。

（18）关元、气海、神阙、足三里、太溪、心俞、巨阙，重灸关元、气海、神阙，余穴针用补法，功能温经散寒，回阳救逆，主治阳虚寒盛，四肢厥逆，下利清谷。

（19）日月、阳陵泉、胆囊、中脘、四缝、足三里、公孙、内关、胆俞、建里，穴分两组交替使用，针用泻法，四缝用三棱针点刺，功能安蛔止痛，主治蛔厥证（胆道蛔虫证）。

（20）百会、四神聪、足三里、太冲、大椎、内庭、肝俞、中脘，灸肝俞、中脘、足三里、百会，余穴针用补法，功能暖肝温胃，降逆止呕，主治厥阴寒盛，头痛，干呕，或吐涎沫。

【现代研究】 有人以 170 例正常人为受试对象，比较针刺足三里、非胃经穴位和非经非穴点对胃蠕动的影响，结果表明，针刺足三里穴对胃蠕动有明显的调节作用，且多数能增强胃的排空，而针刺非胃经穴或非经非穴点则作用小。针刺健康人和胃病患者的足三里和手三里，观察发现胃弛缓时针刺使收缩加强，胃紧张时变为弛缓，并可解除幽门痉挛。对十二指肠溃疡患者用单纯针刺足三里穴治疗，对胃酸分泌有显著调整作用。其中对脾胃虚弱型而言，足三里穴可能是治疗的主要穴位，对脾胃虚寒、脾虚气滞、肝胃不和及脾肾双亏等证型而言，除足三里仍是主穴外，尚需其他辅助穴位的治疗作用。针刺足三里对肠鸣音的影响，无论是健康人或病人均以减弱为主。而针刺阳陵泉和对照点，则无效。亦有人对 50 例受试者的 21 个穴位进行筛选，并以阳性例作同体对照，发现足三里、心俞、胆俞对胆囊有收缩作用，且以足三里的作用最强。针刺足三里能明显增加正常人肝内葡萄糖含量,降低酮体、游离胆固醇和游离脂肪酸。针刺足三里能使正常男女青年安静通气量增加24.9%,耗氧量增加22.8%,而针刺天枢或梁门时,则使肺通气量和耗氧量减少。针刺疼痛综合征患者两侧足三里,可使血压下降,尤以收缩压下降明显,而针刺合谷穴这种反应不明显。针刺高血压或低血压患者的足三里,可使其血压恢复常态,即双向调整作用;针刺足三里穴不仅可以调整神经系统的功能状态,而且还可以对神经系统的伤害性刺激,起保护性作用。有人用放射性核素显象观察,针刺足三里穴,可调整脑血管壁的植物神经功能,改善了脑血管异常的舒缩状态,缓解了脑血管痉挛,改善了脑供血。艾灸足三里有降低血液凝集作用,预防脑血栓形成及再次发生,且有远期疗效。

　　针刺大鼠足三里,后大脑皮支、海马、纹状体及脊髓中胆碱能 M 受体及 S-HT 受体,结合容量显著下降,同时大脑皮质 cAMP 趋于降低,cAMP:cGMP 比值显著变化。针刺足三里可提高人体白细胞吞噬指数和吞噬力。激光及光灸足三里穴,可使老年人外周血淋巴细胞(ANAE)阳性率升高,可增强免疫功能。针刺足三里和内关穴,对上腹部和颈前部有明显的镇痛作用,对股内侧的镇痛作用差。针刺正常大鼠足三里,脾淋巴细胞中 IL-2 含量,RNA 和蛋白质合成率明显升高。艾灸足三里穴可以防止体内铜微量元素过多,起到调解锌、铜的正常代谢作用。针刺大鼠足三里可降低肾上腺内抗坏血酸的含量。血清皮质醇含量均明显升高。

针刺健康人足三里穴,可使唾液淀粉酶含量显著增高,有助消化。针刺或温灸足三里还可使肌体免疫功能加强。灸足三里还可以使老年人发锌的含量升高,发铜的含量降低。温针灸,可使异常增高的血流变学及血清总胆固醇、三酰甘油指标降低,提示此法对循环系统有调节作用。艾灸足三里对心律失常,特别是室早的消减作用较明显。足三里穴位注射地塞米松治疗上消化道恶性肿瘤晚期持续发热,退热有效率89.3%。

【古代文摘】

(1)位置

《素问·针解篇》:下膝三寸。

《针灸甲乙经》:膝下三寸䯒外廉。

(2)主治

《灵枢·五邪》:邪在脾胃,则病肌肉痛;阳气有余,阴气不足,则热中善饥;阳气不足,阴气有余,则寒中肠鸣腹痛。

《灵枢·邪气藏府病形》:胃病者,腹𪤃胀,胃脘当心而痛,上支两胁,膈咽不能,食饮不下。

《灵枢·四时气》:著痹不去,久寒不已;肠中不便;善呕,呕有苦,长太息,心中憺,恐人将捕之,邪在胆,逆在胃,胆液泄则口苦,胃气逆则呕苦,故曰呕胆。

《针灸甲乙经》:阳厥,凄凄而寒,少腹坚,头痛,胫股腹痛,消中,小便不利,善呕;狂歌妄言,怒、恐、恶人与火,骂詈;痉,身反折,口噤,喉痹不能言;五脏六腑之胀;水肿胀,皮肿;肠中寒,胀满善噫,闻食臭,胃气不足,肠鸣腹痛泄,食不化,心下胀;霍乱遗失;阴气不足,热中,消谷善饥,腹热身烦,狂言;胸中瘀血,胸胁支满,膈痛不能久立,膝痿寒;乳痈有热。

《通玄指要赋》:五劳之羸瘦;冷痹肾败。

《针灸大成》:胃中寒,心腹胀满,肠鸣,脏气虚惫,真气不足,腹痛食不下,大便不能,心烦不已,卒心痛,腹有逆气上攻,腰痛不得俯仰,小肠气,水气蛊毒,鬼击,疟癖,四肢满,膝胻酸痛,目不明,产妇血晕。

《证治准绳》:伤暑汗大泄。

《席弘赋》:虚喘。

（3）配伍

《素问·水热穴论》胃中热:气街、足三里、上巨虚、下巨虚。

《备急千金要方》腰痛不可以顾:足三里、阴市、阳辅、蠡沟。

《针灸资生经》谷不化:足三里、大肠俞、三阴交、下脘、三焦俞、悬枢、梁门。痰疟少气:足三里、陷谷、侠溪、飞扬。疟癖:足三里、太溪。腹䐜胀:足三里、行间、曲泉。足痿失履不收:足三里、冲阳、仆参、飞扬、复溜、完骨。喉痹不能言:足三里、复溜、曲池、中渚、丰隆。乳痈:膺窗、足临泣、神封、乳根、足三里、下巨虚、天溪。

《玉龙歌》寒湿脚气:足三里、三阴交。

《卫生宝鉴》风中脏,气塞涎上,不语昏危:灸百会、风

113

池、肩井、曲池、足三里、间使。

《天星秘诀歌》胃中停宿食：足三里、璇玑。

《行针指要歌》镇痰：中脘、足三里。吐：中脘、气海、膻中。

《医学纲目》痢不止：合谷、足三里、阴陵泉、中脘、关元、天枢、神阙、中极。五噎、五膈：天突、膻中、心俞、上脘、中脘、下脘、脾俞、胃俞、巨阙、中魁、大陵、足三里。九种心痛：间使、灵道、公孙、太冲、足三里、阴陵泉。衄血：上星、风府、哑门、合谷、内庭、足三里、照海。

《医学入门》大便秘：补支沟、泻足三里。

《杂病穴法歌》：泄泻肚腹诸般疾：足三里、内庭。催产：灸足三里、至阴。喘急：列缺、足三里。

《针灸大成》：伤寒大热不退：曲池、绝骨、足三里、大椎、涌泉、合谷。四肢面目浮肿，大热不退：照海、人中、合谷、足三里、临泣、曲池、三阴交。咳嗽红痰：百劳、肺俞、中脘、足三里。足弱：委中、足三里、承山。单鼓胀：气海、行间、足三里、内庭、水分、石关。霍乱吐泻：关冲、支沟、尺泽、足三里、太白、太溪、大包。疔疮生背上：肩井、足三里、委中、临泣、行间、通里、少海、太冲。久嗽不愈：肺俞、足三里、膻中、乳根、风门、缺盆。哮吼喘嗽：俞府、天突、膻中、肺俞、足三里、中脘。浑身浮肿：曲池、合谷、足三里、内庭、行间、三阴交。

《针灸大全》消渴：列缺、脾俞、中脘、照海、足三里、关冲。

114

《类经图翼》血臌：膈俞、脾俞、肾俞、间使、足三里、复溜、行间。

《审视瑶函》暴赤肿痛眼：宜先刺合谷、足三里、太阳、睛明；不效，后再刺攒竹、太阳、丝竹空。

《续名医类案》鼻渊：上星、合谷、足三里。

《针灸逢源》中暑：人中、中脘、气海、曲池、合谷、足三里、内庭。足不能行：足三里、三阴交、复溜、行间。

《神灸经纶》久痢：中脘、脾俞、天枢、三焦俞、足三里、三阴交。中风气塞痰涌，昏迷不省人事：百会、风池、大椎、肩井、间使、曲池、足三里、肩髃、环跳、绝骨。耳暴聋：液门、足三里。

上巨虚 Shangjuxu（ SI37）

【出处】 《灵枢·本输》。

【别名】 巨虚上廉、上廉(《灵枢·本输》、《针灸甲乙经》)、巨虚(《名堂灸经》)。

【释名】 胫、腓骨之间有大的空隙，因称巨虚，与下巨虚相对，故冠以上字。

【类属】 大肠经之下合穴(《灵枢·邪气脏腑病形》)。

【位置】 在小腿前外侧，当犊鼻下6寸，距胫骨前缘1横指(中指)(见图9)。

【取法】 正坐屈膝，于外膝眼(犊鼻)直下二夫指(6寸)，即足三里直下3寸处取之；或正坐曲膝，外踝至膝中连线上，膝中下6寸，胫骨外1横指取穴。

【局解】

(1)组织层:皮肤→皮下组织→胫骨前肌→小腿骨间膜→胫骨后肌。

(2)神经、血管:浅层布有腓肠外侧皮神经;深层有胫前动、静脉和腓深神经。

【操作】　直刺1~1.5寸,局部酸胀,针尖略向上斜刺,其针感沿本经循膝股走至腹部,少数病例可以行至上腹部和胸部,略向下斜刺,其针感沿足阳明经行至足跗、足趾部;可灸。

【功效】

(1)平补平泻法:调理脾胃,疏通经络。

(2)补法:健脾益胃,化湿止泻。

(3)泻法:清肠泄热,通便导滞。

【主治】

(1)胃痛、食少、气上冲胸、胸胁支满。

按:寒邪客胃,生冷伤中,或中阳不足,可致胃痛、食少;中阳不足,水饮内停,饮邪上逆,可致气上冲胸、胸胁支满。针补本穴,可益胃和中,化饮降逆,以治上述病证。

(2)肠鸣泄泻、腹痛痢疾、便秘、肠痈。

按:寒湿下注大肠,或湿热壅结肠中,大肠燥化失职,可致肠鸣泄泻、腹痛痢疾;若阳明热结,肠燥津伤可致便秘;热毒结聚于肠,血肉腐败可成肠痈。本穴为大肠之下合穴,"合以治腑",针刺本穴,可理肠化湿,清肠泄热,故为治疗大肠疾患之要穴。

116

（3）腰膝酸痛、屈伸不利、下肢不遂、痿痹疼痛、麻木不仁、下肢浮肿。

按：足阳明经筋循胁属脊，本穴位于小腿前面，针本穴可疏通经络，故可治疗腰及下肢足阳明胃经循行所过部位经气不利之证。

【配伍应用】

（1）上巨虚、下巨虚、中脘、天枢，针用补法，功能健脾和胃，化湿止泻，主治脾胃虚弱型泄泻。

（2）上巨虚、支沟，针用泻法，功能行气导滞，主治饮食停滞型便秘。

（3）天枢、大肠俞、上巨虚、关元、曲池，针用补法，针灸兼施，功能温中散寒，理肠化湿，主治寒湿泄泻、腹痛肠鸣。

（4）上巨虚、天枢、关元、内关、曲池、合谷，针用泻法，功能清热利湿，调胃理肠，主治湿热痢疾，热结便秘，肠痈。

（5）二间、天枢、上巨虚、大肠俞，针用泻法，功能理肠导滞，主治积滞内停，邪壅胃肠，腹痛，便秘，或痢疾，里急后重，下利不爽。

（6）后溪、关元、小肠俞、足三里、上巨虚，针用补法，加灸，功能温中散寒，主治小肠虚寒，腹痛喜按，肠鸣泄泻。

（7）大肠俞、支沟、阳陵泉、上巨虚、下巨虚、天枢，针用泻法，功能泄热通便，主治阳明腑实证，日晡潮热，手足濈然汗出，腹满硬痛，或绕脐痛，或大便秘结，或热结旁流，甚或神昏谵语等症。

【现代研究】 针刺上巨虚，可使胃蠕动增强。针刺上巨虚、足三里,均可促进肠蠕动,对大肠蠕动比较亢进或紧张度较高者,针刺则使之减弱。对急性菌痢患者,针刺上巨虚穴,针2次后,30分钟至3小时血浆较针前的血浆,对痢疾杆菌的杀灭能力明显增强。对特异性免疫亦有影响,针刺健康人上巨虚,连续12天后,血清 LgG 和 IgA 均有增高,但 IgM 基本无改变。针刺上巨虚、天枢,1日1次,连续3天后血清 β、ν 球蛋白于停针后第1天即有增高趋势;针后第6天,ν 球蛋白的增加显著。有人用放射性核素显像观察,针刺上巨虚穴,可调整脑血管壁的植物神经功能,改善了脑血管异常的舒缩状态,缓解了脑血管痉挛,改善了脑供血。

【古代文摘】

(1)位置

《灵枢·本输》:复下三里三寸为巨虚上廉。

《针灸甲乙经》:在足三里下三寸。

(2)主治

《灵枢·邪气脏腑病形》:大肠病者,肠中切痛而鸣濯濯,冬日重感于寒则泄,当脐而痛,不能久立。

《针灸甲乙经》:风水膝肿;大肠有热,肠鸣腹满,侠脐痛,食不化,喘,不能久立;小便黄,肠鸣相逐;飧泄,大肠痛,狂,妄走善欠;胁肋支满,恶闻人声与木音。

《备急千金要方》:骨髓冷疼痛。

(3)配伍

《素问·水热穴论》胃中热:气街、足三里、上巨虚、下巨虚。

118

《备急千金要方》小便难、黄：上巨虚、下巨虚。

《医学纲目》飧泄：阴陵泉、然谷、巨虚上廉、太冲。

下巨虚 Xiajuxu（ST39）

【出处】 《灵枢·本输》。

【别名】 巨虚下廉、下廉（《灵枢·本输》、《针灸甲乙经》）

【释名】 巨虚，巨大空虚之意，下与上相对而言。穴在上巨虚之下方，胫、腓骨之间大空隙处，故名。

【类属】 小肠经之下合穴（《灵枢·邪气脏腑病形》）。

【位置】 在小腿前外侧，当犊鼻下9寸，距胫骨前缘1横指（中指）（见图9）。

【取法】 正坐屈膝，先取足三里，于其直下二夫（6寸）胫骨前缘外开1横指处取穴；或正坐曲膝，外踝至膝中连线上，外踝上7寸当胫骨、腓骨之间，距胫骨前嵴1横指（中指）处取穴。

【局解】

（1）组织层：皮肤→皮下组织→胫骨前肌→小腿骨间膜→胫骨后肌。

（2）神经、血管：浅层布有腓肠外侧皮神经；深层有胫前动、静脉和腓深神经。

【操作】 直刺1～1.5寸，局部胀麻感向下放散；可灸。

【功效】

（1）平补平泻法：调理脾胃，疏通经络。

(2)补法:健脾和胃,泌别清浊。

(3)泻法:清泄阳明,利尿导赤。

【主治】

(1)胃脘痛。

按:参见上巨虚穴。

(2)肠鸣泄泻、腹痛痢疾、便秘、肠痈。

按:参见上巨虚穴。

(3)小肠疝气、绕脐腹痛、睾丸偏坠。

按:寒客下焦,凝滞经脉,脉络拘引,可致疝气腹痛,本穴为小肠下合穴,临证针后加灸,可温经散寒,疏通经脉,以治上证。

(4)小便淋沥涩痛、癃闭、尿血、口舌生疮。

按:心热下移小肠,小肠泌别失职,则可致淋、癃、尿血、口舌生疮,本穴为小肠之下合穴,针泻本穴,可清泄小肠,泌别清浊,导心火从小便出,故可治上证。

(5)唇干、流涎、喉痹。

按:中焦热盛,口唇失润则干,邪热上干,可致咽痛喉痹;脾不摄津,则口角流涎。足阳明经属胃络脾,其经脉环口唇,其络脉下络喉嗌。本穴属胃经,针泻本穴,可清泄胃热,补之则健脾益胃,固摄津液,因,而可治上述疾患。

(6)癫痫、暴惊、狂言。

按:脾胃气虚,运化失权,痰湿内停,或后天之本不足,心神失养,或由阳明腑实,热扰神明,可致上述神志病证。针本穴清热可以安神;化痰可以定志;生化气血则可养心。

120

俾神安志定,心神得养,则诸证可愈。

(7)胸胁痛、乳痈。

按:肝气郁滞,气血运行不畅,可致胸胁疼痛;若肝郁化火,气火郁结,或胃火郁蒸,可致乳痈肿痛。足阳明经循行于胸乳部,针泻本穴,可宽胸通络,清泄胃火,故可治疗上述肝胃郁热之证。

(8)下肢痿痹、足不履地、足跟或足趾间痛、下肢浮肿。

按:参见上巨虚穴。

【配伍应用】

(1)天枢、小肠俞、下巨虚,针用补法,功能健脾化湿,主治脾虚泄泻。

(2)阳陵泉、下巨虚、太冲,针用泻法,功能调气止痛,主治肝郁气滞,绕脐腹痛。

(3)小肠俞、下巨虚、关元、气海、太冲、大敦,针用平补平泻法,针后加灸,功能温经散寒,行气止痛,主治疝气、少腹急、痛、痛连腰背、睾丸偏坠。

(4)小肠俞、下巨虚、关元、天枢、行间、中脘、阳陵泉,针用泻法,功能疏导经气,散结止痛,主治小肠气结(肠结)之腹胀绞痛,大便秘结,矢气不得,干呕,甚则呕吐浊秽之物。

(5)下巨虚、中极、委中、小海、神门、支正,针用泻法,功能清心导赤,主治心热下移小肠,小便短赤,热涩疼痛,或尿血,心烦口渴,口舌生疮。

(6)大肠俞、支沟、阳陵泉、上巨虚、下巨虚、天枢,针用泻法,功能清热安神通便,主治阳明腑实,日晡潮热,手足溅然汗出,腹满硬痛,或绕脐痛,或大便秘结,或热结旁流,甚或神昏谵语等症。

【现代研究】 针刺胃炎、溃疡病、胃癌患者的下巨虚穴,可见胃电波幅增加,亦使胃癌造成不规则的波形变得规则。在X线下观察,针刺下巨虚穴,可使胃的蠕动增加。

【古代文摘】

(1)位置

《灵枢·本输》:复下上廉三寸为巨虚下廉。

《针灸甲乙经》:在上廉下三寸。

(2)主治

《灵枢·邪气脏腑病形》:小肠病者,小腹痛,腰脊控睾而痛,时窘之后,当耳前热,若脉陷者,此其候也。

《针灸甲乙经》:乳痈,惊痹,胫重,足跗不收,跟痛;溺黄;少腹痛,飧泄出糜,次指间热,若脉陷寒热身痛,唇干,不得汗出,毛发焦,脱肉少气,内有热,不欲动摇,泄脓血,腰引少腹痛,暴惊,狂言非常;痹胫肿,足跗不收,跟痛。

《针灸大成》:小肠气不足,面无颜色,偏风,腿痿足不履地,热风冷痹不遂,风湿痹,喉痹,脚气不足,沉重,唇干,涎出不觉,不得汗出,毛发焦,肉脱,伤寒胃中热,不嗜食,泄脓血,胸胁小腹控睾而痛,时窘之后,当耳前热,若寒甚,若独肩上热甚及小指次指间热痛,暴惊狂,言语非常,女子乳痈,足跗不收,跟痛。

(3)配伍

《素问·水热穴论》胃中热:气街、足三里、上巨虚、下

122

巨虚。

《备急千金要方》狂:下巨虚、丘墟。

《针灸资生经》泄泻脓血:下巨虚、幽门、太白。胃热不食:下巨虚、悬钟。头风:下巨虚、五处、神庭。乳痈:膺窗、足临泣、神封、乳根、足三里、下巨虚、天溪、侠溪。

《针灸大成》乳痈:下廉、三里、侠溪、鱼际、委中、足临泣、少泽。

丰隆 Fenglong（ST40）

【出处】 《灵枢·经脉》。

【释名】 丰为大;隆为盛。穴处肌肉丰满隆盛,且足阳明胃经气血丰盛,至此穴丰溢,故名。

【类属】 本经络穴(《灵枢·经脉》)。

【位置】 在小腿前外侧,当外踝尖上8寸,条口穴外1寸,当胫骨、腓骨之间距胫骨前缘2横指(中指)(见图9)。

【取法】 正坐屈膝,于外膝眼(犊鼻)与外踝尖连线之中点,距胫骨前嵴约2横指处取穴。

【局解】

(1)组织层:皮肤→皮下组织→趾长伸肌→长伸肌→小腿骨间膜→胫骨后肌。

(2)神经、血管:浅层布有腓肠外侧皮神经;深层有胫前动、静脉的分支或属支和腓深神经的分支。

【操作】 直刺1～1.5寸,局部酸胀,或沿足阳明胃经传至足踝,甚者至足跗部,直至第2、3足趾处;针尖微向上

123

方膝部斜刺,针感循足阳明胃经上至髀关、天枢穴处,少数病例上至胃腑,还有极少病例上行至缺盆、项部、头维处;可灸。

【功效】

(1)平补平泻法:和胃化痰,利气宽胸。

(2)补法:健脾和胃,化痰定志。

(3)泻法:祛痰平喘,疏经通络。

【主治】

(1)头痛、眩晕。

按:足阳明胃经络脉上络于头项,若脾虚水湿不化,聚而成痰,痰浊上泛,清阳不升,可致头痛眩晕,针本穴可健脾和胃化痰,实为治本之法。

(2)胸痹心痛、心悸失眠、癫狂、痫证、中风。

按:盖足阳明经别上通于心,若脾虚生痰,痰浊上乘,痹阻心胸则胸痹心痛;痰浊上泛,凌扰心神,则心悸失眠;痰浊抑或痰热,蒙闭心神,则病癫狂;肝风挟痰,上挠清窍,则病痫证、中风,诸般病症,表现不一,但病机之总要关乎痰。本穴属胃,又为本经络穴。针刺本穴可健脾和胃化痰,故上述病证均可选用。

(3)喉痹、失音。

按:足阳明络脉上络于头项,下络喉嗌,若阳明热盛,上于咽嗌,则喉痹、失音,泻本穴可清泄胃热,热清而咽嗌得以滋润,则上证可除。

(4)腹痛、泄泻、痢疾、便秘。

124

按:参见上巨虚穴。

（5）咳嗽、哮喘、痰多者。

按:脾为生痰之源,肺为贮痰之器,若脾虚痰盛,肺失宣降,则咳嗽、哮喘痰多,针本穴可健脾化痰,以治上证。

（6）浮肿身重。

按:脾主运化,脾虚湿盛,水泛肌肤,则浮肿身重,针补本穴可健运中焦,运化水湿。故因脾虚运化失司,水液代谢紊乱而致的水肿等症临床常配伍应用。

（7）经闭、崩漏、带下。

按:脾胃为后天之本,生化气血,运化水湿,若脾胃虚弱,生化乏源,则经闭;血失统摄,轻则漏下,甚则崩中;脾虚水湿下流,带脉失约而为带下。本穴为胃经络穴,可健脾益胃,故脾胃虚弱之证,可选配本穴治疗。

（8）下肢痿痹、肿痛、胫枯、足不收、脚气。

按:足阳明胃经循行于下肢,本穴联络脾胃,平补平泻本穴,可疏经通络,补本穴可益气血,养筋脉,因此无论是风寒湿痹阻下肢,抑或气血不足下肢筋脉失养之证,均应选本穴治疗。

【配伍应用】

（1）肺俞、列缺、合谷、脾俞、太白、丰隆,补肺俞、脾俞,余用泻法,功能健脾化湿,化痰止咳,主治湿渍肺咳嗽。

（2）中脘、丰隆、内关、足三里,针用泻法,功能清热化痰,和中安神,主治痰热内扰失眠。

（3）足三里、丰隆、天突、中脘、风门、尺泽,针足三里、中

125

脘用平补平泻法,余穴用泻法,功能祛痰平喘,利气宽胸,主治痰热壅盛之哮喘咳嗽而多痰者。

(4)支沟、丰隆,针用泻法,功能行气导滞,主治饮食积滞便秘。

(5)少商、尺泽、肺俞、丰隆、合谷,少商、尺泽点刺放血,余用泻法,功能疏风清热,肃肺平喘,主治邪热壅肺,胸闷咳喘,痰稠难出,鼻翼煽动,身热口渴,及鼻渊、鼻衄、喉痹等症。

(6)少商、尺泽、孔最、丰隆、太白、肺俞,太白、丰隆用补法,或平补平泻或针灸并用,余用泻法,功能健脾化痰,宣肺平喘,主治痰浊阻肺,肺失宣降,咳喘喉鸣,痰稠量多,恶心纳呆,甚则张口抬肩不能平卧。

(7)厉兑、中脘、胃俞、足三里、丰隆、太白,针用泻法,功能清胃导滞,主治胃火炽盛或食滞中阻,消谷善饥,口渴引饮,脘腹胀闷,疼痛拒按。

(8)十二井穴、阴郄、丰隆、膈俞、大椎、足三里、神门、合谷,十二井穴用三棱针点刺出血,余用泻法,功能清心泻火,豁痰开窍,主治痰热蒙蔽心窍之癫狂。

【现代研究】 针刺丰隆等穴可引起小腿血管容积的变化,出现血管收缩。针刺丰隆、曲池穴对原发性高血压有明显疗效,有报道针刺丰隆、曲池 4 周后收缩压平均下降 4.56 kpa,舒张压平均下降 2.58 kpa,平均动脉压下降 3.14 kpa。针刺 8 周停针观察 3～6 个月,血压下降到正常范围没有明显反复者 80%,尤其对 II 期高血压患者的疗效更为

126

显著。针刺高血脂症患者的丰隆穴，两疗程后复查，发现胆固醇，血清β-脂蛋白，血清三酰甘油，均有所下降，其中三酰甘油下降最为明显。温针刺丰隆，或平补平泻，治疗耳源性眩晕效佳。

【古代文摘】

（1）位置

《针灸甲乙经》：在外踝上八寸，胻外廉陷者中。

（2）主治

《针灸甲乙经》：其病气逆则喉痹卒喑，实则癫狂，虚则足不收，胫枯；厥头痛，面浮肿，烦心，狂见鬼，善笑不休，发于外有所大喜，喉痹不能言。

《肘后歌》：哮喘。

《针灸大成》：厥逆，大小便难，怠惰，腿膝酸，屈伸难，胸痛如刺，腹若刀切痛，风痰头痛，风逆四肢肿，足青身寒湿，喉痹不能言，登高而歌，弃衣而走，见鬼好笑；气逆则喉痹卒喑，实则癫狂，泻之；虚则足不用，胫枯补之。

（3）配伍

《备急千金要方》胸痛如刺：丰隆、丘墟。狂，妄行登高而歌，弃衣而走：冲阳、丰隆。风逆四肢肿：复溜、丰隆、大都。

《针灸资生经》风逆四肢肿：丰隆、复溜。四肢不收：丰隆、脾俞。面肿：丰隆、承浆、阳交。

《玉龙歌》痰嗽：丰隆、肺俞。

《百症赋》头痛：强间、丰隆。

《医学纲目》喉痹:丰隆、涌泉、关冲、少商、隐白、少冲。头风喘嗽,一切痰饮:丰隆、中脘。

《针灸大全》呕吐痰涎,眩晕不已:公孙、丰隆、中魁、膻中。

《神应经》四肢肿:丰隆、复溜、列缺。

内庭 Neiting（ST44）

【出处】 《灵枢·本输》。

【释名】 内,纳之意;庭,指堂前空地。穴当趾缝端,趾缝如门,其处平坦似空地,故名。

【类属】 五输穴之一,本经荥穴(《灵枢·本输》);五行属水(《难经·六十四难》)。

【位置】 在足背,当2、3趾间,趾蹼后方赤白肉际处(图10)。

【取法】 仰卧或正坐,于第2、3趾间的缝纹端取穴。

【局解】

(1)组织层:皮肤→皮下组织→在第2与第3趾的趾长、短伸肌腱之间→第2、第3跖骨头之间。

(2)神经、血管:浅层布有足背内侧皮神经的趾背神经和足背静脉网;深层有趾背动、静脉。

【操作】 直或斜刺0.5～0.8寸,局部酸胀,针尖向上斜刺,得气后运针,其针感沿胃经循行线可上行至胫、股、腹部,亦有上行至胃脘至咽、前额及面部者;可灸。

【功效】

128

（1）平补平泻法：和胃止痛，疏通腑气。

（2）补法：健脾和胃。

（3）泻法：清胃泄热，导滞止痛。

【主治】

（1）齿痛、龈肿、口㖞、口噤、喉痹、面肿、鼻衄、耳聋。

按：手足阳明经循头面，足阳明络脉上络头顶，合诸经之气，下络喉嗌，且内庭为足阳明之荥穴，荥主身热，故其可以清泄胃

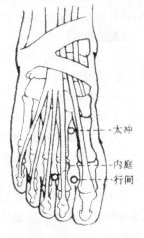

图10

热，为治阳明热盛而致上述诸证，若与合谷穴相伍，其效益彰。

（2）胃痛、腹痛、腹胀、泄泻、痢疾、便秘、肠痈。

按：足阳明胃经属胃络脾，穴属胃经，为本经荥穴，针本穴可和中理肠，故上述胃肠道诸证可选本穴治疗，而肠胃湿热之证尤效。

（3）下肢痿痹、胫痛不可收、足背痛。

按：参见上巨虚穴。

（4）发热、瘾疹。

按：阳明主肌肉，阳明热盛，热郁肌腠，则可发热、瘾疹。

内庭穴为足阳明胃经之荥水穴,荥主身热,针本穴可清泄胃热,以和营卫,故发热、瘾疹属阳明热盛者可用本穴治之。

【配伍应用】

(1)合谷、内庭,针用泻法,功能清胃泻火,主治阳明邪热上扰之牙痛、咽喉肿痛。

(2)天枢、曲池、内庭,针用泻法,功能清热利湿,导滞止痢,主治湿热泻痢。

(3)地仓、颊车、颧髎、攒竹、合谷、内庭,针内庭用泻法,余穴用平补平泻法,功能通经和络,牵正纠偏,主治风痰阻络,口眼歪斜。

(5)足三里、冲阳、解溪、内庭、曲池,针用泻法,加灸,功能温经散寒,疏通经络,主治风寒湿痹阻经脉,膝膑肿痛,足跗疼痛。

(6)内庭、商丘、通里、中脘、三阴交,针用泻法,功能清脾和中,主治脾经蕴热,嗳气呕吐,腹胀溏泻身重肢困,黄疸,小便不利。

(7)内庭、冲阳、合谷、曲池,针用泻法,功能清阳明经热,主治阳明经热证,身大热,不恶寒,反恶热,大汗引饮,心烦甚或神昏谵语者。

(8)百会、四神聪、太冲、内庭、大椎、足三里、肝俞、中脘,灸肝俞、中脘、足三里、百会,余穴针用补法,功能暖肝温胃,降逆止呕,主治厥阴寒盛,阴寒上逆,胃失和降之头痛干呕,或吐涎沫,四肢不温。

130

【现代研究】 有人采用电针天枢、足三里、关元、神门、内庭等穴,治疗手术后肠麻痹46例,结果痊愈33例,好转12例,无效1例,总有效率为97.8%。以曲池、支沟、阳陵泉、三阴交、关元、中脘、内庭治疗糖尿病及心血管并发症,收到一定疗效。

【古代文摘】

(1)位置

《针灸甲乙经》:在足大指次指外间陷者中。

(2)主治

《通玄指要赋》:腹膨而胀。

《玉龙歌》:小腹胀满气攻心。

《针灸大成》:四肢厥逆,腹胀满,数欠,恶闻人声,振寒,咽中引痛,口喎,上齿龋,疟不嗜食,皮肤痛,鼻衄不止,伤寒手足逆冷,汗不出,赤白痢。

(3)配伍

《备急千金要方》胫痛不可屈伸:内庭、环跳。食不化,不嗜食:天枢、厉兑、内庭。

《针灸资生经》寒疟不嗜食:内庭、厉兑、公孙。

《杂病穴法歌》泄泻肚腹诸般疾:足三里、内庭。

《针灸大成》睛痛:内庭、上星。小腹胀满:内庭、足三里、三阴交。赤白痢疾:内庭、天枢、隐白、气海、照海、内关。伤寒无汗:内庭(泻)、合谷(补)、复溜(泻)、百劳。伤寒汗多:内庭、合谷(泻)、复溜(补)、百劳。浑身浮肿:曲池、合

131

谷、足三里、内庭、行间、三阴交。

《针灸大全》黄疸四肢俱肿,汗出染衣:公孙、至阴、百劳、腕骨、中脘、足三里。脾胃虚寒,呕吐不已:内庭、中脘、气海、公孙。消渴:列缺、脾俞、中脘、照海、足三里、关冲。黄疸四肢俱肿,汗出染衣:公孙、至阴、百劳、腕骨、中脘、足三里。

《针灸逢源》中暑:人中、中脘、气海、曲池、合谷、足三里、内庭。

《针灸集成》黄疸,身目俱黄,心痛,面赤斑,小便不利:公孙、胆俞、至阳、委中、腕骨、神门、小肠俞。

附:足阳明胃经备用穴

穴名	定位	操作	主治
承泣 Chengqi (ST1)	在面部,瞳孔直下,当眼球与眶下缘之间	沿眶下缘直刺0.3~0.7寸,不宜大幅度捻转;禁灸	眼睑瞤动、目赤肿痛、迎风流泪、近视、口眼歪斜、耳鸣、耳聋、呃逆、急性腰扭伤
四白 Sibai (ST2)	在面部,瞳孔直下,当眶下孔凹陷处	直刺0.2~0.3寸;禁灸	目赤肿痛、眼睑动、迎风流泪、夜盲、口眼歪斜、三叉神经痛、胆道蛔虫
巨髎 Juliao (ST3)	在面部,瞳孔直下,平鼻翼下缘,当鼻唇沟外侧	直刺0.3~0.4寸;可灸	面痛、口眼歪斜、眼动、目赤痛、眶下肿痛、鼻塞、鼻衄、齿痛、唇颊肿

穴名	定位	操作	主治
地仓 Dicang (ST4)	在面部,口角外侧,上直对瞳孔	直刺 0.2 寸,或向颊车方向平刺 0.5 ~ 1寸;可灸	唇缓不收、眼睑瞤动、口歪斜、齿痛颊肿、流涎
大迎 Daying (ST5)	在下颌角前方咬肌附着部前缘,当面动脉搏动处	直刺 0.3 寸;可灸	颊肿、面肿、牙关脱臼、唇吻瞤动、舌强难言、食不得嚼、发热、恶寒、中风
头维 Touwei (ST8)	在头侧部,当额角发际上 0.5 寸,头正中线旁 4.5 寸处	平 刺 0.5 ~1 寸;	偏正头痛、眩晕、目痛、迎风流泪、眼睑瞤动
水突 Shuitu (ST10)	在颈部,胸锁乳突肌的前缘,当人迎与气舍连线的中点	直 刺 0.3 ~0.4 寸;可灸	咳逆上气、喘息气短不得卧、咽喉肿痛、瘿瘤、瘰疬
气舍 Qishe (ST11)	在颈部锁骨内侧端上缘,胸锁乳突肌的胸骨头与锁骨头之间	直 刺 0.3 ~0.5 寸;可灸	咳逆上气、喘息、胸闷、咽喉肿痛、肩肿、颈项强痛
缺盆 Quepen (ST12)	在锁骨上窝中央,距前正中线 4 寸	直 刺 0.3 ~0.5 寸;可灸;忌深刺捣刺	咳嗽、气喘、咳血、咽喉肿痛、胸满、胸中热
气户 Qihu (ST13)	在胸部,当锁骨中点下缘,距前正中线4 寸	斜 刺 0.3 ~0.5 寸;可灸	气喘、咳嗽、胸胁胀满、咽喉肿痛、呃逆、吐血

133

穴名	定位	操作	主治
库房 Kufang （ST14）	在胸部，第1肋间隙，距前正中线4寸	斜刺 0.3 ~ 0.5寸；可灸	咳喘、气喘、咳吐脓血、胸胁胀满、遍身风痒、肤痛不可近衣、乳痈
屋翳 Wuyi （ST15）	在胸部，第2肋间隙，距前正中线4寸	斜刺 0.3 ~ 0.5寸；可灸	咳喘、咳吐脓血、胸胁胀满、遍身风痒、肤痛不可近衣、乳痈
膺窗 Yingchuang （ST16）	在胸部，第3肋间隙，距前正中线4寸	斜刺 0.3 ~ 0.5寸；可灸	咳嗽、气喘、胸胁胀痛、气短、肠鸣、泄泻、乳痈、唇肿
乳中 Ruzhong （ST17）	在胸部，当第4肋间隙，乳头中夹，距前正中线4寸	此穴只做胸部定位标志不做针灸治疗	卒癫疾、小儿暴痫、中暑、胎衣不下
乳根 Rugen （ST18）	在胸部，当乳头直下乳房根部，第5肋间，距前正中线4寸	斜刺 0.3 ~ 0.5寸；可灸	咳吐脓血、胸闷、胸痛、呃逆、反胃吐食、腹胀急、不得气息、上冲心胸、乳痈、乳汁少
不容 Burong （ST19）	在上腹部，当脐中上6寸，距前正中线2寸处	直刺 0.5 ~ 1寸；可灸	咳喘、咯血、胃痛、呕吐、腹胀、肠鸣、食欲不振、小儿疳积、心痛、胸背相引痛、胁下痛、疝气、雀目

穴名	定位	操作	主治
承满 Chengman (ST20)	在上腹部,当脐中上5寸,距前正中线2寸处	直刺 0.5 ~ 1寸;可灸	哮喘、胁下紧痛、胃痛、呕吐、腹胀、肠鸣、痢疾、饮食不下、大便溏、痰饮、身肿、肤痛不可近衣
梁门 Linagmen (ST21)	在上腹部,当脐中上4寸,距前正中线2寸处	直刺 0.7 ~ 1寸;可灸	胃痛、呕吐、食欲不振、大便溏、胁腹胀满、脱肛、妇人癥瘕
关门 Guanmen (ST22)	在上腹部,当脐中上3寸,距前正中线2寸处	直刺 0.7 ~ 1寸;可灸	腹痛、腹胀、肠鸣泄泻、食欲不振、遗尿、腹水、身肿
太乙 Taiyi (ST23)	在上腹部,当脐中上2寸,距前正中线2寸处	直刺 0.7 ~ 1寸;可灸	胃痛、消化不良、癫狂、吐舌、心烦不宁、疝气、脚气、遗尿
滑肉门 huaroumen (ST24)	在上腹部,当脐中上1寸,前正中线2寸处	直刺 0.7 ~ 1寸;可灸	胃痛、呕吐、吐血、脱肛、腹水、癫狂痫、吐舌、舌强
外陵 Wailing (ST26)	在下腹部,当脐中下1寸,前正中线2寸处	直刺 0.5 ~ 1寸;可灸	肠痛、疝气、痛经
大巨 Daju (ST27)	在下腹部,当脐中下2寸,距前正中线2寸处	直刺 0.5 ~ 1寸;可灸	小腹胀满、小便不利、遗精、阳痿、早泄、惊悸不眠、偏枯

穴名	定位	操作	主治
气冲 Qichong (ST30)	在腹股沟稍上方,当脐中下5寸,距前正中线2寸处	直刺0.5~1寸	外阴肿痛、阳痿、阴茎中痛、睾丸痛、月经不调、不孕、难产、腰痛、脱肛
髀关 Biguang (ST31)	在大腿前面,当髂前上棘与髌底外侧端的连线上,屈股时,平会阴,居缝匠肌外侧凹陷处	直刺0.6~1寸;可灸	腰腿疼痛、筋急不得屈伸、髀股痿痹、下肢麻木、小腹引痛
伏兔 Futu (ST32)	在大腿前面,当髂前上棘与髌底外侧端的连线上,髌底上6寸	直刺1~1.5寸;可灸	腰尻疼痛、腿膝寒冷疼痛、麻木不仁、寒疝、脚气、腹胀、腹痛
阴市 yinshi (ST33)	在大腿前面,当髂前上棘与髌底外侧端的连线上,髌底上3寸	直刺0.5~1寸;可灸	腿膝麻痹、酸痛、屈伸不利、下肢不遂、腰痛、脚气、下肢肿胀、腹胀、腹痛、水肿
犊鼻 Dubi (ST35)	屈膝,在膝部,髌骨与髌韧带外侧凹陷中	针尖略向内侧斜刺0.7~1寸;可灸	膝膑冷痛不仁、难跪起、下脚痿痹
条口 Tiaokou (TS38)	在小腿前外侧,当犊鼻下8寸,距胫骨前缘一横指处	直刺0.5~1.5寸;可灸	肩臂疼、股膝痛麻不仁、转筋、足疾、疼痛、脘腹痛、痢疾、脚气、肠疝痛、咽喉痛

穴名	定位	操作	主治
解溪 Jiexi (ST41)	在足背与小腿交界处的横纹中央凹陷中当跨长伸肌腱与趾长伸肌腱之间	直刺 0.5 ~ 0.7 寸;可灸	下肢痿痹、肿痛、头面浮肿、头痛、眩晕、眉棱骨痛、腹胀、便秘、胃脘疼痛、癫疾、惊风、谵语、惊悸怔忡、疟疾、热病汗不出
冲阳 Chongyang (ST42)	在足背最高处,当跨长伸肌腱与趾长伸肌腱之间,足背动脉搏动处	避免动脉直刺0.3 ~ 0.5 寸;禁灸	足痿无力、脚背红肿、下肢不遂、头痛、口眼歪斜、胃痛、腹胀、不嗜食、登高而歌、弃衣而走、善惊、疟疾、身热无汗
陷谷 Xiangu (ST43)	在足背,当第 2、3 跖骨结合部前方凹陷处	直刺 0.3 寸;斜刺 0.5 寸;可灸	胃脘痛、肠鸣、腹胀、腹水、面目浮肿、目赤痛、上眼睑无力、足背肿痛、热病汗不出、疟疾、癔病
厉兑 Lidui (ST45)	在足 2 趾末节外侧,距指甲角 0.1 寸处	直刺 0.1 寸,或点刺出血;可灸	膝膑肿痛、足背寒冷、膺乳疼痛、面肿、牙痛、颈肿、衄衊、鼻塞、心腹胀满、黄疸、消谷善饥、癫狂、多惊、寒疟、不嗜食、小便黄

4. 足太阴脾经

足太阴脾经起于足大趾内侧端(隐白),沿大趾内侧赤白肉际,经过核骨(第1跖骨小头)的后面,上行于内踝的前面,再向上经过小腿内侧,沿着胫骨后面,交出足厥阴肝经前面,上行经过膝、股内侧前缘;自冲门穴进入腹部,交会任脉于中极、关元、下脘穴;属于脾,络于胃,向上通过横膈;两边的脉并行于食管两旁,连着舌根,散布于舌下。它的支脉,又从胃部分出,上过横膈,流注于心中,接手少阴心经。其外行支脉,从冲门穴沿腹部(距中线4寸)上行,交会足少阳经日月穴、足厥阴经期门穴,再沿侧胸部(距中线六寸)上行,交会手太阴经于中府穴,又折回腋下大包穴止。

本经腧穴起于隐白穴,止于大包穴,共21穴。主要治疗脾、胃、咽、舌本、心中、胸、胁、腹、膈及大趾、下肢内面前缘等病症。本经常用穴:隐白、太白、公孙、三阴交、地机、阴陵泉、血海。

隐白 Yinbai(SP1)

【出处】 《灵枢·本输》。

【别名】 鬼垒(《备急千金要方》)。

【释名】 穴在足部故称隐,约当赤白肉际处,故称白,因而得名。一说,隐,指隐藏;白,为金之色,穴为足太阳之井;足太阴属土,土者金之母,言足太阴脉气所起,手太阴经

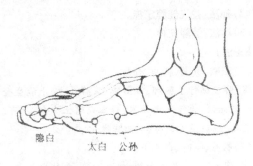

隐白　　　　太白　公孙

图 11

气所隐,故名隐白。

【类属】 五输穴之一,本经井穴;五行属木(《灵枢·本输》)。

【位置】 在足大趾末节内侧,距趾甲角 0.1 寸(指寸)(图 11)。

【取法】 正坐垂足或仰卧,于足大趾爪甲内侧缘线与基底切线之交点处取穴。

【局部】

(1)组织层:皮肤→皮下组织→甲根。

(2)神经、血管:布有足背内侧皮神经的分支,趾背神经和趾背动、静脉。

【操作】 浅刺 0.1 寸或用三棱针点刺出血,局部痛感可灸。

【功效】

(1)平补平泻法:调经止血。

(2)补法:益气健脾宁神。

(3)泻法:镇静安神。

【主治】

(1)咳嗽、气喘、胸痹、心痛。

按:脾经循行于胸部,注心中;又脾属土,土能生金,穴属脾经之始穴,为经气之始发,针本穴培土生金,故可治肺脾气虚之咳喘;益气通脉,则治胸痹、心痛。

(2)腹胀、呕吐、食不下。

按:脾主运化,胃主受纳,外邪所犯,或饮食伤中,或中土不足,脾不运化,胃失和降,所致上述病证,针本穴可以健脾和胃,俾脾健胃和,则诸症可瘥。

(3)月经过时不止、崩漏、带下、吐血、衄血、便血、尿血、紫斑。

按:脾主统血,脾虚血失统摄,血逸脉外,出于上窍,可致吐血、衄血,流于下窍,则便血、尿血、月经过时不止,甚或崩漏;出于肌肤,可见紫斑。本穴功能健脾统血,俾血有统摄,行于常道,则出血之证可愈。

(4)中风、慢惊风、癫狂、昏厥。

按:本穴为井穴,井穴皆有开窍醒神之功,故可治疗上述神志病证,并常与水沟、十二井穴、十宣等配伍应用。

(5)下肢不遂、足趾麻木、足寒不能行。

按:经脉所过,主治所及,本穴属脾经,且为本经之井穴,为经气之始,针本穴可疏通经脉,因治上证。

(6)多梦少寐。

按:脾主运化,为气血生化之源,脾虚则生化乏源,心失所养,则多梦少寐,穴当脾经井穴,有益气健脾宁神之功,故治本证有效,并常与足三里、内关、神门等穴配伍应用。

【配伍应用】

(1)上星、隐白、膈俞、禾髎,隐白用三棱针点刺出血,余穴均用泻法,功能清热泻火,凉血止血,主治肺胃热盛,鼻衄不止,量多色红,头痛胸闷等症。若肺热甚加大杼以增清热透表之功;胃热加内庭以清胃泻热;肝热加行间以引热下行。

(2)承山、隐白、长强,针用泻法,隐白针后放血,功能清热化湿,凉血止血,主治湿热内蕴之先便后血,血色鲜红,肛门疼痛。

(3)隐白、足三里,针隐白用平补平泻法,足三里用补法,功能健脾统血,主治脾虚便血。

(4)隐白、脾俞、胃俞、足三里、天枢,针用平补平泻法,功能行气健脾,主治脾虚食滞之腹胀。

(5)隐白、太白、阴陵泉、太溪,针用泻法,或用艾灸,功能疏通经络,温经散寒,主治风寒湿邪痹阻经脉之股膝内、足跗疼痛,足大趾运动障碍。

【现代研究】 针刺隐白穴在 X 线下观察,可见胃蠕动减慢。隐白有益气、健脾、调经之功,对血不归经,经水过期不止,甚或崩漏,常以隐白穴为主穴。有人报道,艾条点燃置隐白穴上方约 1 厘米处,每次 20 分钟,以穴位周围皮色红晕并感烘热为度,每日 3～5 次,治疗崩漏均获良效。隐白、大敦穴常规消毒后,并且在穴位后 1.5 厘米处用线缠紧,用三棱针点刺,使之出血 2~3 滴为度,随后将线取掉,每日 1 次,治疗功能性子宫出血 38 例均痊愈。

【古代文摘】

(1)位置

《针灸甲乙经》:在足大趾端内侧,去爪甲如韭叶。

(2)主治

《灵枢·热病》:气满胸中,喘息……寒则留之,热者疾之,气下乃止。

《针灸甲乙经》:气喘,热病,衄不止,烦心善悲,腹胀逆息,热气,足胫中寒,不得卧,气满胸中热,暴泄,仰息,足下寒,膈中闷,呕吐,不欲饮食;腹中有寒气;饮渴身伏多唾。

《针灸大成》:腹胀,喘满不得安卧,呕吐食不下,胸中热,暴泻,衄血,尸厥不识人,足寒不能温,妇人月事过时不止,小儿客忤,慢惊风。

(3)配伍

《针灸甲乙经》尸厥,死不知人,脉动如数;隐白、大敦。

《针灸资生经》衄血不止:隐白、委中。

《针灸聚英》吐血衄血,身热:隐白、脾俞、上脘、肝俞。下血,肠风:隐白,灸足三里。

《百症赋》梦魇不宁:厉兑、隐白。

《杂病穴法歌》尸厥:百会、隐白。

《针灸大成》赤痢:内庭、天枢、隐白、气海、照海、内关。白痢:外关、中脘、隐白、隐白、天枢、申脉。

《全生指迷方》厥证(暴厥不知人事):隐白、涌泉、厉兑、少商、中冲、神门。

《神应经》大便血:隐白、复留、太冲、会阳、下髎、劳宫、长强、承山、太冲、太白。

太白 Taibai(SP3)

【出处】 《灵枢·本输》。

【释名】 太,大也,穴在足大趾后,内侧核骨下,赤白肉际陷中,故名。

【类属】 五输穴之一,本经输穴(《灵枢·本输》);五行属土(《难经·六十四难》);脾之原穴(《灵枢·九针十二原》)。

【位置】 在足内侧缘,当足大趾本节(第1跖趾关节)后下方赤白肉际凹陷处(图11)。

【取法】 正坐或垂足大趾内侧缘,当第1跖趾关节后缘赤白肉际凹陷外取穴。

【局解】

(1)组织层:皮肤→皮下组织→展肌→短屈肌。

(2)神经、血管:浅层布有隐神经,浅静脉网等;深层有足底内侧动、静脉的分支或属支,足底内侧神经的分支。

【操作】 直刺0.5~0.8寸,局部胀痛;可灸。

【功效】

(1)平补平泻法:疏通经络。

(2)补法:健脾和中,培土生金。

143

(3)泻法:清热化湿,行气导滞。

【主治】

(1)胃痛、腹痛、腹胀、肠鸣、呕吐、泄泻、痢疾、便秘、饥不欲食、善噫、痔瘘。

按:"中焦主化",脾胃虚弱,运化失职,升降失常,可致上述诸多病证,本穴为脾经输土穴,有健脾和中之功,且"五脏有疾,当取十二原",故为治疗多种消化系统病证的常用穴。

(2)心痛脉缓、胸胁疼痛。

按:脾经注心中,循胸胁,若脾虚气血生化乏源,血虚则心脉失养;气虚运血无力,心脉阻滞,则可导致心痛脉缓、胸胁疼痛。穴属脾经原穴,有健脾益气养血之功,故可治上证。

(3)股膝骱酸、体重节痛、痿证、脚气。

按:足太阴脾经经脉布于下肢内侧,循行足跗,风寒湿邪痹阻经脉,流注关节,可致股膝骱酸、下肢沉重疼痛;湿注于下,可成脚气;若脾虚生化乏源,经脉失养可成痿证。针本穴可以生气血,化湿浊,通经脉,荣筋骨,则痿痹之证可除。

【配伍应用】

(1)太白、脾俞、中脘、气海,针中脘先泻后补,以补为主,气海穴以雀啄灸法,余穴均用补法,功能健运中州,养血止血,主治脾胃虚寒,便血,腹痛。

(2)公孙、太白、足三里,针足三里用补法,余穴用平补平泻法,功能健脾和胃,消食导滞,主治脾胃不和,食少腹胀。

(3)太白、中脘,针用平补平泻法,功能调和脾胃,行气止痛,主治饮食停滞胃痛。

(4)肺俞、列缺、合谷、脾俞、太白、丰隆,针用泻法,功能健脾化湿,止咳化痰,主治痰湿咳嗽。

(5)少商、丰隆、太白、孔最、尺泽、肺俞,针太白、丰隆用补法,或平补平泻,余穴用泻法,功能宣肺化痰,健脾化湿,主治痰浊阻肺,咳喘,痰鸣,痰稠量多,恶心,甚则张口抬肩不能平卧。

(6)太白、大都、脾俞、章门、足三里,针用补法,或加灸,功能健脾益气,主治脾虚面色萎黄,少气懒言,食欲不振,四肢疲惫、肌肉削瘦,脘腹胀满,小便短少,大便稀溏,四肢不温,足附浮肿。

(7)厉兑、中脘、胃俞、丰隆、太白、足三里,针用泻法,功能清泻胃热,疏导食滞,治胃火炽盛或食滞中阻,消谷善饥,口渴引饮,脘腹胀痛。

(8)太白、大都、脾俞、章门、公孙、足三里,针用补法,或平补平泻,并加灸,功能温脾化湿,主治脾胃阳虚,腹胀食少,肠鸣泄泻。

(9)隐白、太白、阴陵泉、太溪,针用泻法,或加灸,功能温经散寒,疏通经络,主治风寒湿邪痹阻经脉之股膝内、足跗疼痛,足大趾运动障碍。

【现代研究】 针刺太白穴对血糖有调节作用,可因手

145

法不同而有不同效应,如以烧山火手法可见血糖上升,透天凉可见血糖下降。针刺太白穴可使奥狄氏括约肌舒张,使胆管压力下降。

【古代文摘】

(1)位置

《针灸甲乙经》:在足内侧核骨下陷者中。

(2)主治

《针灸甲乙经》:热病,满闷不得卧;胸胁胀,肠鸣切痛;身重骨酸不相知;痿不相知。

《针灸大成》:身热烦满,腹胀食不化,呕吐,泄泻脓血,腰痛,大便难,气逆,霍乱,腹中切痛,肠鸣,膝股䯀酸转筋,身重骨痛,胃心痛,腹胀胸满,心痛脉缓。

(3)配伍

《灵枢·厥病》厥心痛,腹胀胸满:大都、太白。

《灵枢·热病》热病而汗且出,及脉顺可汗者:鱼际、太渊、大都、太白。

《针灸甲乙经》大便难:中渚、太白。脾胀:脾俞、太白。

《备急千金要方》腹胀食不化,肠鸣:太白、公孙。

《针灸资生经》腹痛:太白、温溜、足三里、陷谷。身热:太白、阳纲。

《针灸大成》肠痈痛:太白、陷谷、大肠俞。

《类经图翼》胃心痛:巨阙、大都、太白、足三里、承山。

《神应经》便血:隐白、复溜、太冲、会阳、下髎、劳宫、长强、承山、太冲、太白。

146

公孙 Gongsun（SP4）

【出处】 《灵枢·经脉》。

【释名】 古代诸侯之孙称公孙;此处为脾之络脉分支,其义同,故名。

【类属】 本经络穴(《灵枢·经脉》);八脉交会穴之一(《针经指南》),交冲脉(《玉龙赋》)。

【位置】 在足内侧缘,当第1跖骨基底的前下缘,赤白肉际处(见图11)。

【取法】 正坐垂足或仰卧,于足大趾内侧后方,正当第1跖骨基底内侧的前下缘,距太白穴1寸,赤白肉际处取穴。

【局解】

(1)组织层:皮肤→皮下组织→展肌→短屈肌长屈肌腱。

(2)神经、血管:浅层布有隐神经的足内缘支,足背静脉弓的属支;深层有足底内侧动、静脉的分支或属支,足底内侧神经的分支。

【操作】 直刺0.5~1.2寸,局部麻胀;可灸。

【功效】

(1)平补平泻法:疏通经络,调整肠腑。

(2)补法:健脾和胃。

(3)泻法:化湿祛痰,消食导滞。

【主治】

（1）胃痛、呕吐、泄泻、腹痛、肠鸣、食少腹胀、痢疾、便血。

按：本穴为脾经络穴，又为冲脉交会穴，脾胃互为表里，取本穴可调中焦、平冲逆，因此可治各种脾胃病证。若与内关相伍，统治胃、心、胸诸疾。

（2）月经不调、崩漏、带下。

按：参见隐白穴。

（3）心烦、失眠、发狂、癫痫。

按：脾经注心中，本穴可健脾养血，化湿宁心，又为八脉交会穴之一，故凡血不养心之心烦、失眠，或痰火蒙蔽心窍之发狂、癫痫，均可选取本穴治之，并常与内关配伍应用。

（4）7肿。

按：本穴为脾经之络穴，属脾络于胃，而脾胃主运化水湿，若脾失健运，水湿内停，可致水肿，针本穴健脾化湿，使脾运湿化则肿可消。

（5）黄疸、脚气。

按：脾胃虚弱，运化失常，湿邪内蕴，胆汁不循常道，溢于肌肤则为黄疸，湿浊下注而发脚气，本穴健脾化湿，实为治本之法。

（6）足心发热或痛难履地。

按：脾胃湿热，循经下注，则足下热，甚至经脉痹阻，而疼痛，取本穴既可健脾和胃化湿，又可疏通经脉，故治上证有效。

148

【配伍应用】

(1)膈俞、公孙、内关,针公孙用补法,余穴均用泻法,功能泻肝清胃宁血,主治肝胃郁热,呕血,便血;若胃热甚加内庭以清泄胃热;肝火甚加行间以平肝。

(2)公孙、内关,针用平补平泻法,或用泻法,功能宽胸理气,和胃降逆,主治心、胸、胃部疾患,为八脉交会八穴配穴法。

(3)公孙、梁门、足三里,针用泻法,功能和胃降逆,行气止痛,主治饮食停滞,胃痛、吐酸。

(4)公孙、商丘、脾俞、章门、中脘,针用泻法,或平补平泻,功能健脾和胃,理气化湿,主治湿滞中阻,脘腹胀痛,嗳气食少,面黄尿赤,二便不利。

(5)大都、脾俞、章门、公孙、太白、足三里,针用补法,或平补平泻,并加灸,功能温阳健脾化湿,主治脾胃虚寒,脘闷纳呆,腹胀便溏,甚或完谷不化,四肢不温,小便清长。

(6)公孙、商丘、脾俞、章门、胃俞,针用泻法,功能清热化湿,主治湿热中阻,脘闷腹胀,食少口甜,头重身困,便秘尿赤。

(7)日月、阳陵泉、胆囊、中脘、公孙、四缝、足三里、内关、胆俞、建里,穴分两组交替使用,针用泻法,四缝用三棱针点刺出血,功能安蛔止痛,主治蛔厥证(胆道蛔虫症)之上腹剑突下阵发性钻顶样剧痛,痛甚引肩胛,呕吐或吐蛔,四肢厥冷。

【现代研究】 针刺公孙穴对胃酸的分泌有抑制作用,

但可使小肠液的分泌明显增加,小肠对葡萄糖的吸收率也明显升高,如刺其他穴则无此反应,说明公孙穴对小肠分泌和吸收具有一定特异性。针刺公孙穴在多数情况下使小肠蠕动增强,或对小肠运动有调节作用。另据报道,对消化性溃疡病人进行 X 线胃肠检查时,观察到针刺内关、足三里对胃蠕动多有增强作用,尤以足三里为明显,而针刺公孙穴则胃蠕动多减弱。

【古代文摘】

(1)位置

《针灸甲乙经》:在足大指本节后一寸。

(2)主治

《针灸大成》:寒疟,不嗜食,嗳气,好太息,多寒热汗出,病至则喜呕,呕已乃衰,头面肿起,烦心狂言,多饮,胆虚,厥气上逆则霍乱,实则肠中切痛泻之,虚则鼓胀补之。

《胜玉歌》:脾心痛。

《医宗金鉴》:痰壅胸膈,肠风下血积块,及妇人气盅。

《八脉八穴治症歌》:九种心痛延闷,强胸翻胃难停,酒食积聚暖肠鸣,水食气疾膈疾,脐痛腹疼胁胀,肠风疟疾心疼,胎衣不下血迷心,泄泻公孙立应。

【配伍】

《针灸甲乙经》好太息,不嗜食,多寒热,汗出,病重则善呕,呕已乃衰:公孙、隐白、太白。

《医学纲目》九种心痛:间使、灵道、公孙、太冲、足三里、阴陵泉。

150

《杂病穴法歌》腹痛：公孙、内关。

《针灸大成》久疟不食：公孙、内庭、厉兑。脚弱无力：公孙、足三里、绝骨、申脉、昆仑、阳辅。脚气：针公孙、冲阳、灸足三里。痢疾里急后重：公孙、下脘、天枢、照海。脉不调：气海、中极、带脉、肾俞、三阴交、公孙、关元、天枢。

《针灸大全》呕吐痰涎，眩晕不已：公孙、丰隆、中魁、膻中。脾胃虚寒，呕吐不已：内庭、中脘、气海、公孙。中脘停食，刺痛不已：公孙、解溪、太仓、足三里。

《类经图翼》疟疾：大椎、三椎、谚谆、章门、间使、后溪、环跳、承山、飞扬、昆仑、太溪、公孙、至阴、合谷。

《神应经》黄疸：公孙、至阳、脾俞、胃俞。脾虚腹胀：公孙、足三里、内庭。脾心痛，痛如针刺：内关、大都、太白、足三里、承山、公孙。不寐：气冲、章门、隐白、天府、太渊、肺俞、上管、条口、赞竹、浮郄、大椎、公孙、阴陵泉、三阴交。

三阴交 Sanyinjiao(SP6)

【出处】 《针灸甲乙经》。

【别名】 承命、太阴（《备急千金要方》）。

【释名】 穴在内踝上 3 寸骨下陷中，足三阴经在此交会，故名。

【类属】 交会穴之一，足太阴、厥阴、少阴之会（《针灸甲乙经》）。

【位置】 在小腿内侧，当内踝尖与阴陵泉的连线上，内踝高点上 3 寸，胫骨内侧缘后方（图 12）。

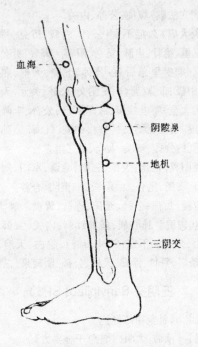

图 12

【取法】 正坐或仰卧,于胫骨内侧面后缘,内踝尖直上 4 横指(一夫)处取穴。

【局解】

(1)组织层:皮肤→皮下组织→趾长伸肌→长屈肌。

(2)神经、血管:浅层布有隐神经的小腿内侧皮支,大隐静脉的属支;深层有胫神经和胫后动、静脉。

【操作】　直刺1~1.5寸,或深透悬钟穴,局部麻胀,或有触电样针感放射至足跗、足趾;可灸。《铜人腧穴针灸图经》谓:妊娠不可刺。

【功效】

(1)平补平泻法:疏通经络,调理气血。

(2)补法:健脾和胃,养肝益肾。

(3)泻法:利湿导滞,降气催产。

【主治】

(1)喉痹音哑、舌强不语。

按:肝肾阴虚,虚火上炎,咽喉失润,可致咽痛音哑;阴虚阳亢,肝风挟痰蒙蔽心神,阻闭舌本,则舌强不语。盖脾经挟咽,连舌本、散舌下;肾经挟舌本;肝经循喉咙之后,而本穴为三经交会之处,补之可滋阴降火,泻之可潜降肝阳,因此本穴治疗咽喉疼痛、中风不语,而对慢性咽炎的疗效尤为显著。

(2)吐血、衄血、便血、尿血、月经不调、崩中漏下。

按:脾虚摄血无力,可以导致吐血、衄血、便血、尿血、月经先期量多,甚或崩漏;肝肾阴虚,精血不足,亦可衄血、尿血、月经先期量少等,针补本穴可补脾摄血,又可滋补肝肾以益精血,故为治疗上述病证的主穴。

(3)虚劳喘咳。

按:若脾失健运,土不生金,肺气上逆则咳喘;喘咳日久,肺脾两虚,日久则成虚劳喘嗽,针本穴可健脾益气,培土

153

生金以治本;化湿祛痰以治标。

（4）脘腹疼痛、不思饮食、呃逆、呕吐、肠鸣、腹泻、痢疾。

按：本穴属脾经，又为肝、脾、肾三经交会穴。而肝、脾、肾三经在关元穴处又与任脉相交会，故针本穴可健脾、调肝、益肾，若上述病证因脾虚湿温盛，或脾肾阳虚，或肝脾不调等所致者，均可选本穴治疗。

（5）遗尿、淋浊、癃闭、水肿身重、黄疸。

按：脾不运化，水湿停留，泛溢肌肤，则水肿身重；湿热熏蒸肝胆，胆汁外溢，则为黄疸；肾阴虚而膀胱气化不利，则淋浊、癃闭；肾阳虚而膀不约，则遗尿。根据病证虚补实泻本穴，可使三脏功能复常，病证可愈。

（6）男子遗精、阳痿、早泄、阴茎痛、疝气；女子月经不调、痛经、经闭、赤白带下、阴挺、崩漏、血晕、胞衣不下、产后恶露不行或不止、不孕、癥瘕。

按：脾生化气血，升清统血，为后天之本；肾藏精，主生育，开窍于二阴，为先天之本；肝藏血，主疏泄，冲任又为肝肾所主，此三脏功能失调是上述病证的主要病理机转，针本穴可调理三脏功能，故上述病证可选本穴治疗。

（7）癫、狂、痫、不寐、痴呆、脏躁。

按：思虑伤脾，心血暗耗，神失所养，则不寐、脏躁甚则癫狂；若脾虚湿困，日久生痰，痰蒙心窍，可致癫、痫、痴呆；若郁而化火，痰火蒙蔽心神，则癫狂。本穴有健脾养血，化痰宁心之功，故常与内关、神门等穴配伍治疗上述神志病证。

（8）半身不遂、下肢麻痹、阴股内兼疼痛。

按：本穴位于下肢，为脾、肝、肾三经交会之处，针本穴可疏通经络，通调三经，因此是治疗下肢麻木、疼痛、活动不利的常用效穴。有人以本穴及内关、水沟等为主穴，施"醒脑开窍"法，治疗中风取得了非常显著的疗效。

【配伍应用】

(1)脾俞、肾俞、气海、三阴交，针三阴交用平补平泻法，余穴用补法，气海穴针后加灸，功能健脾益肾，补气摄血，主治脾肾亏虚，尿频带血，其色淡红，精神倦怠，头晕耳鸣，腰背酸痛。

(2)曲池、合谷、内关、天枢、足三里、三阴交，针用泻法，功能疏风透表，清泄湿热，主治肺胃热盛，肌肤斑疹，色红成片，腹痛，或恶心呕吐，肠鸣泄泻。

(3)心俞、脾俞、内关、足三里、三阴交、阴郄，针内关、阴郄用泻法，余穴用补法，功能滋阴养血，宁心敛汗，主治阴虚内热，潮热盗汗，手足心热，头晕眼花，心悸，失眠多梦。

(4)合谷、三阴交、太冲、昆仑、至阴，针用泻法，功能降气催产，主治滞产。

(5)三阴交、中极、照海，针用泻法，功能行气导滞，降气催产，主治胎盘滞留。

(6)三阴交、膀胱俞、阴陵泉，针用泻法，功能行气利水，主治膀胱湿热，小便淋浊。

(7)三阴交、归来、太冲，针用平补平泻法，功能调肝理气，疏通经络，主治肝郁气滞，疝气偏坠。

(8)三阴交、中极、曲泉，针用泻法，功能清热利湿，主

155

治湿热下注阴痒、带下。

(9)关元、三阴交,针用平补平泻法,功能疏通经络,调经止痛,主治气血虚弱痛经。

(10)内关、神门、三阴交,针内关用平补平泻法,余穴用补法,功能补脾宁心,主治心脾两虚失眠。

(11)足三里、阳陵泉、大椎、百会、三阴交、太冲、内关、关元、神阙,重灸关元、气海、神阙,余穴针用补法,足三里针加灸,功能回阳固脱,主治中风脱证,昏仆不人,目合,口张,手撒,遗尿,鼻鼾,汗出如油。

(12)三阴交、太冲、太白、肾俞、脾俞,针用补法,功能滋阴降火,补肾涩精,主治肾阴虚,眩晕耳鸣,梦遗健忘。

(13)关元、三阴交、大敦、太冲,针用泻法,或加灸,功能温经散寒,疏通经络,主治寒凝肝脉,疝气,睾丸偏坠胀痛,痛引少腹。

(14)三阴交、商丘、中脘、通里,针用泻法,功能清化湿热,主治脾经蕴热,脘闷腹胀,嗳气呕吐,身重肢困,大便溏泄,或黄疸,小便不利。

【现代研究】 针刺三阴交,可使脾切除后血小板降至正常范围,并对血小板其他凝血因素有调节作用。具有良好的降压作用。针刺三阴交,可调节交感—肾上腺髓质系统的活动水平,降低心肌缺血早期应激状态下,去甲肾上腺素的合成,减少心肌细胞内 cAMP 含量,使心肌细胞膜对钙离子通透性下降,从而维持心肌细胞膜的电稳定性。另据报道,深刺法,有引起局部副交感神经兴奋,血管扩张,毛细

156

血管网络增多。针刺三阴交,47 例非胰岛素依赖性糖尿病患者,针后 2 及 4 小时的血糖比针前分别降低 22.9% 和 18.5%,而 30 例胰岛素依赖性糖尿病患者却比针前增高 19.3% 和 16.4%。

三阴交与悬钟、阳陵泉对宫缩都有一定的作用,但以三阴交为优。针灸催产、引产术,对宫缩的影响,远道穴组(三阴交、足三里、合谷)有效率高;局部穴组(秩边或曲骨、横骨)无率高;远近结合组(三阴交、合谷、秩边)显效率高。以小剂量催产素注入临产妇的三阴交和合谷,均可观察到宫缩波形的出现或增高,而用同剂量臀部肌肉内注射或注入悬钟或外关,则不引起宫缩或仅有轻微变化。三阴交为治疗消化、生殖、泌尿系统和妇产科疾病的主穴;亦为下肢病的常用穴。据报道:针刺消化不良患者的三阴交等穴,可使原来低下的胃酸、胃蛋白酶等消化酶迅速恢复,还对大肠有良好的调节作用。另据报道,采用三阴交埋针治疗失眠;针三阴交得气后捻捣 9 次治疗遗尿;以不同的刺激量刺激双侧三阴交穴对双侧肾盂、输尿管的蠕动有双向调节作用。激光针三阴交治痛经;三阴交埋线治疗不孕症;三阴交穴位注射维生素 B_{12} 治疗急性黄疸性肝炎,有效率均在 80% 以上。有资料表明,给家兔三阴交穴注入可乐定后,其血糖在不同时间,有不同程度的升高,且呈生物节律表现;血压下降,但无生物节律表现。

【古代文摘】

(1)位置

《针灸甲乙经》：在内踝上三寸，骨下陷者中。

（2）主治

《针灸甲乙经》足下热痛，不能久坐，湿痹不能行；惊不得眠。

《杂病穴法歌》：呕噎、死胎。

《针灸大成》：脾胃虚弱，心腹胀满，不思饮令，脾痛身重，四肢不举，腹胀肠鸣，溏泄食不化，疟癖，腹寒，膝内廉痛，小便不利，阴茎痛，足痿不能行，疝气，小便遗，胆虚，食后吐水，梦遗失精，霍乱，手足逆冷，失欠，颊车蹉开，张口不合，男子阴茎痛，元脏发动，脐下痛不可忽，小儿客忤，妇人临经行房，羸瘦，癥瘕，漏血不止，月水不止，妊娠胎动，横生，产后恶露不行，出血过多，血崩晕，不省人事，如经脉塞闭不通，泻之立通，经脉虚耗不行者，补之，经脉盛则通。

《胜玉歌》：下胎衣。

《医宗金鉴》：痞满，瘕冷，疝气，遗精，及妇人脚气，月经不调，久不成孕，赤白带下淋漓。

（3）配伍

《针灸甲乙经》飧泄：补三阴交、阴陵泉。

《备急千金要方》惊不得眠：气海、三阴交、大巨。

《针灸资生经》水胀：三阴交、石门。小便淋血不止，阴气痛：照海、阴谷、三阴交。食不化：中脘、三阴交。女子漏血不止：交信、阴谷、太冲、三阴交。

《玉龙歌》寒湿脚气：足三里、三阴交。

《乾坤生意》小肠疝气：三阴交、大敦。

《天星秘诀歌》胸膈痞满：三阴交、承山。

《玉龙赋》蛊胀：三阴交、水分、足三里。

《百症赋》白浊久遗精：三阴交、气海。

《杂病穴法歌》舌裂出血：内关、太冲、三阴交。

《针灸大成》足踝以上痛：灸三阴交、绝骨、昆仑。赤白带下：气海、中极、白环俞、肾俞、二阴交、阴交。小便不利：阴陵泉、气海、三阴交、阴谷、大敦。月水不绝：中极、肾俞、合谷、三阴交。

《针灸大全》腹中寒痛，泄泻不止：列缺、天枢、中脘、关元、三阴交。

《神应经》痞块闷痛：大陵、中脘、三阴交。

《针灸集成》漏白带下：三阴交、曲骨。月经不通：合谷、三阴交、血海、气冲。

《神灸经纶》久痢：中脘、脾俞、天枢、三焦俞、足三里、三阴交。

地机 Diji(SP8)

【出处】 《针灸甲乙经》。

【别名】 脾舍(《针灸甲乙经》)、地箕(《针灸入门》)。

【释名】 人身分为上中下三部，自足至脐为地部，机指机关。穴居地之中部，属足太阴之郄，为足太阴气血深聚之要穴，故名地机。

【类属】 足太阴之郄穴(《针灸甲乙经》)。

【位置】 在小腿内侧，当内踝尖与阴陵泉的连线上，

159

胫骨内侧面后缘,阴陵泉下 3 寸处(见图12)。

【取法】 正坐或仰卧,于阴陵泉下 3 寸,胫骨内侧面后缘处取穴。

【局解】

(1)组织层:皮肤→皮下组织→腓肠肌→比目鱼肌。

(2)神经、血管:浅层布有隐神经的小腿内侧皮支和大隐静脉;深层有胫神经和胫后动、静脉。

【操作】 直刺 1～1.5 寸,局部麻胀感向下放散;可灸。

【功效】

(1)平补平泻法:疏通经络,理血调经。

(2)补法:健脾渗湿。

(3)泻法:清热利湿。

【主治】

(1)呕吐食少、肠鸣泄泻、腹痛痢疾。

按:寒湿伤中,暑湿或湿热乱于肠胃,可致急性吐泻、痢疾。地机穴为脾经之郄穴,针本穴可健脾、清热、利湿,故本穴对上述病证有较好疗效。

(2)月经不调、痛经、带下、阴挺。

按:脾虚生化不足,胞脉失养可致痛经;经血无源则月经后期量少;若脾虚血失统摄则月经先期量多;若脾虚湿盛,下注胞宫,可致带下;若脾虚气陷,则成阴挺。针本穴可健脾益气,渗湿固脱,故对脾虚经带诸证可以选用。

(3)小便不利、水肿。

按:脾不健运,水湿停留,则小便不利;湿泛肌肤则水

160

肿。本穴有健脾利湿之功,故常与其他腧穴配伍治疗脾虚湿盛之证。

(4)失眠、心悸。

按:脾不健运,气血生化之源,心神失养,而致失眠、心悸等症,取本穴可健脾益气,养血安神,故心脾两虚之失眠、心悸,可选本穴。

(5)阴股内廉疼痛。

按:郄穴为经脉气血汇聚深入之处,本穴属脾经郄穴,位于膝下,可疏通经络,故常用于治疗膝股疼痛等症,即所谓"经脉所过,主治所及"。

【配伍应用】

(1)关元、三阴交、公孙、地机、水道,针用平补平泻法,功能温经散寒,通脉止痛,主治寒湿凝滞痛经。

(2)地机、中都、阳辅,针用平补平泻法,功能疏通经络,主治风寒湿邪痹阻经络下肢疼痛等症。

【现代研究】 有人实验观察针刺对胰岛分泌情况的影响,结果表明针刺曲池、地机等穴,可引起胰岛分泌功能亢进,而针刺足三里并未见胰岛功能有明显变化,说明地机等穴与胰岛 β 细胞的分泌功能有密切关系。

【古代文摘】

(1)位置

《针灸甲乙经》:足太阴郄,别走上一寸,穴在膝下五寸。

(2)主治

《针灸甲乙经》:溏瘕,腹中痛,脏痹。

《铜人腧穴针灸图经》：女子血瘕，按之如汤沃股内至膝；丈夫溏泄，腹胁气胀；水肿腹坚不嗜食，小便不利。

（3）配伍

《针灸资生经》不嗜食：地机、阴陵泉、水分、幽门、小肠俞。

《百症赋》经事改常：地机、血海。

阴陵泉 Yinlingquan（SP9）

【出处】 《灵枢·热病》。

【别名】 阴之陵泉（《灵枢·本输》）、阴陵（《神应经》）。

【释名】 膝之内侧为阴，胫骨内侧髁高突如陵，髁下凹陷似泉，本穴位于胫骨内侧髁后下方凹陷中，故名。

【类属】 五输穴之一，本经合穴（《灵枢·本输》）；五行属水（《难经·六十四难》）。

【位置】 在小腿内侧，当胫骨内侧髁后下方凹陷处（见图12）。

【取法】 正坐屈膝或仰卧，于膝部内侧，胫骨内侧髁下缘，与胫骨粗隆下缘平齐处取穴。

【局解】

（1）组织层：皮肤→皮下组织→半腱肌腱→腓肠肌内侧头。

（2）神经、血管：浅层布有隐神经的小腿内侧皮支，大隐静脉和膝降动脉分支；深层有膝下内侧动、静脉。

【操作】　直刺 1～1.5 寸,局部麻胀,或向下放散;可灸。

【功效】

(1)平补平泻法:疏通经络,通利三焦,利水渗湿。

(2)补法:健脾益肾。

(3)泻法:利水消肿。

【主治】

(1)腹痛、腹胀、呕吐、泄泻、不思饮食、黄疸。

按:参见三阴交穴。

(2)阴茎痛、遗精、带下、阴挺、妇人阴痛。

按:参见地机穴。

(3)小便不利、尿失禁、淋证、水肿。

按:参见三阴交穴。

(4)头痛、虚劳。

按:脾主运化,为气血生化之源,脾虚失运,气血生化乏源,气血不能上荣于头,则头痛;若气亏血少,则成虚劳之症。本穴健脾益气,脾健则气血生化有源,头痛可止,虚劳渐复。

(5)腰痛不可俯仰、半身不遂、腿膝肿痛。

按:参见三阴交穴。

【配伍应用】

(1)阴陵泉、气海、三阴交,针气海穴用补法,余穴用平补平泻法,功能健脾益肾,主治下元虚冷,小便不利。

(2)水分、中极、阴陵泉、足三里、三阴交,针用平补平泻法,水分用灸法,功能健脾益气,利水消肿,主治脾肾阳虚,尿闭腹水。

（3）阴陵泉、太白、隐白、太溪,针用泻法,或用艾灸,功能疏通经络,温经散寒,主治风寒湿邪痹阻经脉之股膝内、足跗肿厥而痛。

【现代研究】 针刺阴陵泉有调整膀胱张力的作用,松弛者使张力增强,扩张者使之紧张。针刺阴陵泉可使不蠕动或蠕动很弱的降结肠及直肠的蠕动增强,阴陵泉和三阴交治疗结肠修补术后出现尿闭病人,95％有良效。针刺阴陵泉对中枢神经系统功能有一定影响。实验表明,强刺激多引起从属时值增大,即大脑皮质运动区内发展抑制过程,但健康人抑制过程较慢较弱,给病人轻刺激时半数病人皮质引起兴奋过程,半数病人引起抑制过程,但健康人多数为兴奋过程,只有少数人引起抑制过程,说明因功能状态不同,针刺轻重不同,其效应也不同。有人报道以拇指捏压阴陵泉穴可辅助诊断脑实质病变,若见各足趾向跖屈曲为阴性,若踇指向足背上翘而其余四趾呈开扇外展为阳性通过300例临床资料对比研究,其结果完全相符（Babinski 氏征对照）。另外,针刺阴陵泉、外陵等穴,治疗急性菌痢,结果发现针治组凝集索平均值增高且增长最快,较电针组及药治组为优。单取阴陵泉治闪腰岔气,均获佳效。

【古代文摘】

（1）位置

《针灸甲乙经》：在膝下内侧,辅骨下陷者中,伸足乃

164

得之。

（2）主治

《针灸甲乙经》：腹中气盛，腹胀逆不得卧；腹中气胀，嗌嗌不嗜食，胁下满；肾腰痛不可俯仰；溏不化食，寒热不节；妇人阴中痛，少腹坚急痛。

《天元太乙歌》：肠中切痛。

《杂病穴法歌》：心胸痞满；小便不能。

《针灸大成》：腹中寒不嗜食，胁下满，水胀腹坚，喘逆不得卧，腰痛不可俯仰，霍乱，疝瘕，遗精，尿失禁不自知，小便不利，气淋，寒热不节，阴痛，胸中热，暴泻飧泄。

（3）配伍

《针灸甲乙经》气癃溺黄：关元、阴陵泉。

《备急千金要方》遗尿：阴陵泉、阳陵泉。泄痢：阴陵泉、隐白。

《针灸资生经》疝瘕：阴陵泉、太溪、阴郄。

《长桑君天星秘决赋》小肠连脐痛：阴陵泉、涌泉。

《玉龙赋》膝肿痛：阴陵泉、阳陵泉。

《百症赋》水肿盈脐：阴陵泉、水分。

《医学纲目》痢不止：合谷、足三里、阴陵泉、中脘、关元、天枢、神阙、中极。飧泄：阴陵泉、然谷、巨虚上廉、太冲。

《医学入门》热秘、气秘：长强、大敦、阴陵泉。

《杂病穴法歌》心胸痞满：阴陵泉、承山。小便不通：阴陵泉、足三里。

《针灸大成》小便不通：阴陵泉、气海、三阴交、阴谷、大陵。疝瘕:阴陵泉、太溪、丘墟、照海。霍乱:阴陵泉、承山、解溪、太白。瘰疬结核:肩井、曲池、天井、三阳络、阴陵泉。

《类经图翼》小便不禁:气海、阴陵泉、大敦、行间。

《针灸逢源》脾疸口甘:脾俞、阳陵泉。

血海 Xuehai(SPl0)

【出处】　《针灸甲乙经》。

【别名】　百虫窠(《针灸大全》、《类经图翼》)。

【释名】　脾主裹血,温五脏,穴为足太阴脉气所发,气血归聚之海,具有祛瘀血、生新血之功,属女子生血之海,为妇人调经要穴,故名。

【位置】　,屈膝,在大腿内侧,髌骨内上缘上2寸,当股四头肌内侧头的隆起处(见图12)。

【取法】　正坐屈膝,于髌骨内上缘上2寸,当股内侧肌突起中点处取穴;或正坐曲膝,医生面对病人,用手掌按在病人膝盖骨上,掌心对准膝盖骨顶端,拇指向内侧,当拇指尖所到之处是穴。

【局解】

(1)组织层:皮肤→皮下组织→股内侧肌。

(2)神经、血管:浅层布有股神经前皮支,大隐静脉的属支;深层有股动、静脉的肌支和股神经的肌支。

【操作】　直刺0.7~1.2寸,局部麻胀,或向膝部放散;可灸。

166

【功效】

(1)平补平泻法:疏通经络,理血调经。

(2)补法:养血生血。

(3)泻法:行血散风。

【主治】

(1)月经不调、经闭、痛经、崩漏、带下、产后恶露不尽。

按:妇科病证多由冲任不调,气血为病,本穴以养血调血为专长,补之可以养血,泻之则可行血,故上述病证无问虚实,均可选用,为治疗妇科病证的常用穴。

(2)风疹、瘾疹、湿疹、瘙痒、丹毒、股内廉诸疮、脚气。

按:上述病证,多由湿热内蕴,或血燥生风所致,本穴凉血清热,养血祛风,故为治疗皮肤病的常用穴。

(3)腹胀、气逆。

按:足太阴脾经属脾络胃,脾失健运,升降失调,则会出现腹胀、气逆等症,血海穴属脾经,配伍应用有健运中焦,通经行气的作用,故治上证有效。

(4)贫血。

按:脾不健运,生化乏源,可致贫血,本穴属脾经,可养血生血,故治贫血常选本穴。

(5)股内侧痛。

按:足太阴之经筋、经脉均经过本穴,故本穴所在处和邻近的经筋拘急,或弛缓,或损伤,以及痿痹等,均可取本穴养血调血,疏通经脉。

167

【配伍应用】

（1）风池、风门、曲池、血海，针用泻法，功能凉血散风，主治风客肌腠之风疹。若疹色鲜红，瘙痒，发热口渴者，为风热客表，加风市清热消风，膈俞凉血化瘀；若疹色淡红，恶寒发热，鼻塞流涕者，为风寒束表，加大椎以疏散风寒。

（2）风门、膈俞、脾俞、气海、血海、足三里，针风门用泻法，余穴均用补法，功能益气养血祛风，主治气血两虚，风邪外客之瘾疹，疹块色淡，缠绵不愈，面色少华，神疲乏力，心悸气短。

（3）血海、三阴交、曲池、合谷，针用泻法，功能活血散风，清热祛湿，主治风热客表，风疹、荨麻疹。

（4）血海、梁丘、膝阳关、阴陵泉，针用平补平泻法，功能疏通经络，宣痹止痛，主治风寒湿痹之膝关节痛。

（5）气海、关元、血海、三阴交，针气海、关元用补法，余穴用平补平泻法，功能健脾摄血，主治气虚崩漏。

（6）血海、膈俞、脾俞、足三里、三阴交，针用补法，功能健脾益气，统血调经，主治脾虚紫斑，月经过多，甚或崩漏。

【现代研究】 针刺血海穴，对垂体—性腺功能有关，尤其是对卵巢功能有关。针刺归来、中极、血海等，可使继发性闭经病人出现激素撤退性出血现象。有人报道取血海穴注射阿度那1～2毫升，治疗咯血、呕血、子宫出血，全部止血。血海配百虫窝（奇穴）治疗皮肤瘙痒症，均获痊愈。

【古代文摘】

（1）位置

《千金翼方》:在膝髌上内廉白肉际二寸。

(2)主治

《针灸甲乙经》:妇人漏下。

《杂病穴法歌》:五淋。

《胜玉歌》:臁内热疮。

《类经图翼》:崩中漏下,月事不调,带下,气逆腹胀;肾脏风,两腿疮痒湿不可当;淋病。

(3)配伍

《针灸资生经》月经不调:血海、带脉。

《百症赋》妇人经事改常:地机、血海。疝癖:冲门、血海。

《灵光赋》五淋:气海、血海。

《针灸集成》月经不通:合谷、阴交、血海、气冲。

附:足太阳脾经备用穴

穴名	定位	操作	主治
大都 Dadu (SP2)	在足内侧缘,当足大趾本节(第1跖趾关节)前下方赤白肉际凹陷处	直刺 0.2 ～0.4寸;可灸	腹胀、腹痛、胃痛、食不化、呃逆、泄泻、便秘、厥心痛不得卧、胸满、小儿惊风、趾关节红肿

169

穴名	定位	操作	主治
商丘 Shangqiu (SP5)	在足内踝前下方凹陷中,当舟骨结节与内踝尖连线的中点处	直刺 0.2 ~ 0.3寸;可灸	阴股内兼痛、内踝红肿、两足无力、腹胀肠鸣、泄泻、便秘、食不化、黄疸、胃痛、不孕症、癫狂、心悲不乐、小儿慢惊风、痔疾、舌本强
漏谷 Lougu (SP7)	在小腿内侧,当内踝尖与阴陵泉的连线上,距内踝尖6寸,胫骨内侧缘后方	直刺0.5寸~1寸;可灸	湿痹、脚气、腿膝厥冷、麻痹不仁、足踝肿痛、腹胀、肠鸣、肌肉消瘦、小便不利、遗精
箕门 Jimen (SP12)	在大腿内侧,当血海与冲门连线上,血海上6寸	直刺 0.8 ~ 1.2寸;可灸	小便不利、遗尿、五淋、鼠蹊部肿痛、两股生疮、阴囊湿疹
冲门 Chongmen (SP12)	在腹股沟外侧,距耻骨联合上缘中点3.5寸,当髂外动脉搏动处的外侧	直刺 0.5 ~ 0.7寸;可灸	腹胀、腹痛、妊娠浮肿、赤白带下、产后大出血、小便不利、痔痛、疝气、腹中积聚疼痛
府舍 Fushe (SP13)	在下腹部,当脐中下4寸,冲门上方0.7寸,距前正中线4寸处	直刺0.7 ~ 1寸;可灸	霍乱、吐泻、便秘、腹中肿块疼痛、少腹胀痛

穴名	定位	操作	主治
腹结 Fujie (SP14)	在下腹部,大横穴下1.3寸,距前正中线4寸处	直刺0.7~1寸;可灸	腹泻、痢疾、脐周痛、疝气
大横 Daheng (SP15)	在腹中部平脐,脐中旁开4寸处	直刺0.7~1寸;可灸	泄泻、痢疾、便秘、腹痛、蛔虫症、感冒、四肢痉挛、多汗
腹哀 Fuai (SP16)	在上腹部,当脐中上3寸,距前正中线4寸处	直刺0.7~1寸;可灸	胃痛、绕脐痛、消化不良、痢疾
食窦 Shidou (SP17)	在胸外侧部,当第5肋间隙,距前正中线6寸处	斜刺0.3~0.5寸;可灸	胸胁胀满、气喘、水肿、腹张肠鸣、腹痛、翻胃
天溪 Tianxi (SP18)	在胸外侧部,当第4肋间隙,距前正中线6寸处	斜刺0.3~0.5寸;可灸	咳嗽、气喘、痰多、乳痛、乳汁少
胸乡 Xiongxiāng (SP19)	在胸外侧部,当第3肋间隙,距前正中线6寸处	斜刺0.3~0.5寸;可灸	胸痛引背不得卧、转侧难、咳嗽、乳痛、乳汁少
周荣 Zhourong (SP20)	在胸外侧部,当第2肋间隙,距前正中线6寸处	斜刺0.3~0.5寸;可灸	咳嗽、气喘、胁肋痛、食不下

穴名	定位	操作	主治
大包 Dabao （SP21）	在侧胸部,腋中线上, 当第6肋间隙处	斜刺 0.3 ～ 0.5 寸;可灸	气喘、胸闷、胸胁痛、 全身疼痛、四肢无力

5. 手少阴心经

手少阴心经起于心中,向下通过横膈,联络小肠。其支脉从心系,上挟咽喉,联系眼睛直行的经脉,从心脏上行抵肺部,再向下出腋窝,沿着上肢掌侧面的尺侧缘下行,进入掌中,经 4、5 掌骨之间到手小指桡侧端,与手太阳小肠经相接。

本经腧穴起于极泉,止于少冲,共计 9 穴。主要治疗以心脏病及神经、神志为主的病证,以及经脉循行部位的其他病证。本经常用穴:通里、阴郄、神门。

通里 Tongli（ HT5）

【出处】 《灵枢·经脉》。

【别名】 通理(《千金翼方》)。

【释名】 经过为通,脉气所聚处为里,心经络脉由此穴通向手太阳,故名。

【类属】 本经络穴(《灵枢·经脉》);《备急千金要方》作本经原穴。

【位置】 在前臂掌侧，当尺侧腕屈肌肌腱的桡侧缘，腕横纹上 1 寸(图 13)。

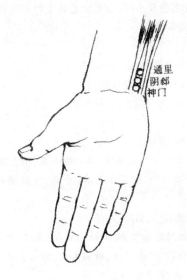

通里
阴郄
神门

图 13

【取法】 仰掌，在尺侧腕屈肌腱的桡侧缘，腕横纹上 1 寸取之。

【局解】

(1)组织层：皮肤→皮下组织→尺侧腕屈肌与指浅屈肌之间→指深屈肌→旋前方肌。

(2)神经、血管：浅层布有前臂内侧皮神经、贵要静脉

173

属支等分布;深层布有尺动、静脉和尺神经。

【操作】　直刺0.3～0.5寸,局部酸胀,其针感可循心经下行至无名指及小指,也可循心经上行至前臂、肘窝、臑内,个别可走向胸部;可灸。

【功效】

(1)平补平泻法:安心通络安神。

(2)补法:滋阴养血安神。

(3)泻法:清心泻火,息风开音。

【主治】

(1)头痛、牙痛。

按:本穴为心经之络穴,属心络小肠,手太阳小肠经从手走头,若心火上炎所致头痛、牙痛,可针泻本穴,清心泻火。

(2)目眦红赤、目痛、目眩。

按:心经经脉系目系,两眦为血轮,属心,若心经火盛,上干目系,则眩、眦赤而痛,针泻本穴,清心泻火,故上述目疾可选本穴治疗。

(3)咽痛、喉痹、木舌、重舌、舌疮。

按:本穴为心经络穴,其络脉系于舌本,手少阴经别系舌本;又其支脉上挟咽喉,若心火炽盛,上干清窍,气血壅瘀,则咽痛、喉痹、木舌、重舌、舌疮,针泻本穴,可清心火,导热下行。

(4)胸痹、心痛、心悸、气短、咳嗽、哮喘。

按:心为君主之官,主血脉而藏神。心血不足,血不养心，或心脉瘀阻，可致胸痹、心痛、心悸、气短；心主血脉，肺主气而司呼吸，若心脉不通，肺气不利，则心悸喘咳。取心经之络穴通里，可养血通络，宁心安神，而治上述心肺病证。

(5)淋证、尿血。

按：心脉络小肠，其支脉与手太阳小肠经相接，心热下移小肠，小肠泌别失职，脉络损伤，可致淋证、尿血，本穴属心经而络小肠，针泻本穴，清心导赤，故对热淋、血淋、尿血有效。

(6)月经先期量多、崩漏。

按：心主血脉，心经热盛，迫血妄行，血海不宁，则月经先期量多，甚则崩中漏下。针泻本穴，可以清心泻火，火热衰减，血海宁谧，则经信如期。

(7)失眠、健忘、虚烦、盗汗。

按：心主血脉而藏神，心之阴血不足，血不养心，则失眠、健忘；阴虚内热，则虚烦、盗汗。本穴养血安神，滋阴敛阳，故主治上述病证，临床常与神门、足三里、太溪等穴配伍应用。

(8)癫、狂、痫、癔病。

按：心藏神，属火，心火亢盛、痰火扰心，可致上述神志病证，本穴清心火，安心神，因此各种神志病证，均可配本穴治疗。

(9)肩臑内后侧疼痛、腕痛、指挛。

按：经脉所过，主治所及，针本穴可疏通经脉，故可治心经循行部位拘挛疼痛。

（10）疔疖疮毒。

按：诸痛痒疮皆属于火，心火炽盛，热毒蕴结肌肤，则可致疔疮，针泻本穴清心泻火，可消肿痛。

【配伍应用】

（1）商丘、内庭、中脘、通里、三阴交，针用泻法，功能清脾泻热，化湿和中，主治脾经蕴热，脘腹疼痛，腹胀嗳气，呕吐便溏，黄疸，小便不利。

（2）通里、腕骨、小海、肩贞、支正，针用泻法，并加艾灸，功能温经散寒，疏通经络，治风寒湿邪痹阻小肠经脉之颈、颌、肩、臑、肘、臂后廉疼痛。

（3）通里、神门、太渊、心俞、腕骨，针用泻法，功能清心泻火，安神定志，主治心火上炎，心烦口渴，口舌生疮，木舌，重舌，小便短赤，甚则尿血。

（4）通里、神门、内关、太溪、巨阙、关元、气海、大陵，针用补法，功能滋阴清热，涵养心肾，主治阴虚内热之心烦不眠，口燥咽干。

（5）通里、内关、阴郄、膈俞、乳根，针用平补平泻法，功能活血化瘀，通络止痛，主治心血瘀阻心绞痛。

（6）内关、通里、心俞、脾俞、太渊，针用补法，功能健脾养心复脉，主治气阴两虚，胸痹，脉结代。

（7）百会、内关、通里、心俞、人迎，针用补法，或用温针，功能温补心阳，安神定悸，主治心阳不振，心悸。

【现代研究】　通里穴配合内关、足三里，对冠心病心绞痛的治疗有显著疗效。有实验报道，针刺正常人通里穴，

176

使绝大多数受试者心电图各波出现不同的改变,如无P波者出现P波,原有P波者,P波升高或降低,QRS综合波也发生两向性改变,而以胸前导联为明显。也有报道针刺通里穴多引起心率加速。针刺通里穴可使部分癫痫大发作的病人脑电图趋于规则化。

【古代文摘】

(1)位置

《针灸甲乙经》:在腕后一寸。

(2)主治

《马丹阳天星十二穴并治杂病歌》:欲言声不出,懊恼及怔忡,实则四肢重,头腮面颊红,虚则不能食,暴喑面无容。

《玉龙歌》:连日虚烦面妆,心中惊悸亦难当,若须通里穴寻得,一用金针体便康。

《针灸大成》:目眩头痛,热病先不乐,数日懊侬,数欠,频呻悲,面热,无汗,头风,暴喑不言,目痛心悸,肘臂臑痛,苦呕,喉痹,少气,遗溺,妇人经血过多,崩中,实则支满膈肿泻之,虚则不能言补之。

(3)配伍

《百症赋》倦言嗜卧:通里、大钟。

《针灸大成》经血过多:通里、行间、三阴交。头风,面目赤:通里、解溪。手臂红肿:曲池、通里、中渚、合谷、手三里、液门。疗疮生背上:肩井、足三里、委中、临泣、行间、通里、少海、太冲。心脏诸虚,怔忡、惊悸:内关、阴郄、心俞、通里。

《类经图翼》虚劳吐血:百劳、肺俞、心俞、膈俞、肝俞、脾俞、肾俞、背骨、中脘、天枢、太渊、通里、间使、大陵、外关、足三里。

阴郄 Yinxi(HT6)

【出处】 《针灸甲乙经》。

【别名】 少阴郄(《外台秘要》)。

【释名】 手少阴郄穴的简称。阴,指手少阴经;郄,隙意,指气血深聚处,故名。

【类属】 手少阴之郄穴(《针灸甲乙经》)。

【位置】 在前臂掌侧,当尺侧腕屈肌腱的桡侧缘,腕横纹上0.5寸(见图13)。

【取法】 仰掌,于尺侧腕屈肌腱桡侧缘,腕横纹上0.5寸处取之。

【局解】

(1)组织层:皮肤→皮下组织→尺侧腕屈肌腱桡侧缘→尺神经。

(2)神经、血管:浅层布有前臂内侧皮神经,贵要静脉属支等分布;深层有尺动、静脉。

【操作】 直刺0.3~0.5寸,局部酸胀,其针感或可下行至无名指及小指,或可循经上行至肘、臂;可灸。

【功效】

(1)平补平泻法:疏通经络,宁心安神。

(2)补法:滋阴养血安神。

(3)泻法:清心火,除虚烦。

【主治】

(1)头痛、面赤。

按:参见通里穴。

(2)眦赤目痛、目眩。

按:参见通里穴。

(3)咽痛、喉痹、木舌、重舌、舌疮。

按:参见通里穴。

(4)胸痹心痛、胸闷气短。

按:参见通里穴。

(5)月经先期量多、崩漏。

按:参见通里穴。

(6)淋证、尿血。

按:心热下移小肠,小肠泌别失职,抑或脉络损伤,所致热淋、血淋、尿血,针本穴可清心导赤,故对上证有效。

(7)心烦不寐、惊悸、癫狂。

按:心藏神,心阴不足,心火偏盛,心神被扰,可致心烦不寐、惊悸,甚或癫狂。阴郄为心经之郄穴,善降心火,除虚烦,故可疗阴虚火旺之心烦不寐、惊悸、癫狂。

(8)骨蒸盗汗。

按:本穴为心经郄穴,功能滋养心阴,清退虚热,故可治阴虚内热之骨蒸盗汗。

(9)肩、臂、肘内后侧疼痛、麻木不仁、小指挛痛。

按:本穴位于腕部,有疏通经络之功,故对心经循行所过的肩、臂、肘内后侧疼痛、麻木不仁、小指挛痛等症有效。

【配伍应用】

(1)心俞、脾俞、内关、足三里、三阴交、阴郄,针内关、阴郄用泻法,余穴用补法,功能滋阴养血,清心安神,主治阴虚内热,潮热盗汗,手足心热,头晕眼花,心悸,失眠多梦。

(2)十二井穴、阴郄、神门、膈俞、大椎、足三里、丰隆、合谷,十二井穴用三棱针点刺出血,余穴针用泻法,功能清热化痰,宁心开窍,主治痰火蒙蔽心窍之癫狂。

(3)阴郄、巨阙、章门、心俞、膈俞、关元,针用泻法,功能活血化瘀,主治膀胱蓄血证,少腹急结或硬满疼痛,其人如狂,小便自利。

(4)神门、内关、太溪、巨阙、阴郄、肾俞、涌泉、关元、气海,针用补法,功能滋阴清热,涵养心肾,主治阴虚火旺之虚烦不眠、口燥咽干。

(5)阴郄、三阴交、神门、内关、合谷,针合谷用泻法,余穴用补法,功能养心补血敛汗,主治心血不足盗汗。

(6)阴郄、中脘、梁门、足三里、太冲,针中脘、足三里用补法,余穴用泻法,功能疏肝和胃,主治肝气犯胃,胃痛吐酸。

【现代研究】 针刺阴郄可使部分癫痫大发作次数减少。发作病人的脑电图趋向规则化。另有报道,阴郄穴有调整膀胱张力作用,当膀胱处于紧张时,可使膀胱张力下降;膀胱松弛时,可使张力上升。针刺阴郄穴用补法,治疗

180

肺结核盗汗,疗效明显。

【古代文摘】

（1）位置

《针灸甲乙经》：在掌后脉中,去腕五分。

（2）主治

《针灸甲乙经》：凄凄寒嗽,吐血,逆气,惊,心痛。

《铜人腧穴针灸图经》：失喑不能言,洒析振寒,厥逆心痛,霍乱胸中痛,衄血惊恐。

《标幽赋》：盗汗,小儿骨蒸。

（3）配伍

《针灸资生经》心烦、舌强：阴郄、中冲。多惊：阴郄、间使、二间、厉兑。衄血：阴郄、迎香。

《百症赋》盗汗：阴郄、后溪。寒栗恶寒：二间、阴郄。

神门 Shenmen（HT7）

【出处】 《素问·气交变大论》。

【别名】 兑冲、中都（《针灸甲乙经》）、兑骨（《难经》）、锐中（《针灸聚英》）。

【释名】 心藏神,神气出入之所为门,穴为心经之输穴,为心气所出入之处,故名。

【类属】 五输穴之一,本经输穴;五行属土（《针灸甲乙经》）;心之原穴（《难经·六十四难》）。

【位置】 在腕部,腕掌横纹尺侧端,尺侧腕屈肌腱的桡侧凹陷处（见图13）。

【取法】　仰掌,于豌豆骨后缘桡侧,当掌后第1横纹上取穴;仰掌,于腕横纹尺侧端,尺侧腕屈肌腱的桡侧凹陷处取穴。

【局解】

(1)组织层:皮肤→皮下组织→尺侧腕屈肌腱桡侧缘。

(2)神经、血管:浅层布有前臂内侧皮神经,贵要静脉属支和尺神经等;深层有尺动、静脉和尺神经。

【操作】　直刺0.3~0.5寸,局部酸胀,或向小指放散;可灸。

【功效】

(1)平补平泻法:疏通经络,宁心安神。

(2)补法:益气养血,通脉养心。

(3)泻法:清心泻火。

【主治】

(1)头痛、眩晕。

按:心主血脉,心血不足,血液不能上荣于头所致头痛、眩晕,针本穴有益气养血之功,故可用于治疗血虚头痛、眩晕。

(2)舌疮、舌肿。

按:心经经脉系目系,其络脉系于舌本,心火上炎所致舌疮、舌肿,针本穴清心泻火,故可治疗心火上炎之舌疮、舌肿。

(3)胸痹心痛、心烦失眠、心悸健忘。

按:心主血脉而藏神,如心气不足,心血亏虚,心脉失

182

养,心神不安;抑或邪痹心脉,心神失养,均可导致上述病证。针刺本穴,补则益气养血,宁心安神;平补平泻则通脉以养心,故上述心、神疾患,无论虚实均可选用。

(4)咽干咳嗽、咳血、气喘。

按:心经经脉上肺,其支脉上挟咽喉,其经筋结于胸中。若阴血亏虚,火灼肺金,则咳嗽咽干、咳血,或心肺气虚,喘逆上气,针本穴可滋阴清热,益心气而定喘逆。

(5)痴呆、癫、狂、痫、脏躁。

按:上述病证,病因多端,其病机之要,总属心神不安,心脑失主,本穴为心经原穴,有较好的宁心安神作用,故常配伍应用于上述病证。

(6)胸、肘、臂、腕、指弛缓、拘急、麻木不仁。

按:本穴位于腕部,有疏通经络作用,对心经经脉循行所过的肘、臂、腕、指弛缓,拘急,麻木不仁等症有明显的疗效。

【配伍应用】

(1)心俞、肾俞、内关、神门、太冲、阳陵泉、太溪、三阴交,针肾俞、太溪、三阴交用补法,余穴用泻法,功能滋阴清热,交通心肾,主治心肾不交,潮热盗汗,心烦失眠,多梦遗精。

(2)神门、内关、膈俞、合谷,针合谷用泻法,余穴用补法,功能养心敛汗,主治心血不足,神疲盗汗,心慌气短,失眠多梦。

(3)大陵、太溪、神门、太冲,针太溪、神门用补法,余穴用泻法,功能滋肾平肝,降火安神,主治心肝火旺,烦热盗汗,男子梦遗,女子月经不调,形体消瘦。

(4)太冲、风池、行间、曲池、合谷、神门,针风池、神门用平补平泻法,余穴用泻法,功能解郁清热,主治肝郁化火,急躁易怒,胸胁闷胀,身热心烦,热势常随情绪变化而起伏。

(5)内关、少冲、神门、太渊、心俞、巨阙,针用补法,或针灸并用,功能振奋心阳,主治心阳不足,心悸气短,自汗肢冷,甚则口唇青紫。

(6)通里、神门、太渊、心俞、腕骨,针用泻法,功能清心安神,主治心火上炎,心烦口渴,口舌生疮,木舌,重舌,小便短赤,甚则尿血。

(7)十二井穴、阴郄、神门、膈俞、大椎、足三里、丰隆、合谷,十二井穴用三棱针点刺出血,余针用泻法,功能清心泻热,豁痰开窍,主治痰火蒙蔽心窍之癫狂。

(8)神门、心俞、间使、大陵、巨阙、膈俞、内关,针用泻法,功能活血通络,安神定志,主治心血瘀阻,胸痹心痛,心悸不宁。

(9)胆俞、肾俞、心俞、神门、太溪、章门、丘墟,针用补法,并加灸,功能养心益胆,主治心胆虚怯,心惕易惊,胆怯善恐,不寐多梦。

【现代研究】 针刺神门穴对冠心病心绞痛有显著疗效。在心电图上观察,可使P波、R波、P-R间期和Q-T间期的持续时间延长,亦可使冠状动脉供血不足患者心冲击图复合波幅增大。也有报道,针刺内关、神门,对纠正心律失常有效,特别是属于激动引起失常者,效果显著。用纳子法按时针刺神门穴,可引起心功能的部分指标出现变化,使心率减慢,收缩期、舒张期延长,dz/dt 及 HI 指数减小。针刺神门对大脑皮质功能也有一定影响,重刺激,多引起运动从属值增大,即大脑皮质运动区内发展抑制过程,但对健康人影响较小。给病人轻刺激,半数在大脑皮质引起兴奋过程,半数引起抑制过程,健康人只有少数引起抑制过程。从脑电图来看,起调整作用,凡原来 α 节律波幅较低者,呈现 α 节律及波幅增强;反之,则使 α 节律减弱。针刺神门穴,可使部分癫痫病人脑电图趋向规则化。针刺神门穴可增强肺功能,但需连续1周,可使肺通气功能增加。对心源性喘息,刺神门穴引出心经感传,抵达胸部后,可立刻降低呼吸频率,效果显著。

【古代文摘】

(1)位置

《针灸甲乙经》:在掌后兑骨之端陷者中。

(2)主治

《针灸大成》:疟心烦,甚欲得冷饮,恶寒则欲处温中,咽干不嗜食,心痛数噫,恐悸,少气不足,手臂寒,面赤喜笑,掌中热而哕,目黄胁痛,喘逆身热,狂悲狂笑,呕血吐血,振寒上气,心性痴呆,健忘,心积伏梁,大小人五痫。

(3)配伍

《备急千金要方》笑若狂:神门、阳谷。喉痹:神门、合谷、风池。手臂挛:神门、少海。

《千金翼方》喉痹心烦:神门、合谷。

《针灸资生经》惊悸:神门、蠡沟、巨阙。

《儒门事亲》衄吐血,下血:隐白、大陵、神门、太溪。

《针灸大成》喘逆:神门、阴陵、昆仑、足临泣。痴呆:神门、少商、涌泉、心俞。遗尿:神门、鱼际、太冲.大敦、关元。心痹悲恐:神门、大陵、鱼际。发狂,登高而歌,弃衣而走:神门、后溪、冲阳。心中虚惕,神志不安:内关、百会、神门。

《神应经》发狂:少海、间使、神门、合谷、后溪、复溜、丝竹空。痴呆:神门、少商、涌泉、心俞。心惊恐:曲泽、天井、灵道、神门、大陵、鱼际、二间、液门、少冲、百会、厉兑、通谷、巨阙、章门。

附:手少阴心经备用穴

穴名	定位	操作	主治
极泉 Jiquan (HT1)	在腋窝中点,腋动脉搏动处	直刺 0.5 ~ 1 寸;可灸	偏瘫、肘臂冷痛、四肢不举、手指胀痛、胸闷、气短、心悸、心痛、肋间神经痛、腋臭
青灵 Qingling (HT2)	在臂内侧,当极泉与少海的连线上,肘横纹上 3 寸,肱二头肌的内侧沟中	直刺 0.3 ~ 0.5 寸;可灸	肩臂痛不能上举、腋下肿痛、头痛、目黄

穴名	定位	操作	主治
少海 Shaohai （HT3）	屈肘，在肘横纹内侧端与肱骨内上髁连线的中点处	直刺 0.3～0.5 寸，可灸	颈项强痛、臂麻手挛、四肢不举、落枕、头痛、心痛、心悸、癫狂痫、健忘、暴喑、疔疮、瘰疬
灵道 Lingdao （HT4）	在前臂掌侧，当尺侧腕屈肌腱的桡侧缘，腕横纹上 1.5 寸	直刺 0.3 寸；可灸	肘臂疼痛、麻木、眩晕、目赤肿痛、舌强不语、心痛、心悸、胃痛、干呕、癔病
少府 Shaofu （HT8）	在手掌面，第 4、5 掌骨之间，握拳时，当小指尖处	直刺 0.3～0.5 寸；可灸	肘腋挛急、手小指拘挛、咽痛、鼻衄、心悸、胸痛、少气、善笑、悲恐善惊、癔病、肠痛、疟疾
少冲 Shaochong （HT9）	在手小指末节桡侧，距指甲角 0.1 寸	斜刺 0.1 寸，或点刺出血；可灸	臑臂内后廉痛、手蜷不伸、麻木、舌本强、喉痹、心痛心悸、吐血、昏迷、小儿惊风、高热、中风、中暑、休克

6. 手太阳小肠经

手太阳小肠经,起于手小指外侧端(少泽),沿着手背外侧到达手腕部,出于尺骨茎突,然后向上沿着前臂外侧后缘,经过尺骨鹰嘴与肱骨内上髁之间,向上行于上臂外侧后缘,出于肩关节,绕行肩胛部,与督脉交会于大椎穴,向下进入缺盆部,行于体腔深处,联络相表里的心脏,沿着食管,通过横膈,抵达胃部,属于本腑小肠;缺盆部有一条分支,沿着颈部,上达面颊,至目外眦,转入耳中(听宫)。面颊部的支脉,上行目眶下,抵于鼻旁,再至目内眦处(睛明),与足太阳膀胱经相接,最后斜行络于颧骨部。

本经腧穴,起于少泽,止于听宫,总计 19 穴。本经腧穴主治头、项、耳、目、咽喉病,热病,神志病以及经脉循行部位的其他病证。本经常用穴:少泽、后溪、听宫。

少泽 Sbaoze(SⅡ)

【出处】 《灵枢·本输》。

【别名】 小吉(《针灸甲乙经》)。

【释名】 少,小也;泽,润泽。穴为手太阳小肠井穴,手太阳小肠主液。井穴脉气始出而微小,液有润泽身体之功,故名少泽。

【类属】 五输穴之一,本经井穴;五行属金(《灵枢·本输》)。

【位置】 在手小指尺侧,距指甲根角0,1寸处。(图14)

【取法】 微握拳,掌心向下,伸小指,于小指爪甲尺侧缘和基底部各作一直线,两线相交处取穴。

【局解】

(1)组织层:皮肤→皮下组织→指甲根。

(2)神经、血管:有尺神经指掌侧固有神经的指背支和小指尺掌侧动、静脉指背支形成的动、静脉网。

【操作】 斜刺0.1寸,或点刺放血;可灸。

【功效】

(1)平补平泻法:疏通经脉,调和气血。

(2)补法:充调乳汁。

(3)泻法:清热利咽,通乳散结,开窍醒神。

【主治】

(1)肩臂后侧痛、小指麻木疼痛。

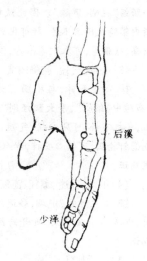

后溪

少泽

图14

按:手太阳小肠经,"起于小指之端,循手外侧上腕……上循外后廉,出肩解,绕肩胛,交肩上"。针少泽可疏通经

189

脉,调和气血,故可治肩臂后侧痛,小指麻木疼痛。

(2)咽喉肿痛、目翳、胬肉攀睛、耳聋、耳鸣、鼻衄、头痛、项强。

按:手太阳小肠:其支者,从缺盆循颈上颊,至目锐眦,却入耳中。其支者,别颊上䪼,抵鼻,至目内眦。手太阳之筋"其支者,入耳中;直者出耳上,下结于颔,上属目外眦"。小肠经"循咽、下膈"。因此风热上攻所致咽喉肿痛、目翳、胬内攀睛及情志不遂,肝郁化火,肝火上扰所致耳聋、耳鸣、头痛、项强等,可取少泽治疗,以清热利咽,泄火解毒。

(3)心痛、气短、胸膈闷痛。

按:心主血脉,与小肠互为表里,手太阳脉"入缺盆,(布膻中)络心",手太阳经别"入腋走心,系小肠",心脉瘀阻,气机不畅,可见心痛、气短、胸膈闷痛等,少泽点刺放血或毫针捻泻,可镇心安神,泄血行瘀,通络止痛,因此可治上述病证。

(4)中风、昏迷、癫狂、痫疾。

按:心主神明,中风、昏迷、癫狂、痫疾均属神昏风动之证,少泽为小肠井穴,可开窍醒神,启闭苏厥,故可治此类病证。

(5)产后缺乳、乳痈。

按:产后体虚,气血生化不足,或气机郁滞,乳络不通,则可致产后缺乳;肝气郁滞,或乳络不畅可发乳痈。少泽为小肠井穴,可通调乳汁,散结消肿,故为治疗乳房疾患的要穴。

190

【配伍应用】

（1）少泽、膻中、内关、乳根、期门、太冲，功能解郁通乳，治肝郁气滞之缺乳、乳痈。

（2）太冲、少泽、神门、曲池、大椎、十宣，功能清泻内热，平肝息风，治内热炽盛之昏迷、瘛疭、小儿急惊风。

（3）人中、太冲、劳宫、少泽、丰隆、十宣，功能启闭开窍，清心豁痰，治中风闭证。

（4）复溜、少泽、昆仑，功能扶养正气，调和营卫，治疗劳疟。

【现代研究】 本穴是治疗神志病变和乳房病变的常用穴之一。有报道针少泽、膻中，可使缺乳妇女血中生乳素含量增加。电针少泽治疗尺神经痛效果满意。现代常用来治疗乳腺炎、乳汁分泌不足、神经性头痛、精神分裂症、咳嗽、扁桃腺炎、角膜白斑、翼状胬肉、前臂神经痛、中风昏迷等。

【古代文摘】

（1）位置

《灵枢·本输》：小指之端也。

《针灸甲乙经》：在手小指之端，去爪甲下一分陷者中。

（2）主治

《针灸甲乙经》：振寒，小指不用，寒热汗不出，头痛，喉痹，舌卷，小指之间热，口中热，烦心心痛，臂内廉及胁痛，聋，咳，瘛疭，口干，头痛不可以顾。

《医宗金鉴》：鼻衄不上，妇人乳肿。

《玉龙歌》:妇人吹乳疼痛,吐血。

《灵光赋》:除心下寒。

(3)配伍

《备急千金要方》项强急痛不可以顾:少泽、前谷、后溪、阳谷、完骨、昆仑、小海、攒竹。疟寒汗不出:少泽、复溜、昆仑。

《备急千金翼方》妇人无乳:少泽、液门、天井。

《针灸大成》无乳:膻中、少泽。

《百症赋》胬肉攀睛:少泽、肝俞。

《杂病穴法歌》心痛翻胃:劳宫、少泽。

后溪 Houxi(SI3)

【出处】 《灵枢·本输》。

【释名】 第5掌指关节尺侧近端为"后",穴在第5掌指关节后方,握拳时,当尺侧横纹头处,其形有如沟溪,故名后溪。

【类属】 五输穴之一,本经输穴(《灵枢·本输》);五行属木(《难经·六十四难》);八脉交会穴之一(《针经指南》);交督脉(《玉龙经》)。

【位置】 在手掌尺侧,第5掌指关节后缘尺侧,横纹头赤白肉际处(图14)。

【取法】 握拳,于第5掌指关节后缘,当手掌横纹头赤白肉际处取穴。

【局解】

(1)组织层:皮肤→皮下组织→小指展肌→小指短屈肌。

(2)神经、血管:浅层布有尺神经手背支、尺神经掌支和皮下浅静脉等;深层有小指尺掌侧固有支、静脉和指掌侧固有神经。

【操作】 直刺 0.5～0.8 寸,局部酸胀,可透合谷,针感可胀或麻至整个手掌;可灸。

【功效】

(1)平补平泻法:疏通经脉,调和气血。

(2)补法:壮筋补虚,振奋阳气。

(3)泻法:退热截疟,安神镇惊,清头明目,舒筋止痉。

【主治】

(1)头痛、耳聋、目赤、鼻衄、目翳等。

按:外感风热,侵犯太阳,循经上扰可致头痛、目赤、鼻衄、耳聋、目翳等。手太阳小肠经脉、经别、经筋循行经过头面、目、耳、鼻。后溪为小肠经输穴,可泄小肠实热而清头明目,故可治上述诸证。

(2)癫狂、痫证、失眠、郁证。

按:痰火扰心,神明逆乱而发癫狂;痰阻气逆而发痫证;火扰心神,神不守舍而致失眠;情志不遂,化火伤阴,心神失养,则为郁证。心主神明,与小肠互为表里,后溪为小肠经输穴,又为八脉交会穴之一,通督脉,总督诸阳,入络脑,针之可泄热宁心,故可治癫狂、痫证、失眠及郁证。

(3)小便赤涩。

按：心热下移小肠，小肠泌别失职，则见小便赤涩。后溪为小肠经输穴，泻之可清泄小肠火热，因此可治上证。

（4）热病、疟疾、盗汗。

按：疟疾多由正虚疟邪乘袭，窃踞少阳而致；盗汗多因阴虚内热引起，后溪为八脉交会穴之一，通督脉，督脉为阳脉之海，主阳主表，故本穴即可宣阳驱邪以截住疟，又可泻热除蒸以敛汗，故可治上述病症。

（5）头项强痛、痉病。

按：外感风寒湿邪，壅滞经络，气血运行不畅，筋脉拘急而病痉，以致头项强痛，角弓反张等，故经谓"督脉为病，脊强反折"。后溪穴交督脉，针之可疏筋止痉，故治痉病。

（6）肩臂疼痛、落枕、腰痛、肘臂及手指挛急。

按：手太阳小肠经经、经筋等循行过颈项、肩臂、肘腕、手指，后溪通督脉，督脉"挟脊抵腰"，经脉所过，主治所及。针本穴可舒筋活络，调和气血，故可主治肩臂疼痛、落枕、腰痛、肘臂及小指挛急等。

（7）黄疸、疥疮。

按：黄疸多因湿热熏蒸肝胆而致；疥疮多由湿气与热毒结于皮肤引起。后溪为小肠经输穴，有分清别浊，清热利湿之功，因此可治上述诸证。

【配伍应用】

（1）后溪、大椎、至阳、天柱、列缺、颈部夹脊，功能舒筋活络，主治肩凝证。

（2）风池、大椎、后溪、天柱、肩外俞、悬钟、肩井，功能疏风散寒,通经活络,主治外感风寒之落枕。

（3）后溪、大椎、风池、天柱、腰奇,功能通督醒志,息风清脑,治疗痫证。

（4）命门、肝俞、后溪、脾俞、风府,功能培补元气,养血柔筋,治虚性痉证。

（5）大椎、外关、丘墟、后溪,功能和解少阳,驱邪截疟,主治疟疾。

（6）后溪、天柱、风府,功能疏风清热,治疗风热头痛。

（7）后溪、申脉,可通调太阳与督脉,治疗感受外邪所致的脊背、肩膊、头项、耳目疾患。

【现代研究】 后溪穴为临床常用穴之一,有人用后溪穴治疗落枕 168 例,1 次治愈 124 例,2 次治愈 39 例,无效 5 例,总治愈率达 97%。有人用后溪穴治疗急性腰扭伤,有效率 95%。有人用后溪点刺放血治疗眼睑关闭不全 42 例,总有效率 98%。此外,还有报道针后溪穴治疗肩周炎、癔病双下肢瘫痪、后背冷证、疟疾、周围性面瘫鼻唇沟平坦、小儿高热惊厥等。现代也有人用本穴治疗癫痫、精神分裂症、角膜炎、耳聋、盗汗、衄血、疥疮、扁桃腺炎等。

【古代文摘】

（1）位置

《灵枢·本输》:在手外侧本节之后也。

《针灸甲乙经》:在手小指外侧本节后陷者中。

《医学入门》:小指外侧本节横纹头尽处。

（2）主治

195

《针灸甲乙经》：振寒寒热，肩臑肘臂痛，头不可顾，烦满身热，恶寒，目赤痛眦烂，生翳膜，暴痛，鼻鼽衄，发聋，颈项强，身寒；寒热颈颔肿；狂互引，癫狂数发。

《针灸大成》主疟寒热，目赤生翳。

(3) 配伍

《针灸甲乙经》脾心痛：后溪、太溪。

《针灸大成》脾寒发疟：后溪、间使、大椎、身柱、足三里、绝骨、合谷、膏肓。热多寒少，后溪、间使、百劳、曲池；寒多热少，后溪、百劳、曲池。

《百症赋》腿痛：后溪、环跳。黄疸：后溪、劳宫。盗汗：阴郄、后溪。

听宫 Tinggong（ SI19）

【出处】 《灵枢·刺节真邪》。

【别名】 多所闻（《素问》王注）。

【释名】 宫，深室也，指要处。穴在耳屏前方，是主治耳疾、恢复听力的要穴，故名听宫。

【类属】 交会穴之一，手足少阳、手太阳之会（《针灸甲乙经》）。

【位置】 在面部、耳屏前，下颌骨髁状突的后方，张口时呈凹陷处（图15）。

【取法】 微张口，于耳屏前缘与下颌小头后缘之间凹陷处取穴。

【局解】

196

（1）组织层：皮肤→皮下组织→外耳道软骨。

（2）神经、血管：有颞浅动、静脉的耳前支；布有面神经及三叉神经第三支的耳颞神经。

【操作】 直刺0.1～0.3寸，局部酸胀，扩散至整个耳道；可灸。

【功效】

（1）平补平泻法：疏通经脉，调和气血。

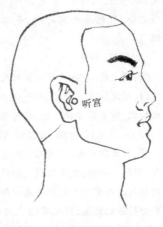

图15

（2）补法：补虚健筋，聪耳。

（3）泻法：聪耳开窍，安神活络，镇痛消肿。

【主治】

（1）耳聋、耳鸣、聤耳、耳痛、聋哑失音。

按：肝胆火旺，以致少阳经气闭阻，或痰火上壅，阻遏清窍，均可致耳聋、耳鸣、聤耳、耳痛，其证属实；若肝肾不足，耳窍失充，亦可致耳聋、耳鸣，其证属虚。感受湿邪热毒，或误治失治，两耳失聪，因聋而致哑。本穴为手足少阳、手太阳之会，手太阳"其支者，却入耳中"；手少阳、足少阳均有

197

分支"从耳后，入耳中，出走耳前"。本穴位于耳屏前，又为三经之会，有聪耳开窍之功，是治耳疾要穴，故可治上述诸证。

（2）癫狂、痫证。

按：痰火扰心，或痰蒙心窍可致癫狂；肝风引动伏痰，闭塞心窍，可发痫证。心主神明，与小肠互为表里，听宫为小肠经腧穴，有开窍安神之功，故可治癫狂、痫证。

（3）心腹满痛、牙痛、腰腿痛、臂痛。

按：手太阳小肠经"络心，循咽，下膈抵胃，属小肠"；其支者，别颊上去额，足少阳经循行过腰腿外侧，手少阳、手太阳均循行过肩臂。本穴为手足少阳、手太阳之会，可沟通互相交会经脉之经气，因此可治上述经气不通所致的各种痛证，即所谓"经脉所过，主治所及"。

【配伍应用】

（1）听宫、翳风、中渚、侠溪、太冲、丘墟，功能清降肝火，通利耳窍，治肝火上扰之耳聋、耳鸣。

（2）听会、听宫、丰隆、劳宫，功能化痰开窍，聪耳，治痰火郁结之耳聋。

（3）耳门、翳风、听宫、角孙、中渚、外关、合谷，功能清热祛风，通利耳窍，治风热湿毒之聤耳。

（4）听宫、耳门、翳风、哑门、通里、廉泉，功能祛邪通络，通利耳窍；治疗感受外邪所致后天性聋哑。

（5）下关、颊车、合谷、听宫，功能泄火止痛，治风火牙痛、颊肿。

198

【现代研究】　本穴为治疗耳疾常用穴。针刺听宫对治疗感觉神经性耳聋有一定疗效。实验观察表明,实验性动物的耳聋,针刺听宫穴与对照组相比较,观察耳蜗毛细胞损伤情况,发现针刺听宫组,其损伤曲线在第二回显著减轻(与对照组相比),证明针刺能改善耳蜗微循环及毛细胞营养供应,故能阻止毛细胞坏死。通过耳蜗电位的变化,也证明针刺组可使部分病人耳蜗电位加大,揭示耳蜗机能提高。现代临床多用于后天性聋哑、耳鸣、耳聋、中耳炎、外耳道炎、声音嘶哑、失音等证的治疗。

【古代文摘】

(1)位置

《针灸甲乙经》:在耳中,珠子大,明如赤小豆。

《针灸大全》:耳前珠子畔。

《针灸集成》:耳前肉峰内面。

(2)主治

《针灸甲乙经》:癫狂、瘛疭、眩仆、癫疾,喑不能言,羊鸣沫出;耳聋慎慎如无闻,侬侬嘈嘈若蝉鸣,听宫主之。

《针灸大成》:主失音、癫疾、心腹满、聤耳。

(3)配伍

《针灸大成》耳聋气闭:听宫、听会、翳风、足三里、合谷。

《百症赋》心下悲戚:听宫、脾俞。

附:手太阳小肠经备用穴

穴名	定位	操作	主治
前谷 Qiangu (SI2)	在手尺侧,微握拳,当小指本节(第5掌指关节)前的掌指横纹头赤白肉际	直刺 0.2 ~ 0.3寸;可灸	热病汗不出、癫狂、痫证、头痛、咽喉肿痛、目痛、耳鸣
腕骨 Wangu (SI4)	在手掌尺侧,当第5掌骨基底与钩骨之间的凹陷处,赤白肉际	直刺 0.3 ~ 0.5寸;可灸	头痛、热病汗不出、项强、耳鸣耳聋、指挛臂痛
阳谷 Yanggu (SI5)	在手腕尺侧,当尺骨茎突与三角骨之间的凹陷处	直刺或斜刺 0.5 ~ 0.8寸;可灸	头痛、项强、耳鸣耳聋、指挛臂痛
养老 Yanglao (SI6)	在前臂背面尺侧,当尺骨小头近端桡侧凹陷中	直刺或斜刺 0.5 ~ 0.8寸;可灸	目视不明、肩臂疼痛
支正 Zhizheng (SI7)	在前臂背面尺侧,当阳谷与小海的连线上,腕背横纹上5寸	直刺 0.3 ~ 0.8寸;可灸	项强、热病、目眩、好笑喜忘、消渴、肘挛
小海 Xiaohai (SI8)	在肘内侧,当尺骨鹰嘴与肱骨内上髁之间凹陷处	直刺 0.3 ~ 0.5寸;可灸	肘臂疼痛、痫证、耳鸣耳聋

穴名	定位	操作	主治
肩贞 Jianzhen (SI9)	在肩关节后下方，臂内收时，腋后纹头上1寸(指寸)	直刺1～1.5寸；可灸	肩胛手臂痛、上肢不举、缺盆中痛
臑俞 Naoshu (SI10)	在肩部，当腋后纹头直上，肩胛冈下缘凹陷中	直刺0.8～1.2;可灸	肩臂疼痛、瘰疬
天宗 Tianzong (SI11)	在肩胛部，当冈下窝中央凹陷处，与第四胸椎相平	直刺或斜刺0.5～1寸；可灸	肩胛疼痛、肘臂外侧疼痛、气喘、乳痈
秉风 Bingfeng (SI12)	在肩胛部，冈上窝中央，天宗直上，举臂有凹陷处	直刺0.5～1寸；可灸	肩臂疼痛、上肢酸麻
曲垣 Quyuan (SI13)	在肩胛部冈上窝内侧端，当臑俞与第2胸椎棘突连线的中点处	直刺0.3～0.5寸；可灸	肩胛疼痛、拘挛
肩外俞 Jianwaishu (SI14)	在背部，当第1胸椎棘突下，旁开3寸	斜刺0.5～0.8寸；可灸	肩背酸痛、颈项强直
肩中俞 Jianzhongshu (SI15)	在背部，当第7颈椎棘突下，旁开2寸	斜刺0.5～0.8寸；可灸	肩背酸痛、咳嗽哮喘

穴名	定位	操作	主治
天窗 Tianchuang (SI16)	在颈外侧部,胸锁乳突肌的后缘,扶突后,与喉结相平	直刺 0.3 ~ 0.5 寸;可灸	耳鸣耳聋、暴喑、咽喉肿痛、癫狂
天容 Tianrong (SI17)	在颈外侧部,当下颌角的后方,胸锁乳突肌的前缘凹陷中	直刺 0.5 ~ 1 寸;可灸	耳鸣耳聋、暴喑、咽喉肿痛、颈项强直
颧髎 Quanliao (SI18)	在面部,当目外眦直下,当颧骨下缘凹陷中	直刺或斜刺 0.3 ~ 0.5 寸	口眼歪斜、眼睑眴动、牙痛

7. 足太阳膀胱经

足太阳膀胱经起于目内眦(睛明),向上经额,与督脉交会于巅顶(百会);头顶部有一支脉,从头顶到颞颥部;巅顶部直行的经脉,从头顶入里联络于脑,回出分开下行项后,然后沿着肩胛部内侧,挟着脊柱旁开 1.5 寸下行,到达腰部,从脊旁肌肉深入体腔,联络相表里的肾脏,属于本腑膀胱;从腰部分出的支脉,向下通过臀部,进入腘窝中(委中);后项的支脉,沿着肩胛骨内缘直下,经过臀部交足少阳胆经(环跳)下行,沿着大腿后外侧,与腰部下来的支脉会合于腘窝中,从此向下,通过腓肠肌(承筋、承山),出于外踝的后面,沿着第 5 跖骨粗隆,到达小趾外侧端(至阴),与足少阴肾经相接。

本经腧穴起于睛明,止于至阴,总计67穴。主要治疗头、项、目、背、腰、下肢部病证以及神志病,背部第一侧线的背俞穴及第二侧线相平的腧穴,主治与其相关的脏腑病证和有关的组织器官病证。本经常用穴:睛明、攒竹、天柱、风门、肺俞、心俞、膈俞、肝俞、胆俞、脾俞、胃俞、肾俞、大肠俞、次髎、委中、秩边、承山、昆仑、申脉、至阴。

睛明 Jingming(BL1)

【出处】 《针灸甲乙经》。

【别名】 泪孔(《针灸甲乙经》)、精明(《备急千金要方》)、泪空(《针灸聚英》)。

【释名】 穴在目内眦,近于睛,能治目视不明,有明目之功,故名睛明。

【类属】 交会穴之一,手足太阳、足阳明、阴跷、阳跷五脉之会(《针灸甲乙经》)。

【位置】 在面部,目内眦角外上方凹陷中(图16)。

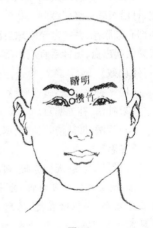

图16

203

【取法】　正坐或仰卧,于目内眦角向内0.1寸,再向上0.1寸处,近目眶骨内缘处取穴。

【局解】

(1)组织层:皮肤→皮下组织→眼轮匝肌→眶脂体→内直肌。

(2)神经、血管:浅层布有滑车上神经和内眦动脉的分支;深层有面神经颞支和动眼神经,并有滑车上、下神经和动脉经过。

【操作】　嘱病人闭目,医者左手将眼球推向外侧固定,针沿眼眶边缘轻缓刺入0.3～0.5寸,不宜提插和捻转,局部有酸胀感,并扩散至眼球后面及其周围;禁灸。针刺本穴易引起出血,出针后宜用消毒干棉球按压片刻。

【功效】

(1)平补平泻法:疏通经脉,和调局部气血。

(2)补法:补虚明目。

(3)泻法:散风清热,明目退翳,舒筋通络。

【主治】

(1)暴风客热、天行赤眼、胬肉攀睛。

按:睛明穴位于目内眦,为手足太阳、足阳明、阴跷、阳跷五脉之会,穴位所在,主治所在,故为治疗眼疾之要穴。暴风客热多因盛夏酷暑,感受风热所致;天行赤眼,为肺肝两经郁热加之外感风热或时邪热毒侵犯于眼,损害白睛而发;胬肉攀睛,多因心肺两经风热壅盛或脾胃积热,血瘀滞眦而成。泻睛明可疏风泄火,散瘀明目,故可治上述诸症。

（2）圆翳内障、高风雀目、青风内障、青盲。

按：圆翳内障、高风雀目、青风内障，均属水轮疾病，部位在瞳神，属肾。肝肾亏损或脾胃虚寒，精气不能上荣于目，瞳神混浊而发圆翳内障；肾阳不足、肝虚血少，目失所养可致高风雀目；肝肾阴虚，神水滞而不畅，则致青风内障；气血虚弱，精不养目可致青盲。睛明穴可疏通眼部经脉和气血，补虚明目，故可治上述眼病。

（3）眦漏、流泪症、内眦痒痛。

按：眦漏、流泪与内眦痒痛均属血轮疾患，部位在两眦，属心。眦漏症，多因心经热邪滞留蓄积，日久而成火毒，攻于内眦，或风热之邪引动心火而致；流泪症，多由肝肾亏损，泪窍不密，或心经郁热，泪道阻塞所致；内眦痒痛，多为风热、湿热或血虚生风而发。睛明位于内眦，可疏风清热，补虚止泪，因此可治两眦之候。

（4）目翳、云翳。

按：目翳、云翳，类似西医学的角膜翳，多为角膜被邪毒所侵，或疳积上目或外伤所致，部位在黑睛，为风轮病变，属肝。睛明穴为五脉之交会穴，有退翳明目之功，故治上证。

（5）针眼。

按：针眼，多因风热客于眼睑，或脾胃积热，上攻胞睑所致，部位在胞睑，为肉轮疾患，属脾。睛明可疏散风热，清阳明邪热，针之可治针眼。

（6）能近怯远。

按：能近怯远，多由用眼不当，调护失宜，目系失养所

205

致。睛明可健筋、补虚、明目,因此治本病有效。

(7)憎寒头痛、腰痛。

按:憎寒头痛、腰痛,若因外感风邪,或用力扭伤,太阳经气不利所致,针睛明穴可疏通太阳经气,活血通络,头痛、腰痛可除。

【配伍应用】

(1)睛明、三阴交、合谷、太阳,功能疏风清热,凉血明目,治心火上炎之目赤肿痛。

(2)太阳、睛明、少泽、合谷,功能疏风清热,治翼状胬肉。

(3)睛明、攒竹、太阳、风池、合谷,功能通络明目,治暴盲。

(4)肝俞、脾俞、肾俞、足三里、睛明、光明、球后、三阴交,功能疏理肝脾肾,培补元阳,治高风雀目。

(5)风池、睛明、外关、合谷、肝俞、肾俞,功能补益肝肾,疏风通络,治流泪症。

(6)睛明、球后、风池、太冲,功能平肝潜阳,治青光眼。

(7)睛明、风池、曲池、太阳,功能清热明目,治电光性眼炎。

(8)合谷、四白、睛明,功能明目退翳,治目生翳膜。

(9)球后、太阳、翳明、睛明、少泽、合谷,功能明目除障,治白内障、角膜白斑。

(10)睛明、攒竹、瞳子髎,功能舒筋活络,调节眼肌,治疗内外斜视。

（11）承泣、睛明、光明、太阳、风池、肝俞、肾俞，功能健筋、补虚明目，治劳神过度之近视。

（12）委中、昆仑、睛明，功能祛风散寒，疏筋活络，治风寒腰疼。

【现代研究】 本穴为眼科常用穴。实验研究表明，针刺睛明穴可改善眼周围的局部血液循环，提高视神经纤维的兴奋性，调整视细胞的功能。有人以针刺睛明、行间、三阴交治疗青光眼并进行实验研究，发现针刺后视网膜细胞水肿明显缓解，视细胞排列趋向正常，视网膜 SDH 酶和 ATP 酶活性明显增强，视网膜组织结构和超微结构得到调整和改善。有人用动物实验来观察电针睛明穴对眼压的影响，将高眼压家兔模型用电针睛明穴的方法观察比较，设立治疗组与对照组，结果提示：电针睛明穴对高眼压兔眼有明显降低眼压的作用。有人观察针刺睛明穴对眼睑皮温的影响。在排除了其他外部因素情况下，41 例慢性眼病患者，眼睑皮温均明显升高，认为针刺后明显改善了眼睑的血液循环，改变了眼动脉的血流情况，加快了眼区的新陈代谢，从而有利于一些眼病的康复。有人对睛明穴进行了解剖学分析，提出当针刺深度到 19 毫米时，针尖有可能刺伤筛前动、静脉，当刺到 32 毫米左右时，有可能刺伤筛后动、静脉，故建议针睛明穴不要超过 15 毫米。但也有临床报道可深刺达 1.5～2 寸的，关键在于手法训练和调整角度。有人以睛明为主穴，配球后、鱼腰、攒竹、承泣等穴，治疗各种眼病，均取得满意疗效。如治疗胬肉攀睛、麻痹性斜视、冷泪症、视神经萎缩、外伤性眼肌麻痹、眼睑闭合不全、视网膜色素变性等，临床报道有效率均在90%以上，有人报道用皮内针取睛明、至阴为主穴，配光明、承泣、翳风、合谷、肝俞、肾俞，治疗近视450例，结果显效280例，有效148例，无效12例，总有效率达97%。有报道以睛明为主穴，辅以太阳、头临泣、风池、合谷、内关等，治疗辐辏功能不足31例，总有效率达96.78%。近些年来，还有不少报道针睛明穴治疗急性腰扭伤获良效。有人还报道了深刺睛明穴治疗尿崩症、遗尿及咯血等出血性疾病。认为可能通过眼与脑发生联系，可能与促进脑垂体后叶分泌抗利尿激素有关，因为其有加压作用，既可使血管平滑肌收缩，使血管破损部位凝血而达到止血作用，又能促使肾脏远曲小管和集合管对水重吸收而达到抗利尿作用。另外有实验报告，针刺睛明穴可使心率减慢。

【古代文摘】

（1）位置

《针灸甲乙经》：在目内眦外。

《针灸大成》：在目内眦。

《类经图翼》：在目内眦外一分宛宛中。

《玉龙经》：在目内眦泪孔中。

（2）主治

《针灸甲乙经》：目不明，恶风，目泪出憎寒，目痛目眩，内眦赤痛，目䀮䀮无所见，眦痒痛，淫肤白翳。

《针灸大成》：目远视不明……大眦攀睛，胬肉侵睛，雀

208

目瞳子生障,小儿疳晴,大人气眼冷泪。

《灵光赋》:胬肉攀睛。

(3)配伍

《针灸大成》目生翳膜:睛明、合谷、四白,不效,复刺太阳、光明、大骨空、小骨空。

《医宗金鉴》目痛视不明、迎风流泪、胬肉攀睛、白翳眦痒、雀目:睛明、攒竹。

《玉龙歌》两眼红肿疼痛,怕日羞明:睛明、鱼尾、太阳(出血)。

《百症赋》雀目:睛明、行间。

《席弘赋》目疾:睛明、合谷、光明。

攒竹 Cuanzhu(BL2)

【出处】 《针灸甲乙经》

【别名】 员柱、始光、夜光、明光(《针灸甲乙经》)、眉本、眉头(《素问》王注)、光明(《铜人腧穴图经》)、天光(《针灸全书》)。

【释名】 攒,族聚也;竹,形容眉毛。穴在眉头陷处,眉似族聚之竹,故名攒竹。

【位置】 在眉毛内侧端,眶上切迹处。(图16)

【取法】 正坐或仰卧,于眉头边缘,入眉毛0.1寸处取穴。

【局解】

(1)组织层:皮肤→皮下筋膜→枕额肌→眼轮匝肌→皱眉肌。

（2）神经、血管：浅层布有额神经的滑车上神经，眶上动、静脉的分支或属支；深层有面神经的颞支和颧支。

【操作】 治疗眼病，向下斜刺0.3～0.5寸，治疗头痛、面瘫可平刺透鱼腰，局部酸胀，有时可扩散到眼眶周围，可点刺放血；禁灸。

【功效】

（1）平补平泻法：疏通经脉，调和气血。

（2）补法：明目、健睑。

（3）泻法：清热明目，散风镇痉，舒筋活络。点刺放血可泄热散瘀。

【主治】

（1）上胞下垂、胞轮震跳、睑弦赤烂。

按：上胞下垂，多由脾虚气弱或腠理疏松，风邪客于胞睑所致；胞轮震跳即眼睑跳动，多由血虚生风或外感风热所致；睑弦赤烂，多由脾胃积热，复感风邪，风热相博，郁于胞睑所致。上述诸证均发病在眼睑，为肉轮疾患，属脾。攒竹位于眉端，紧靠眼睑，且足太阳之筋"其支者，为目上纲（上眼睑）"，取本穴用泻法可清热疏风，补法可明目健睑，故治上述诸证。

（2）迎风流泪、目眩、目翳、目肿、目痒、夜盲、近视等眼疾。

按：迎风流泪有冷泪和热泪之分，冷泪乃肝血不足，风寒外乘所致，热泪乃肝经蕴热，复感风邪而发；目眩多由心肝血虚或肝肾阴虚引起；目翳多由年老体弱、肝肾亏损或脾

210

胃虚弱,精血不能上荣于目为患;目痒、目赤肿痛多由外感风热或肝胆火盛,循经上扰而发;夜盲多为肝虚血少,目失所养之候;近视多为用眼不当,调护失宜所致。攒竹又名明光,位于眉端,穴住所在,主治所在,泻之可清热散风、活络明目,补之可明目健睑,是治疗眼疾的常用效穴,因此可治上述各种眼病。

(3)头痛、眉棱骨痛、恶风寒、项强。

按:足太阳之脉,"起于目内眦,上巅,其直者,从巅入络脑,还出别下项"。太阳在表,主一身之藩篱。风邪侵袭,先犯太阳,经气不利,可见头痛、眉棱骨痛、恶风寒、项强等,攒竹为太阳经腧穴,可疏风散邪,舒筋活络,故可治风邪侵袭太阳所致上述诸证。

(4)面瘫、颊肿、衄衄。

按:面瘫多由面部腠理空疏,风邪外中,"正气引邪"所致;颊肿、衄衄多为肺胃火邪上干引起。攒竹可疏风热,通经络,调气血,平刺透鱼腰可治面瘫,向下斜刺至鼻根可治鼻衄,点刺放血泄热散瘀可治颊肿。

(5)癫、狂、痫、小儿惊风、尸厥。

按:癫、狂、痫、小儿惊风、尸厥均为神志异常的表现,痰气凝结,阻蔽心神多为癫;痰火扰心多为狂;痰迷心窍,肝风内动多为痫;外感时邪,入里化热,邪热内陷而致小儿惊风;厥证多由阴阳失调,气机逆乱而致。太阳脉从巅入络脑,与督脉交会,沿项部夹脊抵腰。督脉为痛"脊强而厥……大人癫病,小人风痫疾",攒竹可泄热散瘀,息风镇痉,因此可治

211

上述诸证。

（6）痔疾。

按：痔疾多由大肠湿热下注肛门所致。"足太阳之正……别入于肛"。针攒竹穴泄热散瘀故治上证。

（7）呃逆。

按：呃逆，系膈肌痉挛所致，原因虽多，其基本病机为胃气上逆，冲膈动喉。攒竹位于眉端，该点是治呃逆的经验穴，为面针的胸区（眉棱骨之下，目窝之上），因此，膈肌痉挛可取此穴宽胸利膈，使呃逆停止。

【配伍应用】

（1）攒竹、太阳、鱼腰、阳白、风池、合谷、百会，功能补虚健睑，治眼睑下垂。

（2）四白、太阳、攒竹、风池、合谷，功能明目退翳，治疗目翳、暴盲。

（3）太阳、鱼腰、瞳子髎、攒竹、睛明，功能健筋补虚，治疗斜视。

（4）攒竹、丝竹空、四白、太溪、肝俞，功能补肝肾而明目，治肝肾亏损之夜盲。

（5）肝俞、肾俞、攒竹，功能补虚止泪，治肝血不足之冷泪。

（6）行间、合谷、攒竹、风池，功能祛风清肝，宣散郁热，治疗肝经郁热之热泪。

（7）攒竹、阴陵泉、合谷，功能疏散风热，治睑弦赤烂。

（8）阳白、头维、太阳、攒竹、风池，功能散风止痛，舒筋

212

活络,主治风寒头痛。

(9)阳白、攒竹、承泣、地仓、颊车、下关、风池、翳风,功能疏散风邪,通经活络,治风邪侵袭之面瘫。

(10)通天、迎香、攒竹,功能通鼻开窍,治副鼻窦炎。

(11)尺泽、间使、阳溪、攒竹、百会,功能泄热开窍,息风镇痉,主治心邪癫狂。

(12)攒竹、承山、委中、会阴,功能清热利湿,活血散瘀,主治痔疾。

【现代研究】　现代研究认为,针刺攒竹穴可使心率减慢,用以治疗室上性心动过速,其机制可能是刺激眶上神经,反射性地引起迷走神经的兴奋,而释放出乙酰胆碱,从而使冲动的传导减慢,同时迷走神经的兴奋性增高,使心脏起搏点的兴奋性降低,室上性心动过速得以控制。针刺攒竹穴对眼部手术及内脏手术,均有良好的针麻效应。有人以攒竹透睛明对斜视病人进行针麻手术,其优良率为85.86%,并证明同侧较对侧好,留针比不留针好,耐痛阈,两点辨别测定均支持同侧效果优于对侧,与手术评级相符。对胃大部切除手术,应用攒竹透攒竹、听会,较采用腹部穴位针麻效果好,内脏牵拉反应较轻,其针麻优良率较高。许多人报道针攒竹治各种呃逆,均取得满意疗效。有人用指针按压或穴位注射攒竹穴,治疗呃逆,同样取得良好效果。有人用攒竹治疗三叉神经痛,用穴位封闭治疗眶上神经痛,穴位注射治疗神经性头痛,沿皮透刺睛明治疗肌紧张性头痛均取得较好疗效。有人用该穴放血治疗麦粒肿100例,痊愈 79 例,显效 12 例,好转 9 例,总有效率达 100%。眼睑痉挛及眶上神经痛者放血后症状当即消失,顽固者 1~5 次后亦收效显著。有报道针刺攒竹穴对痔疾和其他肛门手术后的疼痛有良好的止痛效果,而且还可减少术后尿潴留的发生。有人用重掐攒竹治疗气厥实证 34 例,100% 治愈。临床还有许多报道针攒竹可治角膜炎、泪囊炎、近视、鼻窦炎引起的头痛等,均有一定的疗效。有人将此穴与睛明穴主治作用进行比较后认为:睛明长于治内眼病,而本穴长于治外眼疾患和头面疾患。

【古代文摘】

(1)位置

《针灸甲乙经》:在眉头陷者中。

《考穴编》广注:内眦直上眉头宛宛中。

(2)主治

《针灸甲乙经》:头风痛,鼻衄,眉头痛,善嚏,目如欲脱,汗出,寒热,面赤,颊中痛,项椎不可左右顾,目系急,瘛;痔痛;小儿痫发,目上插。

《针灸大成》:目眕眕视物不明,泪出目眩,瞳子痒,眼中赤痛及睑动不得卧,……尸厥癫邪,神狂,风眩,嚏。

《玉龙歌》:眉间疼痛。

《通玄指要赋》:脑昏目赤。

(3)配伍

《备急千金要方》风头痛:攒竹、承光、肾俞、丝竹空、和髎。痫发,狂走不得卧,心中烦:攒竹、小海、后顶、强间。目系急上插：攒竹、玉枕。

《针灸大成》迎风流泪：攒竹、大骨空、小骨空。身热头痛：攒竹、大陵、神门、合谷、鱼际、中渚、液门、少泽、委中、太白。赤翳：攒竹、后溪、液门。心邪癫狂：攒竹、尺泽、间使、阳溪。

《百症赋》目中漠漠：攒竹、三间。

《玉龙歌》目疼头痛：攒竹、头维。

《胜玉歌》目内红肿：攒竹、丝竹空。

天柱 Tianzhu（BL10）

【出处】 《灵枢·本输》。

【释名】 人之头位高像天，颈椎骨支柱头部有擎天之像，故颈椎骨古称天柱骨。本穴位在夹项后发际，大筋外廉陷中，当第1、第2颈椎棘突水平旁1.3寸，穴处天柱骨旁，故各天柱。

【位置】 在项部，哑门（督脉）旁1.3寸，当项后发际内，斜

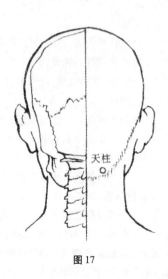

图17

215

方肌之外侧(图17)。

【取法】 正坐,头稍前倾,先取哑门,再旁开1.3寸,当斜方肌外侧处取穴。

【局解】

(1)组织层:皮肤→皮肤下筋膜→项筋膜→斜方肌→头夹肌→头半棘肌→头后大直肌。

(2)神经、血管:浅层布有第3颈神经后支的内侧支和皮下静脉等结构;深层有枕大神经干。

【操作】 直刺0.5~1寸,局部酸胀并扩散至后头或肩背部;可灸。

【功效】

(1)平补平泻法:疏通经脉,调和气血。

(2)补法:强筋,壮骨,健脑,安神。

(3)泻法:祛风散寒,清头明目,息风宁神。

【主治】

(1)颈项强痛、落枕、肩背痛、颈椎病。

按:太阳脉下项循肩挟脊抵腰,太阳经筋挟脊上项,太阳经别上出于项。天柱位于项部,属太阳经腧穴,可祛风散寒,因此可治风邪袭表所致颈项强痛、肩背痛、落枕等。补之可强筋壮骨,故可治疗颈椎病。

(2)头痛、咽喉肿痛、鼻塞不知香臭、目赤肿痛。

按:风性上行,易伤人体上部,感受风寒则头痛,鼻塞不知香臭,感受风热则目赤肿痛、咽喉肿痛。本穴可祛风散寒,清头明目,故治上述诸证。

216

（3）癫狂、痫证、小儿惊痫。

按：痰气郁结，清窍闭塞而为癫；痰火上扰，蒙蔽心神则为狂；阴阳失调，气机逆乱则为痫。太阳脉，从巅入络脑，与督脉相交，督脉为病"脊强反折"，"脊强而厥"，"大人癫病，小儿风痫疾"。天柱穴位于项后，补之可健脑安神，泻之可息风宁神，故可治癫狂、惊痫之证。

（4）失眠、眩晕、痿证。

按：肾精不足，髓海空虚则眩晕；筋骨失养则下肢痿软；精血亏虚，心神失养则失眠健忘。足太阳属膀胱络肾，其经别散心。天柱为太阳经腧穴，可强筋壮骨、健脑安神，故治气血不足、肾精亏损之失眠，下肢痿软及眩晕。

【配伍应用】

（1）天柱、后顶、昆仑、风府、风池、太阳，功能疏风散寒，通经活络，治风邪侵袭太阳所致后头痛。

（2）风池、天柱、商阳、关冲、液门，功能解表发汗，治热病汗不出。

（3）大椎、风池、天柱、悬钟、肩井、肩外俞，功能祛风散寒，舒筋活络，治外感风寒之落枕。

（4）天柱、风池、列缺、悬钟，功能疏风通络，治颈肌痉挛。

（5）间使、太溪、太冲、足三里、三阴交、天柱、风池，功能滋阴清热，宁心舒郁，治疗痰热互结，甲状腺肿大，伴心悸不安者。

（6）身柱、风门、廉泉、人迎、天柱，功能理气解郁，化痰

217

散结,治甲状腺肿大。

(7)大椎、至阳、天柱、列缺、后溪、合谷、风池,功能疏风散寒,治风寒侵袭之肩周炎。

(8)天柱、风池、极泉、外关、肩井、曲池,功能疏通经脉、活络止痛,治臂丛神经痛。

(9)风府、风池、天柱、水沟,功能息风镇痉,治子痫。

(10)天柱、风池、大椎、脊中、腰阳关,功能振奋阳气,补髓健筋,治疗脊髓炎。

【现代研究】 本穴为治疗头颈疾患的常用穴之一。有人观察针刺天柱穴,可改善椎-基底动脉血液供应,明显改善脑缺血症状。有学者以表面电极刺激尺神经诱发小鱼际肌电,观察脑血栓形成恢复期患者肌电幅度,结果表明针刺患侧天柱、扶突,可使肌电幅度升高($P > 0.05$),从针后5分钟开始,持续45分钟。有报道针刺本穴治疗震颤麻痹和中风失语均有较好疗效。有人针刺天柱穴治疗颈椎病,采用垂直刺入1.2寸,得气后将针尖向下与皮肤呈30°角提插捻转,使针感传至上肢,对改善症状、缓解肢麻、疼痛有明显效果。有人用本穴治疗落枕150例,均在1~3次痊愈。有报道本穴治急性扁桃体炎、急性咽炎有效。还有人报道针天柱穴治疗跟骨骨刺所致足跟痛,当时即可止痛,但远期效果较差。

【古代文摘】

(1)位置

《针灸甲乙经》:在其项后发际大筋外廉陷者中。

218

《扁鹊心书》：在一椎下两旁齐肩。

（2）主治

《针灸甲乙经》：眩，头痛重，目如脱，项似拔，狂见鬼，目上反，项直不可以顾，暴挛，足不任身，痛欲折；癫疾互引；咽肿难言；目眩眩赤痛。

《备急千金要方》：不知香臭。

《外台秘要》：小儿惊痫。

（3）配伍

《针灸甲乙经》热病汗不出：天柱、风池、商阳、关冲、液门。

《备急千金要方》头痛：天柱、陶道、大杼、孔最、后溪。目眩及目不明如脱：天柱、陶道、昆仑。狂易多言不休，目不反：天柱、临泣。肩疼欲折：养老、天柱。足不任身：天柱、行间。

《百症赋》目觉眩眩：养老、天柱。项强多恶风：束骨、天柱。

风门 Fengmen（BL12）

【出处】　《针灸甲乙经》。

【别名】　热府（《针灸甲乙经》）。

【释名】　风为阳邪，出入之处为"门"。该穴位于项背部，属于膀胱，膀胱主一身之表，该穴为风邪入侵之门户，故名。

【类属】　交会穴之一，为督脉、足太阳之会（《针灸甲

《乙经》）。

【位置】 在背部,当第2胸椎棘突下,督脉旁开1.5寸处。(图18)。

【取法】 俯伏,于第2胸椎棘突下,前正中线旁开1.5寸处取穴。

【局解】

(1)组织层:皮肤→皮下组织→斜方肌→菱形肌→上后锯肌→颈夹肌→竖脊肌。

(2)神经、血管:浅层布有第2、3胸神经后支的内侧皮支和伴行的肋间后动、静脉背侧支的内侧皮支;深层有第2、3胸神经后支的肌支和相应的肋间后动、静脉背侧支的分支。

【操作】 斜刺0.5~0.8寸,局部酸胀,有时可放散至肩背;可灸。

【功效】

(1)平补平泻法:疏通经脉,调和气血。

(2)补法:壮筋补虚,益气固表。

(3)泻法:疏风清热,益肺解表,舒筋活络。

【主治】

(1)发热、头痛、项强、鼻塞、流涕。

按:太阳为开,主一身之表,风性轻扬,其性开泄,故风邪伤人,卫气不固,症见发热、头痛、项强、鼻塞、流涕等。风门为风邪出入之门户,功能疏风解表,故治上证。

(2)伤风咳嗽、哮喘。

按:风寒或风热之邪侵袭肺卫,肺失宣降则咳嗽,肺气上逆则为哮喘。风门位于背部,穴下是肺脏所在,且有宣肺解表,止咳平喘之功,因此可治上述病症。

(3)身热、胸中热、发背、痈疽等各种热病。

按:外感风热暑邪,火热炽盛,热蒸于外则身热;热扰心胸则胸中烦热;火热结聚,热壅血瘀,则痈疽发背。风门别名热府,为督脉与足太阳之会,可泄诸阳热邪,因此可治上述各种热病。

(4)中风不语及痫证等神志病。

按:情志不遂,肝风内动,风阳上扰,气血逆乱,或肝风挟痰,阻蔽心窍,则可中风、癫痫。本穴属膀胱经,足太阳脉"从巅入络脑",经别"散心",脑为元神之府,取本穴泄热散风,醒神开窍,故可治痫症及中风不语。

(5)荨麻疹。

按:血虚或血热,复感风邪,邪郁肌腠,可致荨麻诊。风门泻之可疏风清热,补之可益气固表,故可治各种荨麻疹。

(6)痹证、肩背痛。

按:正气不足,风寒湿邪侵袭人体,客于经脉,气血运行不畅,则筋骨关节痹痛。其风气胜者为行痹,风门为风邪侵袭之门户,针之可疏风通络,故可治疗行痹。又因风门位于肩背部,穴位所在,主治所在,故治肩背痛。

【配伍应用】

(1)风门、列缺、合谷、风池、肺俞,功能疏风散寒,治风寒感冒。

221

（2）大椎、列缺、合谷、风门，功能疏风清热，治风热感冒。

（3）列缺、风门、合谷、丰隆，功能宣肺化痰，治外感风寒之咳嗽。

（4）风门、合谷、列缺、风池，功能调和营卫，益气固表，治营卫不和，肺气虚弱之自汗。

（5）肺俞、风门、尺泽、丰隆，功能清热化痰，宣肺平喘，治痰热犯肺之哮喘。

（6）风池、曲池、膈俞、风门、血海、风市，功能祛风解表，凉血消疹，治风热发疹。

（7）风门、迎香、合谷、尺泽，功能疏风清热，宣通鼻窍，治风热鼻渊。

（8）太冲、神门、大陵、风门，功能清心平肝，退热息风，治热盛生风之痉证。

【现代研究】　有人用风门穴治疗慢性鼻炎疗效满意，有人用艾灸风门穴预防和治疗感冒取得很好效果。有报道，针刺风门穴可调整肺通气量，但发生效应较迟，需连续针刺1周，如获得效应，即使停针，仍可持续一定时间。本穴现代常用于治疗支气管炎、肺炎、胸膜炎、哮喘、百日咳、荨麻疹、淋巴结核、破伤风、痈疽疮疡及肩背软组织疾患。

【古代文摘】

（1）位置

《针灸甲乙经》：在第二椎下两旁各一寸五分。

《类经图翼》：在第二椎下，两旁各二寸。

（2）主治

《针灸甲乙经》：风眩头痛，鼻不利时嚏，清涕自出。

《备急千金要方》：马黄、黄疸。

《针灸大成》：发背痈疽，身热，上气喘息，咳逆胸背痛，风劳呕吐，多嚏鼻衄出清涕，伤寒头项强，目瞑，胸中热，卧不安。

《类经图翼》：泻一身热气，常灸之，永无痈疽疮疥等患。

《医宗金鉴》：腠理不密咳嗽，喷嚏，鼻流清涕。

（3）配伍

《备急千金要方》鼻衄清涕出：神庭、攒竹、迎香、风门、合谷、至阴、通谷。鼻㖞窒喘不通：承灵、风池、风门、谚语后溪。时嚏不已：风门、五处。

《针灸大成》伤寒热退后余热：风门、合谷、行间、绝骨。肩背酸痛：风门、肩井、中渚、支沟、后溪、腕骨、委中。

《行针指要歌》嗽：肺俞、风门（灸）。

肺俞 Feishu（BL13）

【出处】　《灵枢·背腧》。

【别名】　户中外俞（《脉经》）、肺念（《灸法残卷图》）。

【释名】　俞与腧、输通；肺，指肺脏。本穴为肺脏之气转输、输注之处，是治疗肺脏疾患的重要腧穴，故名肺俞。

【类属】　背俞穴之一，为肺之背俞穴（《灵枢·背腧》）。

【位置】　在背部，第3胸椎棘突下，督脉旁开1.5寸处

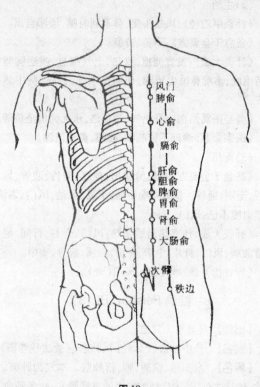

风门
肺俞
心俞
膈俞
肝俞
胆俞
脾俞
胃俞
肾俞
大肠俞
次髎
秩边

图 18

（图 18）。

【取法】 俯伏位，于第 3 胸椎棘突下，背正中线旁开
1.5 寸处取穴。

224

【局解】

(1)组织层:皮肤→皮下组织→斜方肌→菱形肌→上后锯肌→竖脊肌。

(2)神经、血管:浅层布有第3、4胸神经后支的内侧皮支和伴行的肋间后动、静脉背侧支的内侧皮支;深层有第3、4胸神经后支的肌支和相应的肋间后动、静脉背侧支的分支。

【操作】 斜刺0.5~0.8寸,局部酸胀,有时可沿肋间放散至胸部;可灸。

【功效】

(1)平补平泻法:疏通经脉,调和气血。

(2)补法:补肺益气,配合艾灸可温阳固卫,增强体力。

(3)泻法:宣肺解表,疏风清热,止咳平喘,配合放血及拔罐可清肺散瘀。

【主治】

(1)咳嗽痰多、胸闷气喘。

按:外邪犯肺,或痰湿阻肺,肺失宣降,则咳嗽痰多,胸闷气喘;若肺气不足或久咳伤肺,累及到肾,肺肾俱虚,而生虚喘。肺俞穴为肺脏之气转输之处,穴在肺之分野,补之可补肺益气,泻之可宣肺解表,止咳平喘,化痰散瘀,因此可治各种咳喘。

(2)肺痨、骨蒸潮热、盗汗吐血。

按:体质素弱,痨虫乘袭,发为肺痨,而见骨蒸潮热、盗汗、吐血等。肺俞穴可补肺气,清虚热,和营血,因治本病。

（3）感冒、鼻渊、喉痹。

按：肺合皮毛，开窍于鼻，手太阴经别循喉咙，感受外邪，邪伤肺卫，则为感冒；风热上炎，熏蒸咽喉，则为喉痹；熏蒸鼻窍，日久不愈，则成鼻渊。肺俞穴可疏风解表，宣肺清热，因此可治感冒、喉痹、鼻渊。

（4）胃脘痛、吐泻、痢疾、疳积、呃逆等。

按：寒邪犯胃，或过食生冷，寒积中焦，阳气被遏而胃脘痛；胃失和降，水谷随气上逆而呕吐；感受外邪，内犯中焦，或饮食不节，损伤肠胃，大肠传导失司，则生泄泻或痢疾；小儿乳食无度，脾胃损伤，水谷不化，久成疳积；胃气失和，循手太阴之脉上膈动喉，故生呃逆。肺与大肠相表里，手太阴肺经起于中焦，下络大肠，还循胃口，上膈。肺俞可宣降肺气，调理大肠，故可治上述胃肠道疾病。

（5）癫证、狂证、痫证、瘛疭。

按：七情所伤，气郁痰阻，上扰清窍，蒙蔽心神而发癫狂。痰浊阻滞，肝风内动，风痰上扰，而发痫证，眩仆倒地，不省高下，甚则瘛疭。足太阳之经别络散心。足太阳脉，"是主筋所生病……狂癫疾"。肺俞属膀胱经腧穴，位于背部，下有心俞，内有心肺脏器，可疏通经脉，通调气血，化痰开窍，故可治癫、狂、痫证、瘛疭等。

（6）皮肤瘙痒、风疹、黄疸。

按：皮肤瘙痒和风疹，多由血热受风所致，肺合皮毛，肺俞可疏风解表，故可治皮肤病。黄疸多由脾胃湿热内蕴，熏蒸肝胆，胆汁外溢肌肤所致，肺为水之上源，大肠为传导之

226

官,针刺本穴可宣降肺气,疏通大肠,以利湿浊宣泄,故可治黄疸。

(7)消渴。

按:消渴为肺胃肾阴虚燥热所致,口渴多饮突出,多为肺热津伤。肺俞功能清热润肺,故可治消渴以上消为主者。

(8)腰背痛、脊背强直。

按:腰背痛、脊背强直,多由外感风邪,或风寒湿痹阻所致。肺俞位于背部,属足太阳经腧穴,可疏散太阳邪气,太阳脉循行"夹脊抵腰",经脉所过,主治所及,因此可治上述病证。

【配伍应用】

(1)列缺、风门、肺俞、风池、合谷,功能疏风散寒解表,治风寒感冒。

(2)风池、风门、肺俞、足三里、气海、关元,功能益气解表,治气虚感冒。

(3)肺俞、列缺、合谷、外关、风门,功能疏散风寒,止咳平喘,治风寒咳喘。

(4)肺俞、天突、丰隆、尺泽、合谷、列缺,功能清热化痰,止咳平喘,治痰热咳喘。

(5)脾俞、丰隆、太白、肺俞、列缺、合谷,功能健脾化湿,止咳化痰,治痰湿咳嗽。

(6)气海、关元、肺俞、脾俞、太渊、太白,功能补肺益气,健脾补肾,治肾虚气喘。

(7)肺俞、中府、太渊、足三里,调补肺气,治肺气虚弱

227

之自汗。

(8)肺俞、中府、大椎、太溪,功能滋阴降火,宁嗽止血,治阴虚火旺之咳血。

(9)尺泽、鱼际、肺俞、志室、三阴交、膏肓俞、神门,功能滋阴降火,治阴虚火旺之肺痨。

(10)上星、印堂、迎香、肺俞、太渊,功能补益肺气,治肺气虚弱之鼻渊。

(11)上星、迎香、肺俞、曲池,功能疏风解表,治风热犯肺之鼻衄。

(12)曲池、血海、肺俞,功能散风消疹,治风疹、皮肤瘙痒。

(13)肺俞、风门、定喘、合谷、列缺,功能温肺化饮,治寒饮犯肺之饮证。

(14)大杼、合谷、肺俞、风门、三焦俞、足三里、三阴交,功能疏风清热,宣肺行水,主治风水泛滥之阳水。

(15)中极、阴陵泉、三阴交、肺俞、尺泽、鱼际,功能清肺热、利水道,治肺热壅盛之癃闭。

(16)肺俞、合谷、鱼际、廉泉,功能清热润肺,生津止渴,主治消渴属上消者。

(17)膏肓、肺俞、太渊、合谷、肾俞,功能补肺益气,治肺气虚之虚劳。

【现代研究】 本穴为临床常用穴。有报道,针刺肺俞穴,以肺功能为指标,发现针刺后能明显增加肺通气量,使肺功能得到良好改善,艾灸肺俞穴,可明显增加肺活量,与对照组相比，P<0.01，有显著差异。有人选择100例哮喘患者，分别电针少商、鱼际、太渊、经渠、列缺、丘墟、肺俞，观察7穴对哮喘患者即刻平喘作用的特异性，结果肺俞平喘效果最佳，丘墟效果最差，上述肺经5穴效果次于肺俞优于丘墟，经统计学处理有非常显著性差异（P<0.005）。有报道针刺肺俞穴有调整支气管平滑肌的作用，使大多数哮喘病人停止或减轻发作。有人观察37例Ⅰ型变态反应患者，针刺肺俞穴前后血浆前列腺素 PGE_i、PGE_2，以及 PGE_{2a} 含量的变化，结果提示：PGE_2 低下者针后明显升高，而 PGE_{2a} 高者针后明显下降。提示针灸的作用可能与调整了参与变态反应的活性介质有关，并据此认为针灸肺俞能止咳平喘可能与其改变了前列腺素含量有关。有学者针刺肺俞、风门、大椎穴，发现可使哮喘患者外周血活化T淋巴细胞数目增加，使外周血嗜酸粒细胞直接与间接及分类计数显著降低，认为与针灸的抗感染作用有关，对预防和治疗慢性支气管炎及过敏性哮喘有指导意义。近年来，大量临床报道，针刺肺俞穴为主治疗支气管哮喘、支气管炎，有采用刺络拔罐者，有艾灸者，有用穴位注射法，有用穴位贴敷法者，疗效均非常显著，总有效率均在85%以上。有人用肺俞点刺拔罐治疗咳嗽82例，痊愈55例，显效12例，有效9例，无效6例，总有效率达92.2%，认为点刺肺俞乃通过躯体—内脏反射引起上胸部交感神经兴奋、支气管扩张，从而使管内堆积的分泌物（痰）得以顺利排出，使引起咳嗽的刺激消失，达到止咳效果。临床有报道，取肺俞、足三里穴，用自家血治

疗痤疮 256 例,总有效率达 96.5%,取肺俞、膈俞治疗荨麻疹 56 例,有效率达 100%。此外,针刺或艾灸肺俞等穴治疗糖尿病、百日咳、肺结核、小儿肺炎、过敏性鼻炎等,均有报道且疗效肯定。有实验证明,针刺肺俞穴对冠状动脉粥样斑块的形成有一定抑制作用,还可使肝血流量明显增加。有人认为,肺俞穴在穴位诊断上有相对特异性,在此部位病理反应物不同预示不同疾病。如发现梭形结节,多提示为急性肺炎;索条状物,多为慢性支气管炎;扁平或椭圆形结节,多提示为肺结核。96% 的肺癌患者双侧肺俞穴温差 >0.5℃。有人以三棱针尖雀啄式点按以肺俞为中心 1 厘米左右区域,持续约 1 分钟,每日 1 次可治疗麦粒肿、急性睑结合膜炎,当即可减轻疼痛及眼部异物感,一般 2～3 次即可治愈。

【古代文摘】

(1) 位置

《灵枢·背腧》:在三焦之间……夹脊相去三寸所。

《针灸甲乙经》:在第三椎下两旁,各一寸五分。

《类经图翼》:在三椎下,去脊中各二寸。

(2) 主治

《针灸甲乙经》:肺气热,呼吸不得卧,上气呕沫,喘气相追逐,胸满胁膺急息难,振栗,脉鼓,气膈胸中有热,支满不嗜食,汗不出,腰脊痛。

《备急千金要方》:肺寒;短气不得语;喘咳少气百病。

《针灸大成》:瘿气,黄疸劳瘵,口舌干,劳热上气,腰脊强痛,实热喘满,虚烦,传尸骨蒸,肺痿咳嗽,呕吐,胸满短气,食后吐水,小儿龟背。

《玉龙歌》:咳嗽。

(3)配伍

《针灸甲乙经》肺胀,虚满喘咳:肺俞、太渊。

《备急千金要方》食后吐水:肺俞、三阴交、期门。喘咳少气百病:肺俞、肾俞。

《针灸大成》久咳不愈:肺俞、足三里、膻中、乳根、风门、缺盆。

《百症赋》咳嗽连声:肺俞、天突。发热时行:陶道、肺俞。

《玉龙赋》痰嗽:丰隆、肺俞。

《行针指要歌》嗽:肺俞、风门。

心俞 Xinshu（BL15）

【出处】 《灵枢·背腧》。

【别名】 心念(《灸法残卷图》)。

【释名】 心,指心脏,穴为心脏之气输注之处,是治心疾之重要腧穴,故名心俞。

【类属】 背俞穴之一,为心之背俞穴(《灵枢·背腧》)。

【位置】 在背部,第5胸椎棘突下,督脉旁开1.5寸。（图18）

【取法】 俯伏位,于第5胸椎棘突下,背正中线旁开

1.5 寸处取穴。

【局解】

(1)组织层:皮肤→皮下组织→斜方肌→菱形肌下缘
→竖脊肌。

(2)神经、血管:浅层布有第5、6胸神经后支的内侧支
及伴行的动、静脉;深层有第5、6胸神经后支的肌支和相应
的肋间后动、静脉背侧支的分支。

【操作】 斜刺0.5~0.8寸,局部酸胀,若向脊柱方向
深刺1.5寸以上,针感可向心胸及上肢放散;可灸。

【功效】

(1)平补平泻法:调和气血,疏通经脉。

(2)补法:补心气,通心阳,宁心神。

(3)泻法:活血通络,散瘀止痛。

【主治】

(1)胸闷憋气、心胸刺痛、痛引肩背。

按:心主血脉,心阳不振,运血无力,血瘀心脉,故胸闷
憋气,心胸刺痛;手少阴经脉循肩背而行,血瘀心脉,故痛引
肩背。心俞乃心脏之气转输之处,有温心阳,补心气,通络
止痛之功,故可治上述病症。

(2)心烦失眠、心悸健忘、癫、狂、痫。

按:心藏神,心血不足,心神失养,则心悸、心烦失眠、健
忘;思虑过度,劳伤心脾,阴血暗耗,神无所主,神明逆乱,可
发癫、狂;心脾气结,郁而生痰,痰蒙心窍,则发痫证。取心
俞可补心气,宁心神,故可治心悸、心烦、失眠、健忘及癫、

232

狂、痫证。

（3）咳喘、吐血。

按：心主血，肺主气，气以帅血，血以载气，心气不足，或心阳不振，血脉运行不畅，影响肺之宣降，肺气上逆而发咳喘；肺气虚弱，宗气不足，运血无力，心脉瘀阻，络破血溢，则则呕血，血色紫暗，夹有血块。取心俞，补宗气，养阴血，且心俞位于肺之分野处，穴位所在，主治所在，因此可治咳喘、吐血等症。

（4）呕吐、食不下。

按：心气不足，运血无力，或肺气虚衰，不能帅气行血，则血液瘀滞，若胃内瘀血，气失和降则致呕吐；若因忧思愤志，心脾气结，痰气挟血瘀阻食道，则食不下。本穴可活血化瘀，又位近食道分野，当呕吐、食不下等因瘀血所致者，取之较宜。

（5）中风神昏、半身不遂、肩背痛。

按：五志过极，心火暴盛，或暴怒伤肝，肝阳暴动，引动心火，风火相煽，气血并走于上，心神昏冒可致中风、半身不遂。心主神明，脑为元神之府，心俞为心气转输之处，取本穴可调气血，通络散瘀，泄热开窍，故可治中风神昏、半身不遂。心俞位于背部，可疏通局部气血，因而可治肩背痛。

（6）遗精、白浊。

按：心主火，肾主水，心肾不交，水火失济，精室为虚火扰动，则可遗精、白浊。取本穴滋阴降火，故可治上证。

【配伍应用】

（1）心俞、厥阴俞、内关、阴郄、巨阙、膻中、膈俞，功能活血化瘀，通络止痛，治心脉瘀阻之胸痹。

（2）神门、心俞、巨阙、间使，功能益气安神，治心气虚弱之心悸。

（3）大陵、心俞、肾俞、太冲、神门，功能滋阴降火，安神，治阴虚火旺之心烦不寐。

（4）心俞、神门、足三里、大陵、三阴交、脾俞，功能健脾养心，安神定志，治心脾两虚之癫狂。

（5）神门、心俞、脾俞、三阴交、足三里，功能补益心脾，治心脾不足之健忘。

（6）肾俞、心俞、膈俞、内关、三阴交，功能滋阴益气，养心安神，治气阴两虚之郁证。

（7）公孙、中极、神阙、三阴交、太冲、心俞，功能温阳行水，理气降逆，治寒水上逆之奔豚气。

（8）膻中、巨阙、中脘、心俞、膈俞，功能和胃降逆，治反胃，朝食暮吐。

（9）心俞、肺俞、合谷、鱼际、少府、胰俞，功能清热润肺，生津止渴，治上消。

（10）肾俞、关元、中封、心俞、神门，功能交通心肾，定志固精，治心肾不交之遗精。

（11）心俞、脾俞、膈俞、足三里、内关、神门，功能养血安神，治心血虚之虚劳。

【现代研究】 本穴为临床常用穴之一。有人应用辣根过氧化物酶(HRP)法和荧光素双标记法,研究了家兔心脏与心俞穴的外周神经关系,将两种荧光素分别注入同一兔的心俞穴和左心壁,在 $T_4 - T_5$ 脊神经节同时出现不同荧光的标记细胞,部分细胞紧密相邻,并在 T_5 出现 DAPI(或 FB) - NY 双标记细胞。这一结果证明了兔心俞穴与心脏可通过 T_5 脊神经节中少量外周突分支投射的感觉神经元直接联系。此结果为穴位-内脏相关的机理提供了形态学证据,临床实践证明,针刺心俞对心房颤动有明显疗效,说明本穴有控制心率的作用。针刺心俞、膻中,可使左室壁振幅和心搏量明显增加,增强心肌收缩力。通过心电图的实验观察,针刺心俞对胸前导联发生变化显著,对心脏病人的变化更明显。可使心电图的 P - R 间期延长,QRS 波群变窄,Q - T 间期缩短,T 波增高加宽。有报道针刺心俞穴治疗心绞痛 30 例,1 次疼止者 20 例,2 次疼止者 5 例,剩余 5 例配合药物全部止疼。还有用硝酸甘油贴膜贴心俞穴治疗心绞痛者,疗效亦很满意。用心俞穴刺络拔罐治疗心律失常,效果肯定,对功能性者收效迅速,但对器质性病变引起者,收效较慢。有人用复方丹参和独参注射液各 6 毫升,在心俞、厥阴俞、内关穴位注射,治疗冠心病 102 例,总有效率达 96.5%,心电图好转率达 83%,全血比黏度和血清比黏度明显下降。有报道在心俞、肺俞、厥阴俞埋针 12 周,发现冠状动脉粥样斑块比对照组少,有显著性差异。全心肌中小动脉和左心室心肌中小动脉所出现的粥样斑块皆少于对照组(模型组),说明针刺对冠状动脉粥样硬化斑块的形成有一定抑制作用。在动物实验中，以胃、十二指肠的牵拉反应，使血压升高或喉返神经传出放电为指标。电针心俞可使大部分喉返神经放电被完全抑制，对血压反应亦约半数为完全控制，半数为部分控制。说明电针心俞，对牵拉胃肠所引起的痛反应有一定的抑制效应，对胃肠疼痛有较好的治疗作用。有人认为针刺心俞的镇痛作用可能与内源性阿片类物质释放与传递有关。针刺心俞还或缓解支气管平滑肌的痉挛，可使支气管哮喘发作停止或显著减轻。现代还常用本穴治疗精神分裂症、高血压、消化系统疾病以及各种心脏病等。

【古代文摘】

（1）位置

《灵枢·背腧》：在五焦之间……夹脊相去三寸所。

《脉经》：在背第五椎。

《针灸甲乙经》：在第五椎下，两旁各二寸。

（2）主治

《针灸甲乙经》：寒热心痛，循循然与背相引而痛，胸中恒恒不得息，咳唾血，食不下，呕逆，汗不出如疟状，目眩眩，泪出悲伤。

《针灸大成》：偏风半身不遂，心气乱恍惚，狂走发痫，语悲泣，心胸闷乱，黄疸，鼻衄，目眩目昏，健忘，小儿心气不足数岁不语。

《席弘赋》：妇人心痛。

《胜玉歌》：遗精白浊。

（3）配伍

《针灸甲乙经》心胀者，烦心短气卧不得安：心俞、列缺。

《备急千金要方》心痛：通谷、巨阙、太仓、心俞、膻中、神府。筋急手相引：心俞、肝俞。咳唾血：缺盆、心俞、肝俞、巨阙、鸠尾。

《针灸资生经》喜悲泣：心俞、神门、解溪、大陵。

《胜玉歌》胆寒惊心，遗精白浊，夜梦鬼交：心俞、白环俞。

《百症赋》风痫：神道、心俞。

《玉龙赋》梦遗：心俞、肾俞。

膈俞 Geshu(BL17)

【出处】 《灵枢·背腧》。

【释名】 膈，指横膈。本穴内应横膈（膈肌），故名膈俞。

【类属】 八会穴之一，为血会（《难经·四十五难》）。

【位置】 在背部，第 7 胸椎棘突下，督脉旁开 1.5 寸处。（图18）。

【取法】 俯伏位，于第 7 胸椎棘突下，脊正中线旁开 1.5 寸处取穴，约与肩胛下角相平。

【局解】

（1）组织层：皮肤→皮下组织→斜方肌→背阔肌→竖脊肌。

（2）神经、血管：浅层布有第 7、8 胸神经后支的内侧皮支和伴行的动、静脉;深层有第 7、8 胸神经后支的肌支和相应的肋间动、静脉背侧支的分支。

【操作】 斜刺 0.5~0.8 寸,局部酸胀,有时可沿胸肋扩散至胸膈部;可灸。

【功效】

(1)平补平泻法:通经脉,调营血,理肠胃。

(2)补法:补阴养血,摄血止血。

(3)泻法:理气化瘀,宽膈降逆,凉血止血。

【主治】

(1)咳血、吐血、便血、崩漏、贫血等多种与血有关的疾病。

按:饮食所伤,或烦劳恼怒,邪热内生,脏腑蕴热,迫血妄行,络伤血溢而成出血。伤于肺络则咳血;伤于胃络则吐血;伤及大肠则便血;伏于冲任则崩漏。本穴位当膈肌处,上为心肺,下为脾胃,又为血会,有凉血止血之功,故可治上述因血热而致的各种出血。贫血多由失血过多,或脾胃虚弱,生化不足,以及七情过度,暗耗阴血所致。本穴位于心俞下,肝俞上,而心主血脉,肝主藏血,补本穴可益阴养血,故可治各种血虚证及贫血。

(2)心痛、胸胁满痛。

按:气为血帅,气滞则血涩,气失疏泄,则胸胁胀满;血脉瘀阻,则心胸胁痛。本穴有活血化瘀,理气止痛之功。故可治疗气滞血瘀之心痛及胸胁满痛。

(3)呃逆、呕吐、胃脘胀痛、腹中痞块、噎膈、黄疸等。

按:肝气郁滞,或饮食不节,胃中有寒等,使胃失和降,气逆于上,故见呃逆、呕吐;肝气犯胃,则胃脘胀痛;情志抑郁,气郁生痰,或饮食所伤,酿湿生痰,痰气阻闭食道、咽管则成噎膈,停滞于肝脾,与气血搏结,日渐增大而成痞块;肝失疏泄,胆汁排泄不畅,外溢肌肤则为黄疸。膈俞穴位于横膈处,上为心肺,下为肝脾,可疏通经脉,调理肠胃,宽膈降逆,故可治上述诸证。

(4)咳嗽气喘、自汗、盗汗、骨蒸潮热。

按:肺阴不足,虚热内生,则咳嗽少痰、骨蒸潮热;热扰营阴则盗汗;肺气虚,卫表不固,可见自汗畏风;宗气不足则气喘无力。膈俞为血会,气能行血,血可载气,本穴可调补阴血,血足则气有所依,因而又有益气之功,另外,穴下为肺,"穴位所在,主治所在",故本穴可治上述肺脏病证。

(5)风疹、荨麻疹、肌肤瘙痒。

按:风疹、荨麻疹和肌肤瘙痒若由血热复感风邪所致者,多取膈俞治疗,因其为血会,有凉血之功,取本穴治上述皮肤疾病,正所谓"治风先治血,血行风自灭"。

【配伍应用】

(1)膈俞、脾俞、通里、足三里,功能养血定悸,治疗血虚心悸。

(2)心俞、膈俞、膻中、巨阙、阴郄,功能活血化瘀,治疗瘀血内停之胸痹。

(3)大包、章门、期门、三阴交、支沟、肝俞、膈俞、日月,功能活血化瘀,理气止痛,治瘀血内停之胁痛。

（4）肝俞、膈俞、支沟、阳陵泉、期门，功能活血化瘀退黄，治疗瘀血停积之黄疸。

（5）膈俞、心俞、肾俞、内关、三阴交，功能滋阴养血安神，治疗阴虚血少，心神失养之郁证。

（6）关元、足三里、天突、膈俞、膻中、内关、丰隆、行间，功能解郁化痰，益气养血，主治梅核气兼气血两虚者。

（7）膈俞、中脘、足三里、肝俞、丰隆、复溜，功能开郁化痰，治疗痰气交阻之噎膈。

（8）脾俞、胃俞、膈俞、内关、阳辅、商丘，功能和胃降逆，散寒止痛，治疗寒邪犯胃之胃脘痛。

（9）中脘、膈俞、内关、足三里，功能活血化瘀，理气止痛，治瘀血停滞之胃脘痛。

（10）膈俞、中脘、内关、膻中，功能和胃降逆，理气止呃，主治气滞、食积之呃逆。

（11）公孙、内关、膈俞，功能泻肝清胃止血，主治肝火犯胃之吐血。

（12）脾俞、膈俞、足三里、素髎，功能益气摄血，治疗气虚所致之衄血。

（13）膈俞、大椎、命门、足三里，功能振奋阳气，补养阴血，主治贫血。

（14）肺俞、膏肓俞、膈俞、尺泽、鱼际、志室、三阴交、行间、神门，功能滋阴降火，治阴虚火旺之肺痨。

（15）风门、风市、曲池、血海、膈俞、风池，功能疏风解表，凉血消疹，治疗风热所致风疹、荨麻疹及肌肤瘙痒。

240

（16）风池、膈俞、血海、太冲，功能祛风通络，散寒除湿，主治行痹。

（17）中极、归来、膈俞、太冲、血海，功能行气化瘀，通络止痛，可治产后瘀血腹痛。

（18）足三里、关元、气海、三阴交、脾俞、膈俞，功能调经和血，治疗血虚经迟。

（19）肝俞、脾俞、肾俞、膈俞、关元、足三里、三阴交，功能疏肝理气，养血补血，主治血枯经闭。

【现代研究】 膈俞为八会穴中血会，临床常用于治疗各种血证。有实验表明，对实验性家兔人工放血造成贫血状态，针刺膈俞、膏肓后，可加速红细胞和血红蛋白数量的恢复。对实验性家兔急性缺血性心肌损伤，可加速其恢复的过程。有人在冠心病人膈俞、肺俞分别注射川芎嗪，观察对血流变的影响，结果提示：膈俞穴组优于肺俞穴组。并有人认为，膈俞穴是治疗冠心病、心绞痛等的重要配穴之一，且对各种出血性疾患如吐血、咯血、崩漏等均有效。临床有报道针膈俞穴为主，治疗贫血及血小板减少性紫癜有效。针刺膈俞穴有降压作用，对Ⅰ、Ⅱ期高血压降压作用较好，有人以膈俞穴埋针观察其降压作用，发现最快者10秒种后即产生降压效果。对血糖也有调节作用，当血糖偏高时，针刺膈俞等穴，可使血糖下降，而对血糖偏低者，又可使之上升。有报道针膈俞穴对非胰岛素依赖型糖尿病临床疗效较好。针刺膈俞穴对肺功能有调整作用，当一侧呼吸功能障碍（例如一侧膈肌痉挛、渗出性胸膜炎，或肺叶切除等），造成两侧呼吸不平衡时,针刺膈俞穴,可使患侧呼吸受限的呼吸功能增强,健侧因代偿增强的呼吸功能降低,两侧不平衡的呼吸功能运动因而达到平衡。有人用膈俞穴为主治疗荨麻疹、银屑病等取得较好疗效,治疗各种呃逆,疗效明显,总有效率达97%。有人用此穴治疗血管性头痛137例,痊愈79例,显效35例,有效20例,无效3例,总有效率达98%。治疗血栓闭塞性脉管炎13例,有效率达100%。

【古代文摘】

（1）位置

《灵枢·背腧》:在七焦之间……夹脊相去三寸所。

《针灸甲乙经》:在第七椎两旁各一寸五分。

《类经图翼》:在七椎下,去脊中二寸。

（2）主治:

《针灸甲乙经》:凄凄振寒,数伸欠;背痛恶寒,脊强俯仰难,食不下,呕吐多涎;大风汗出。

《针灸大成》:心痛,周痹,吐食翻胃,骨蒸,四肢怠惰嗜卧,痃癖,咳逆,呕吐,膈胃寒痰,食欲不下,热病汗不出,身重常不能食,食则心痛,身痛肿胀,胁腹满,自汗盗汗。

《类经图翼》:此血会也,诸血病者,皆宜灸之,如吐血衄,虚损昏晕,血热妄行,心肺二经呕血,脏毒便血不止。

《医宗金鉴》:胸胁疼痛,兼灸痰疟痃癖,更治一切失血症。

（3）配伍

《针灸甲乙经》癫疾多言:膈俞、偏历。阆疾:膈俞、肝俞。

《备急千金要方》寒热，皮肉骨痛，少气不得卧，支满：膈俞、中府。

《针灸资生经》痰症：膈俞、命门、太溪。

《针灸大成》留饮：膈俞、通谷。

肝俞 Ganshu（BL18）

【出处】　《灵枢·背腧》。

【别名】　肝念（《灸法残卷图》）。

【释义】　肝，指肝脏。本穴内应肝，为肝脏之气转输之处，是治疗肝脏疾患的重要腧穴，故名肝俞。

【类属】　背俞穴之一，为肝之背俞穴（《灵枢·背腧》）。

【位置】　在背部，第9胸椎棘突下，督脉旁开1.5寸处（图18）。

【取法】　俯伏位，于第9胸椎棘突下，背正中线旁开1.5寸处取穴。

【局解】

（1）组织层：皮肤→皮下组织→斜方肌→背阔肌→下后锯肌→竖脊肌。

（2）神经、血管：浅层布有第9、10胸神经后支的皮支及伴行的动、静脉；深层有第9、10胸神经后支的肌支和相应的肋间动、静脉的分支。

【操作】　斜刺0.5~0.8寸，局部酸胀，有时可沿胸肋向上腹部、肝区放散;可灸。

【功效】

(1)平补平泻法:疏通经脉,调和气血。

(2)补法:滋阴补血,养肝益目。

(3)泻法:平肝理气,泄火解郁。

【主治】

(1)烦躁易怒、胁肋疼痛、乳房胀痛、少腹疼痛、疝气。

按:肝脉"环阴器,抵小腹,挟胃,属肝络胆,上贯膈,布胁肋"。肝主疏泄,性喜条达,情志所伤,肝气郁结,经气不利,则烦躁易怒,胁肋、乳房、少腹胀闷疼痛。气郁日久生痰,痰气交阻,循经下行而为疝。肝俞为肝之背俞,有疏肝理气之功,故可治上述诸证。

(2)胃脘胀疼、纳呆、腹痛、泄泻、黄疸。

按:肝主疏泄,肝郁气滞,横逆犯胃,则胃脘胀痛;肝脾不调,脾失健运,纳食不化,升降失司,则腹痛、腹胀、泄泻;肝与胆相表里,肝失疏泄胆气失和,胆汁外溢,则为黄疸。肝俞位于背部,内应肝脏,穴下为脾、胃、胆,功能理气和中,平肝降逆,因此可治肝胆脾胃相关之证。

(3)头痛、眩晕、面红目赤。

按:肝脉"连目系,上出额,与督脉会于巅"。情志不遂,肝郁化火,火性上炎,循经上攻头目,故见头痛、眩晕、面红目赤。取本穴泄火解郁,则上述症状可除。

(4)目视不明、夜盲、青盲、目翳、迎风流泪。

按:目为肝窍,肝血不足,目失所养则视物不明,或成夜

244

盲;气血虚弱,精不养目,可见青盲;年老体衰,肝肾亏损,则生目翳;阴血不足,则目泪长流。"肝和则目能辨五色矣",本穴可滋阴补血,养肝明目,故可治上述眼疾。

(5)中风、痿证

按:肝肾阴虚,肝阳上亢,阳化风动,肝风挟痰上蒙清窍,窍闭神愦,神不导气,而发中风。肝藏血主筋,为罢极之本,肾藏精主骨,为作强之官,精血充盛则筋骨坚强,肝肾亏虚,精血不能濡养筋骨经脉,日久则筋肉痿废不用。取本穴可滋阴补血,平肝潜阳,舒筋健骨,故可治中风、痿证。

(6)癫、狂、痫证。

按:恼怒惊恐,损伤肝肾,肝肾阴虚,水不济火,心火独亢,神明逆乱,而发癫、狂。阴不敛阳,阳化风动,生火生痰,蒙闭心窍,阴阳失调,而发痫证。肝俞为肝之背俞,补之可滋阴血、益肝肾,引火归源而治其本,泻之可泄火解郁,疏肝理气而治其标,因此可治癫、狂、痫证。

(7)脊背强直、挛急、疼痛。

按:肝主筋,肝风内动可致筋脉挛急,脊背强直;太阳主一身之表,挟脊抵腰,风袭太阳可致腰背疼痛。本穴可疏通经脉,调和气血,因此可兼治上述诸证。

【配伍应用】

(1)肝俞、太冲、侠溪、内关、期门,功能疏肝解郁,理气止痛,主治肝气郁结之胁肋疼痛。

(2)胆俞、肝俞、阳陵泉、丘墟,功能清泄肝胆,治肝胆郁热之黄疸。

（3）胃俞、肝俞、膈俞、公孙，功能疏肝理气，和胃降逆，治肝气犯胃之胃痛。

（4）肝俞、章门、上脘、气海、大敦，功能疏肝解郁，行气消积，治肝郁气滞之积聚。

（5）风池、侠溪、肝俞、太冲、太溪、肾俞，功能育阴潜阳，治肝阳上亢之眩晕。

（6）心俞、脾俞、肝俞、神门、大陵、三阴交，功能健脾养心，安神定志，主治心脾两虚之癫狂。

（7）神门、肾俞、肝俞、太冲、后溪，功能滋补肝肾，潜阳定痫，治肝肾阴虚之痫证。

（8）肝俞、脾俞、风府、后溪、命门，功能培补元气，养血柔筋，治气虚血少之痉证。

（9）脾俞、肾俞、肝俞、关元、足三里、三阴交，功能补气养血，理气调经，治血枯经闭。

（10）肾俞、肝俞、足三里、关元、照海，功能滋补肝肾，治肝肾亏虚之痛经。

（11）睛明、肝俞、足临泣、合谷，功能养肝明目退翳，治疗目翳。

（12）肝俞、肾俞、睛明、风池、外关、合谷，功能补益肝肾，疏风通络，治疗流泪症。

（13）肝俞、行间、复溜，功能滋肾清肝，治肾虚肝热之青盲。

（14）肾俞、肝俞、脾俞、足三里、四缝，功能补肝健脾，治肝虚雀目。

（15）曲池、肝俞，功能活血解毒，疏风清热，治疗带状疱疹。

【现代研究】 本穴为临床常用穴。有报道用肝俞放血治疗甲型、乙型肝炎后，肝区胀闷、疼痛症状明显缓解，转氨酶下降，还可使肝血流量明显减少。肝俞对消化道功能有一定影响，可调节胃液和胃酸的分泌，使肠功能紊乱者趋向正常化，对胃、十二指肠溃疡有较好的治疗效果。有报道，针刺肝俞穴，可使血小板减少性紫癜和脾性全血细胞减少的病人症状得到改善，还有人发现，针刺肝俞穴，可使高脂血症病人的胆固醇下降，而对正常肌体的胆固醇含量影响不大。针刺肝俞对血糖有双向调节作用，便耐糖曲线高者下降，低者上升。有人针刺肝俞治疗麦粒肿 15 例，全部治愈。现代常用本穴治疗消化系统疾患，如肝胆病、胃溃疡等。也用于治疗糖尿病、各种眼病等。

【古代文摘】

（1）位置

《针灸甲乙经》：在第九椎下两旁，各一寸五分。

《类经图翼》：在九椎下，去脊中二寸。

（2）主治

《针灸甲乙经》：痉，筋痛急互引；咳而胁满急不得息，不得反侧，眩，惊狂，少腹满，目䀮䀮生白翳，咳引胸痛，筋寒热，唾血，短气，鼻酸。

《针灸大成》：多怒，黄疸，热病后目暗泪出，口干，寒疝，身体反折，眉棱痛。

《玉龙歌》:肝家血少目昏花。

(3)配伍

《针灸甲乙经》肝胀者(胁下满而痛引少腹):肝俞、太冲。

《备急千金要方》少腹满:肝俞、胞肓。两胁急痛:肝俞、脾俞、志室。

《针灸大成》目生翳:肝俞、命门、瞳子髎、合谷、商阳。青盲无所见:肝俞、商阳(左取右,右取左)。

《百症赋》胬肉攀睛:少泽、肝俞。

胆俞 Donshu(BL19)

【出处】 《素问·奇病论》。

【释名】 胆,指胆腑。本穴内应胆,为胆气转输之处,是治疗胆疾的重要腧穴,故名胆俞。

【类属】 背俞穴之一,为胆之背俞穴(《脉经》)。

【位置】 在背部,第10胸椎棘突下,督脉旁开1.5寸处(图18)。

【取法】 俯卧或俯伏位,于第10胸椎棘突下,背正中线旁开1.5寸处取穴。

【局解】

(1)组织层:皮肤→皮下组织→斜方肌→背阔肌→下后锯肌→竖脊肌。

(2)神经、血管:浅层布有第10、11胸神经后支的皮支及伴行的动、静脉;深层布有第10、1胸神经后支的肌支和相应的肋间后动、静脉的分支。

【操作】 斜刺0.5～0.8寸,局部酸胀,有时可沿胸肋向上腹部、肝胆区放散;可灸。

【功效】

(1)平补平泻法:疏通经脉,调肝利胆。

(2)补法:养阴补虚。

(3)泻法:清热化湿,利胆止痛。

【主治】

(1)胁肋疼痛、腋下肿。

按:足少阳脉"其支者,……贯膈,络肝属胆,循胁里,出气街"。《素问·缪刺论》:"邪客于足少阳之络,令人胁痛不得息。"外邪内侵,或饮食失调,湿热郁于肝胆,使肝胆失于疏泄,则胁肋疼痛。气郁日久,血流不畅,瘀血阻于腋下,则腋下肿痛。胆俞穴为胆腑气机输注之处,有清热化湿、利胆止痛之功,故可治胁肋疼痛及腋下肿痛。

(2)黄疸、口苦咽干、呕吐、纳呆、胃脘及肚腹胀痛。

按:情志不畅,肝失疏泄,或中焦湿热熏蒸肝胆,胆汁排泄不畅,外溢肌肤,可见黄疸;胆汁上逆,则口苦咽干;肝胆失和,胃气上逆,脾失健运,则恶心呕吐、纳呆、脘腹胀痛。胆俞位于肝俞之下、脾俞之上,有疏肝利胆,清热化湿之功,故可治上述诸证。

(3)头痛、汗不出、振寒。

按:足少阳脉,起于目锐眦,上抵头角。肝胆失于疏泄,郁而化火,胆火循经上头,而致偏头痛。少阳为半表半里,邪入少阳,正邪相争,正不胜邪则振寒、无汗。取胆俞疏肝利胆,清热化湿,因此可治头痛、振寒无汗。

(4)夜盲症。

按:肝胆互为表里,目为肝窍,肝血不足,可致夜盲,补本穴可养阴补血,故可治夜盲。

【配伍应用】

(1)胆俞、大椎、至阳、后溪、申脉、内关、公孙、足三里、中脘,功能疏肝利胆,清热化湿,主治阳黄。

(2)胆俞、胃俞、脾俞、天枢、足三里、气海、三阴交、中脘,功能健脾温中,补养气血,主治阴黄。

(3)太冲、支沟、日月、胆俞、阴陵泉、阳陵泉,功能疏肝理气,利胆止痛,治肝郁气滞之胁痛。

(4)胆俞、日月、阳陵泉、太冲,功能疏肝理气,利胆排石,治疗胆石症。

(5)胆俞、中脘、足三里、太冲、阳陵泉,功能疏肝利胆,解痉止痛,治胆道蛔虫或胆囊炎引起的胆绞痛。

(6)心俞、胆俞、丘墟、神门、内关、三阴交,功能益气镇惊,安神定志,治心胆气虚之心烦不寐。

(7)心俞、肾俞、胆俞、支沟、三阴交,功能补心壮胆,益肾定神,治惊恐伤肾之阳痿。

(8)肝俞、胆俞、支沟、太冲、阳陵泉、内关,功能疏肝解郁,治疗肝气郁结之郁证。

【现代研究】 本穴为临床治疗肝胆疾患的常用穴。有人做动物实验证明,电针家兔胆俞、肝俞穴,可使胆汁中

250

胆汁酸含量增高,结果改变其与胆固醇的比例,可以防止因胆固醇相对或绝对增高而析出结晶,形成结石。另外,还可使总胆红素和葡萄糖含量减少,这样就降低了胆汁的黏度,防止结石的形成。有人在临床上用胆俞穴配日月、阳陵泉、太冲治疗胆石症216例,有效率达100%,排石率达99%,并要求针胆俞时,针感以放射至肝区为佳。针刺本穴对胆囊的影响也很明显,有人观察针刺胆俞穴后,胆囊在X光片上阴影缩小,胆囊收缩,而使奥狄氏括约肌舒张,从而有利于排出胆汁,消除炎症。有作者通过实验证明,针刺胆俞可提高免疫功能,使巨噬细胞吞噬功能增强。有报道,按压胆俞穴可缓解胆绞痛。同时,按压胆俞穴可以对胆道疾病进行诊断,诊断阳性符合率达93.37%。也有人用胆俞穴刺络拔罐治疗胆绞痛、胆囊炎等,均在3次内显效。本穴对慢性无黄疸性肝炎,无论甲肝、乙肝均有一定疗效,是治疗肝炎的常用穴之一。针刺胆俞穴对胃肠功能也有影响,对肠功能障碍者,可使功能正常化,对胃、十二指肠溃疡的胃液有调整作用,使总酸度及游离酸多趋向正常化。

【古代文摘】

位置

《针灸甲乙经》:在第十椎下两旁,各一寸五分。

《类经图翼》:在十椎下,去脊中二寸。

(2)主治

《针灸甲乙经》:胸满呕无所出,口苦舌干,饮食不下。

《针灸大成》:头痛,振寒汗不出,腋下肿胀,口苦舌干,咽痛干呕吐,骨蒸劳热,食不下,目黄。

《医宗金鉴》:两胁胀满干呕,惊悸,睡卧不安及酒疸目睛发黄,面发赤斑。

(3)配伍

《素问·奇病论》数谋虑不决,胆虚气上溢而口为之苦:胆募俞。

《备急千金要方》口舌干,食欲不下:胆俞、商阳、小肠俞。肋痛不得卧,胸满呕无所出:胆俞、章门。

脾俞 Pishu(BL20)

【出处】 《灵枢·背腧》。

【释名】 脾,指脾脏。本穴为脾气转输之处,是治疗脾脏疾患的重要腧穴,故名脾俞。

【类属】 背俞穴之一,为脾之背俞穴(《灵枢·背腧》)。

【位置】 在背部,第11胸椎棘突下,督脉旁开1.5寸处(图18)。

【取法】 俯伏或俯卧位,于第11胸椎棘突下,背正中线旁开1.5寸处取穴。

【局解】

(1)组织层:皮肤→皮下组织→斜方肌→背阔肌→下后锯肌→竖脊肌。

(2)神经、血管:浅层布有第10、11胸神经后支的皮支及伴行的动、静脉;深层有第10、11胸神经后支的肌支和相应的肋间下动、静脉的分支。

【操作】 斜刺 0.5～0.8 寸,局部酸胀,有时可向四周扩散,若向脊柱方向刺入 1.5～2 寸,针感可走向腹部;可灸。

【功效】

(1)平补平泻法:疏通经脉,调和营卫。

(2)补法:温阳健脾,利湿止泻。

(3)泻法:化痰除湿,驱邪散滞。

【主治】

(1)胃痛、腹痛、腹胀、呕吐、泄泻、痢疾、多食身瘦或不思饮食、脱肛。

按:脾胃虚弱,阳虚寒盛,中焦失煦,则胃痛、腹痛、腹胀;脾胃虚弱,运化失常,食积不化,清浊相混,逆于上则呕吐,下走大肠,则泄泻、痢疾;脾胃健运失职,气血生化不足,故多食身瘦,或不思饮食;脾虚气陷,升提无力,则见脱肛。脾俞为脾气转输之处,补而加灸可益脾气,运脾阳,使清升浊降,故可治脾胃虚弱,中阳不足诸证。

(2)噎膈、癥瘕积聚、黄疸、鼓胀。

按:忧思伤脾,脾伤气结,津液不布,遂聚而为痰,痰气交阻于食道,则渐成噎膈;痰浊与气血搏结,日久则成癥积聚;湿痰瘀血,阻滞肝胆,胆汁不循常道,溢于肌肤,则成黄疸;黄疸、积聚等病,迁延日久,可致鼓胀。脾俞可补脾气,温脾阳,利湿浊,因此可治噎膈、黄疸、癥瘕积聚、鼓胀等。

(3)咳嗽痰多、胸胁满痛。

按:脾失健运,聚湿成痰,上渍于肺,肺失宣降,则咳嗽痰多;饮停胸胁,气机不畅,则胸胁支满。脾俞可健脾利湿,以杜生痰之源,故可治痰湿犯肺之咳嗽、胸满。

(4)水肿、怠惰嗜卧。

按:脾主肌肉,脾虚湿盛,湿困脾阳,则身重酸楚,怠惰嗜卧;脾不胜湿,水湿泛滥,则见水肿。本穴补而加灸,可温脾阳,化水湿,故可治上述脾虚湿盛病证。

(5)肩背痛、腰脊强。

按:外感寒湿,侵犯太阳经脉,可见肩背痛、腰脊强,脾俞为太阳经腧穴,位于背部,可疏经通络,且经脉所过,主治所及,故可治上述诸证。

【配伍应用】

(1)胃俞、脾俞、中脘、内关、足三里,功能温中健脾,和胃降逆,治脾胃虚寒之呕吐、吞酸、胃痛。

(2)脾俞、公孙、中脘,功能健脾和中,降逆止呃,治脾胃虚寒之呃逆。

(3)中脘、天枢、气海、足三里、脾俞,功能温阳益气,散寒止痛,治虚寒腹痛。

(4)脾俞、中脘、足三里、关元俞,功能健脾止泻,治脾虚泄泻。

(5)天枢、上巨虚、合谷、脾俞、肾俞、照海,功能补脾益肾,调肠止痢,治休息痢。

(6)大肠俞、足三里、天枢、脾俞、胃俞、关元,功能补气养血通便,治气血不足之便秘。

254

（7）脾俞、胃俞、中脘、足三里、三阴交、天枢，功能温中化湿，治寒湿阻遏之阴黄。

（8）胃俞、脾俞、肾俞、关元、复溜，功能温补脾肾，治气虚阳微之噎膈。

（9）肝俞、膈俞、脾俞、胃俞、太冲，功能调理脾胃，通瘀行气，治气结血瘀之癥瘕积聚。

（10）脾俞、肾俞、三焦俞、关元、三阴交、足三里，功能温补脾肾，化气行水，治脾肾阳虚之水肿、鼓胀。

（11）肾俞、膀胱俞、脾俞、关元、三阴交，功能健脾利湿，益肾固涩，治脾肾亏虚之劳淋。

（12）中极、三阴交、脾俞、膀胱俞、小肠俞，功能清热利湿以固精，治湿热下注之遗精。

（13）百会、脾俞、足三里、气海、三阴交，功能益气升阳，治清气不足之眩晕。

（14）足三里、通里、脾俞、膈俞，功能养血定悸，治血虚心悸。

（15）心俞、脾俞、足三里、三阴交、神门，功能补益心脾，治心脾两虚之健忘。

（16）肾俞、脾俞、肝俞、膈俞、关元、三阴交，功能补气养血，疏肝理气，治血枯经闭。

（17）脾俞、关元、三阴交、气海、足三里，功能补气摄血，治气虚崩漏。

（18）脾俞、膻中、乳根、足三里，功能益气补血通乳，治气虚血少乳汁不足。

（19）足三里、四缝、脾俞、胃俞、太白，功能健脾消积，治小儿疳积。

（20）脾俞、肺俞、列缺、气海、足三里，功能益气健脾、固摄小便，治脾肺气虚之小儿遗尿。

【现代研究】　本穴为治疗脾胃虚弱，气血亏虚，中阳不振，水湿停留之证的常用穴。有人用炭末混悬液在小肠内推进的距离占小肠的百分数作为胃肠推进运动的指标，观察电针大鼠脾俞穴对这一推进运动的影响，结果发现对这种推进运动有双向调整作用，可能与外周胆碱能 M 受体的作用有关，对用脾俞穴即能治泄泻又能治便秘，提供实验依据。有实验证明，针刺脾俞对胃功能的调整作用是非常显著的，比针刺足三里等远端腧穴对胃的调整作用明显，提示脾俞是有相对特异性的。对胃分泌功能也有影响，可使胃、十二指肠溃疡的总酸度及游离酸趋向正常化。用重手法刺激巴氏小胃、海氏小胃狗的脾俞穴，对肉粉或组织胺引起的胃液分泌有抑制作用。有人以脾俞、内关、足三里、心俞四穴做针麻手术，进行狗胃大部切除术，观察麻醉止痛效果，93 例中，Ⅰ级率达 51％，Ⅱ级率达 29％，Ⅲ级率达 17％。有人观察了 70 例胃病（胃溃疡、胃炎、胃窦炎）患者，针刺脾俞、胃俞，近期止痛总有效率达 93.84％。有人用穴位埋线治疗消化性溃疡 245 例，取脾俞透胃俞、上脘透下脘、足三里，普鲁卡因局麻后，用大号羊肠线依上述穴位埋置皮下。结果痊愈 121 例，占 49.39％，好转 124 例，占 50.60％，总有效率达 100％。有实验报道，针刺狗脾俞穴，可使血中胆固醇下降,临床观察,对高胆固醇病人,其下降较明显,而对正常肌体,则影响不大。针刺脾俞穴,还可使血小板减少性紫癜病人和脾性全血细胞减少病人,症状好转,血小板数升高。有人针刺脾俞、膈俞、足三里治疗糖尿病,对非胰岛素依赖性者血糖下降较明显,对胰岛素依赖性者效果较差。本穴现代还常用于治疗肠炎、痢疾、贫血、浮肿、肾下垂、子宫脱垂、胃下垂、胃痉挛等。

【古代文摘】

(1)位置

《灵枢·背腧》:在第十一焦之间……夹脊相去三寸所。

《脉经》:在背第十一椎。

《针灸甲乙经》:在第十一椎两旁,各一寸五分。

《类经图翼》:在十一椎下两旁各二寸。

(2)主治

《针灸甲乙经》:咳而呕,膈寒食不下,少气不得卧,胸满支两胁,腹中痛积聚,默然嗜卧,怠惰不欲动,身常湿湿,心痛无可摇者;大肠转气,按之如覆杯,热引胃痛,脾气寒四肢,不嗜食;黄疸善欠,胁下满欲吐。

《针灸大成》:腹胀,引胸背痛,多食身瘦,疸癖积聚,胁下满,泄痢,痎疟寒热,水肿气胀引脊痛,黄疸,善欠,不嗜食。

《医宗金鉴》:内伤脾胃,吐泻疟痢,吐血喘急,小儿慢脾风证。

（3）配伍

《备急千金要方》腹中气胀引脊痛：脾俞、大肠俞。虚劳尿白浊：灸脾俞一百壮，又灸三焦俞百壮、肾俞百壮、章门百壮。

《针灸大成》食多身瘦：脾俞、胃俞。

《百症赋》脾虚谷以不消：脾俞、膀胱俞。心下之悲凄：听宫、脾俞。

胃俞 Weishu(BL21)

【出处】 《针灸甲乙经》。

【释名】 胃，指胃腑。本穴为胃气转输之处，是治疗胃病的重要腧穴，故名胃俞。

【类属】 背俞穴之一，为胃之背俞穴（《脉经》）。

【位置】 在背部，第12胸椎棘突下，督脉旁开1.5寸处（18图）。

【取法】 俯伏或俯卧位，于第12胸椎棘突下，背正中线旁开1.5寸处取穴。

【局解】

（1）组织层：皮肤→皮下组织→背阔肌筋膜→背阔肌→下后锯肌→竖脊肌。

（2）神经、血管：浅层布有第12胸神经和第1腰神经后支的皮支和伴行的动、静脉；深层有第12胸神经和第1腰神经后支的肌支和相应的动、静脉的分支。

【操作】 斜刺0.5~0.8寸，局部酸胀，有时可沿胸肋放射到腹部;可灸。

【功效】

(1)平补平泻法:疏通经脉,调和气血。

(2)补法:补益胃气,和胃健脾。

(3)泻法:理中降逆,消积导滞。

【主治】

(1)胃寒冷痛、呕吐清水、不思饮食。

按:过食生冷或腹部受凉,寒凝胃腑,络脉收引,气机不畅,故胃寒冷痛;胃寒水液不化,水饮上逆则吐清水;伤及脾阳,运化失职,故不思食。本穴为胃之背俞穴,针灸本穴可温胃散寒,理中降逆,故治上述脾胃虚寒诸证。

(2)胃脘胀痛、嘈杂吞酸、嗳腐呕吐、腹胀、泄泻、痢疾、小儿疳积、小儿吐乳、噎膈。

按:食滞胃脘,气机郁滞,故胃脘胀痛;胃失和降,浊腐之气上逆,故嘈杂吞酸,嗳腐呕吐;浊气不降,清气不升,清浊不分,停聚胃肠则腹胀,下走大肠则泄泻;饮食不洁,损伤肠胃,则痢疾;乳食无度,喂养不当,脾胃运化失常,积滞不化,可致小儿疳积、吐乳;酒食厚味,酿痰阻气,阻塞咽管而成噎膈。本穴可理中降逆,消积导滞,故可治上述伤食诸证。

(3)多食赢瘦、口臭、便秘、消渴。

按:情志不遂,气郁化火,或恣食辛辣,热积胃中,则见消谷善肌,多食赢瘦;胃火上熏则口臭;热盛津伤,大肠失润,则大便秘结;积热内蕴,化燥伤阴,酿为消渴(中消)。

本穴功能益胃和中,消积导滞,故可治疗积热伤中之证。

(4)虚劳、咳嗽。

按:"五脏六腑皆令人咳,非独肺也",脾失健运,酿湿成痰,上渍于肺,肺失宣降,则咳嗽;饥饱不调,损伤脾胃,不能生化气血,日久则成虚劳。本穴可补益胃气,和中健脾,因此可治虚劳、咳嗽。

(5)水肿、鼓胀、积聚。

按:脾失健运,水湿停留,泛滥肌肤,而成水肿;湿聚成痰,痰气交阻,久成积聚;清阳不升,浊阴不降,清浊相混,停蓄体内,遂成鼓胀。本穴可健脾和胃,消积导滞,故可治水肿、积聚、鼓胀。

(6)痿证。

按:脾胃虚弱,气血津液生化不足,肌肉筋脉失养,渐而成痿。补本穴可补益胃气,健脾生血,故可治疗痿证。

(7)背肌挛急、背痛。

按:风邪侵袭太阳,经气不利,则脊背疼痛,背肌挛急。本穴位于背部,类属足太阳经脉,取之可疏通太阳经气,调和气血,故可治脊背疼痛、背肌挛急。

【配伍应用】

(1)胃俞、脾俞、中脘、足三里,针后加灸,功能温中健脾,治脾胃虚寒胃痛。

(2)公孙、天枢、大肠俞、胃俞、中脘、足三里,功能消食导滞,治饮食不化之泄泻。

(3)中脘、胃俞、公孙、大肠俞、足三里,功能消食导滞,治饮食不化之泄泻。

（4）脾俞、胃俞、天枢、上巨虚、足三里、三阴交、关元,功能补气养血,治疗虚秘。

（5）胃俞、脾俞、内庭、阴陵泉、曲池、足三里、内关,功能清热调中,滋阴润燥,主治中消。

（6）脾俞、肾俞、胃俞、足三里、关元、三阴交、阴陵泉,功能健脾益肾,助气化湿,治疗虚性肥胖。

（7）脾俞、中极、胃俞、中脘、天枢、公孙,功能温脾化饮,治脾胃阳虚之痰饮。

（8）脾俞、胃俞、中脘、肾俞、关元、公孙、三阴交,功能健脾利胆,温化寒湿,主治阴黄。

（9）脾俞、肝俞、膈俞、胃俞、太冲,功能调理脾胃,通瘀行气,治气结血瘀之积聚。

（10）胃俞、脾俞、肾俞、关元、复溜,功能温补脾肾,治气虚阳微之噎膈。

（11）足三里、中脘、胃俞、百会、太阳、丰隆,功能化痰清热,和中安神,治痰热内扰之不寐。

（12）足三里、丰隆、胃俞、脾俞、章门、中脘,功能健脾益气,和胃化痰,治脾胃虚弱之痫证。

（13）胃俞、中脘、足三里、脾俞、三阴交,功能健脾益气,主治脾气虚之虚劳。

（14）足三里、四缝、胃俞、脾俞,功能健脾益胃,消食导滞,治小儿疳积。

（15）胃俞、脾俞、合谷、三阴交,功能补益气血,治脾胃虚弱所致乳汁缺乏。

【现代研究】 本穴为临床治疗胃病的常用穴。胃俞穴对胃肠蠕动有较好的调整作用,当胃蠕动减弱时,针刺胃俞可使蠕动增强。有人观察不同穴位对胃电图的影响,通过不同组穴对27例胃、十二指肠球部溃疡病人胃电幅值的抑制效应,提示胃俞穴最为明显。有人报道用重手法针刺巴氏小胃、海氏小胃狗的胃俞等穴,对肉粉或组织胺引起的胃液分泌有抑制作用。针刺胃俞穴对内脏镇痛的作用较好,有人报道,电针胃俞等穴后,能促进外周单胺类物质释放,这些物质进入中枢而在镇痛中起作用。有动物实验表明,使动物在氯醛糖麻醉下,在大脑皮质距状沟前缘及丘脑腹后外侧核或丘脑下部后部,记录电刺激内脏大神经中枢端引起的诱发电位,通过电针并选择对胃部疾患有效穴进行针刺,结果胃俞穴皮质诱发电位抑制最好,具有一定的特异性。有人用胃俞穴点刺放血治疗胃痉挛,均1～2次痊愈。胃俞穴对心肌缺血的治疗也有较好的疗效。有实验证明,对家兔造成急性缺血性心肌损伤,针刺胃俞穴,可使心肌损伤有所恢复,心电图也显著好转。现代常用来治疗消化系统疾患,如胃炎、胃十二指肠球溃疡、肠炎以及心肌缺血、肝病等。

【古代文摘】

(1)位置

《针灸甲乙经》:在第十二椎下两旁,各一寸五分。

《类经图翼》:在十二椎下,去脊中二寸。

262

（2）主治

《针灸甲乙经》：胃中寒胀，食多身体羸瘦，腹中满而鸣，腹䐜风厥，胸胁支满，呕吐，脊急痛筋挛，食不下。

《针灸大成》：霍乱，胃寒，腹胀而鸣，翻胃呕吐，小儿羸瘦，不生肌肤。

《医宗金鉴》：黄疸，食毕头眩，疟疾，善饥不能食。

（3）配伍

《备急千金要方》呕吐，胃中寒胀，多食身羸瘦：胃俞、肾俞。

《针灸资生经》腹不嗜食：胃俞、脾俞。

《针灸大成》恶心因痰、热、虚：灸胃俞、幽门、商丘、中府、石门、膈俞、阳关。

《百症赋》胃冷食而难化：魂门、胃俞。

肾俞 Shenshu(BL23)

【出处】 《灵枢·背腧》。

【别名】 少阴俞（《素问·通评虚实论》）、肾念（《灸法残卷图》）。

【释名】 肾，指肾脏。本穴为肾脏之气输注之处，为治疗肾脏疾患的重要腧穴，故名肾俞。

【类属】 背俞穴之一，为肾之背俞穴（《灵枢·背腧》）。

【位置】 在背部，第2腰椎棘突下，督脉旁开1.5寸处（图18）。

【**取法**】 俯卧位,先取与脐孔基本相对的命门穴,再于命门穴旁开1.5寸处取穴。

【**局解**】

(1)组织层:皮肤→皮下组织→背阔肌筋膜→背阔肌→竖脊肌→腰方肌→腰大肌。

(2)神经、血管:浅层布有第2、3腰神经后支的皮支和伴行的动、静脉;深层有第2、3腰神经后支的肌支和相应的腰动、静脉背侧支的分支。

【**操作**】 直刺0.8~1寸,局部酸胀,向脊柱斜刺有时针感可达小腹,深刺可放射至下肢;可灸。

【**功效**】

(1)平补平泻法:疏通经脉,调和气血。

(2)补法:益肾纳气,填精补髓,强腰健脊,聪耳明目。

(3)泻法:舒筋活络,祛湿散邪。

【**主治**】

(1)头晕目眩、耳聋耳鸣。

按:肾精不足,髓海空虚,故头晕目眩,耳聋耳鸣。肾俞为肾脏经气在背部输注之处,可填精补髓,聪耳明目,故治肾精不足之头晕目眩,耳聋耳鸣。

(2)目昏、夜盲、失音。

按:肾藏精,精之窠为瞳子,足少阴脉循喉咙,挟舌本。肾精不足,精不养目,故目昏、夜盲;精亏水虚,不能润喉,故失音。本穴可益肾气,填精髓,故可治上述诸证。

(3)尿频、遗尿、尿血、小便不利、癃闭、水肿。

按:肾者主水,肾气不足,膀胱不约,故尿频、遗尿,甚或尿血;膀胱不利,故小便不利,甚则癃闭、水肿。本穴可温补肾阳,化气行水,因此可治上述诸证。

(4)阳痿、遗精、阴中痛、带下、痛经、月经不调、不育、不孕。

按:肾气亏虚,精关不固,故男子遗精,女子带下;命门火衰,精清液少,宗筋失煦,则男子阳痿不育,女子不孕;肾气不足,胞脉失养,则月经不调、痛经;肾阳不足,阴寒凝结,故阴中痛。本穴可益肾填精,强壮元阳,故可治肾气亏虚、肾阳不足之证。

(5)咳嗽少气、动则喘甚。

按:肺肾气虚,气失摄纳,故咳嗽少气,动则喘甚。本穴可补肾纳气,故治咳喘少气之证。

(6)胃痛、腹胀、肠鸣、洞泄、食不下。

按:肾阳不足,不能温煦脾阳,脾肾阳虚,则可见脘腹冷痛、肠鸣、洞泄完谷、纳呆等;土不制水,反受其侮,故腹胀如鼓。取本穴用补法,可温肾壮阳,化气行水,故可治上述诸证。

(7)癫证。

按:肾阴不足,水不济火,心阳独亢,神明被扰而发癫证。补本穴,可益肾填精,引火归元,故治心肾不交之癫证。

(8)消渴。

按:消渴证,多为肺胃肾三脏阴虚燥热所致,下消多属肾阴亏虚,取本穴补肾益阴,故可治疗下消证。

（9）疟疾、黄疸。

按：疟疾日久，正气大伤；黄疸，脾胃虚弱，湿浊不化，取肾俞可补肾益阳，温化水湿，抗邪外出故可治久疟、阴黄诸证。

（10）乳少。

按：精亏血少，乳汁生化不足，则乳汁量少，补本穴可填精化血，故治乳汁不足。

（11）腰膝酸痛、下肢不遂、脚踝拘急、腰中寒、腰背痛、骶部疼痛。

按：肾精亏虚，筋骨失养，外腑失荣所致腰痛、下肢不遂、筋脉痿软等，可取本穴强腰壮肾、填精补髓。肾阳不足，腰脊、筋骨失于温养，则腰中寒、脊背冷痛、脚踝拘急。本穴可壮肾阳，强腰脊，舒筋活络，故可治上述腰腿、下肢诸证。

【配伍应用】

（1）肾俞、委中、次髎、大肠俞，功能补益肾精，通络止痛，治肾虚劳损之腰痛。

（2）关元、肾俞，功能温经散寒，祛风除湿，治痛痹。

（3）肾俞、太溪、志室、关元、三阴交，功能补肾涩精，治肾虚不固之遗精。

（4）关元、肾俞、志室、三阴交，功能温肾壮阳，治命门火衰之阳痿。

（5）肾俞、关元、气海、脾俞、阴陵泉、足三里、复溜，功能健脾温肾，助阳利水，主治阴水。

（6）膀胱俞、肾俞、脾俞、命门、关元、三阴交，功能健脾利湿,益肾固涩,治脾肾亏虚之淋证。

(7)关元、中极、肾俞、三阴交,功能温补肾阳,固摄下元,治下元虚寒之遗尿。

(8)肾俞、太溪、太冲、肝俞、三阴交、复溜,功能补肾益阴,治下消。

(9)肾俞、气穴、然谷,功能补肾益气,调理冲任,治肾虚不孕。

(10)风池、肝俞、肾俞、侠溪、太溪,功能滋阴潜阳,治肝阳上亢之眩晕。

(11)合谷、气海、神阙(灸)、肾俞、足三里,功能回阳救逆,治中风脱证。

(12)肾俞、气海、关元、复溜、肺俞,功能补肾纳气,治肾虚哮喘。

(13)心俞、神门、肾俞、太溪、太冲,功能滋阴降火,治阴虚火旺之不寐。

(14)心俞、肾俞、太溪、关元,功能补肾健脑,治肾精亏耗之健忘。

(15)脾俞、肾俞、关元、命门、足三里,功能温肾健脾,固肠止泻,治肾阳虚衰之泄泻。

(16)肾俞、气海、关元、支沟、大肠俞、足三里,功能温阳通便,治阳虚便秘。

(17)脾俞、三焦俞、肾俞、关元、三阴交、足三里,功能温补脾肾,化气行水,治脾肾阳虚之鼓胀。

(18)太冲、肝俞、肾俞、太溪、期门、水泉,功能调肝益

267

肾,治肝郁肾虚之月经不调。

(19)肾俞、肝俞、脾俞、膈俞、足三里、三阴交,功能补气养血,治血枯经闭。

(20)肾俞、交信、气海、命门、复溜,功能温补肾阳,治肾阳虚之崩漏。

(21)肝俞、肾俞、关元、照海、足三里,功能补肝肾、调冲任,治肝肾亏损之痛经。

(22)肾俞、命门、关元、带脉、次髎,功能温补肾阳,固摄任带,治肾虚带下。

(23)关元、气海、肾俞、三阴交,功能助阳散寒,温通胞脉,治疗产后寒凝腹痛。

(24)肝俞、肾俞、命门、脾俞、三阴交、球后、睛明,功能调理肝肾,培补元阳,治夜盲。

(25)肾俞、太溪、听宫,功能益精补髓,治肾精不足之耳聋、耳鸣。

【现代研究】 针刺肾俞穴对肾脏功能有调整作用,针刺肾炎患者的肾俞、气海穴,可使患者泌尿功能明显增强,酚红排出量也较针前增多,尿蛋白减少,高血压也下降,这种效应一般可维持 2～3 小时,个别可达数日,患者浮肿也减轻,甚至消失。针刺对肾功能的这种调整作用,也被动物实验所证实,给造有输尿管瘘的狗从胃内或直肠内灌入一定量的水,在肾泌尿量增加的基础上,针刺肾俞,可引起水利尿的抑制,同时伴有肾小球滤过率的降低,肌体状态不同,针刺肾俞可有不同效应,如健康人在水负荷下,针刺肾俞、复溜则表现为抗利尿作用。在动物实验中也得到同样结果。有人针刺家兔肾俞穴,对其利尿、利钠作用机理进行研究,结果提示:针刺后不仅能引起明显的利尿作用,而且可产生显著的利尿钠。其机理可能通过体液因素作用于肾脏,而肾交感神经兴奋似乎可推迟这些反应的出现。针刺肾俞对垂体-肾上腺皮质功能有一定促进作用,如家兔或大白鼠在针刺足三里、肾俞等穴后,尿中 17-酮类固醇含量明显增高,肾上腺皮质变厚,细胞体积增大,腺体重量增加。组织化学方法观察可看到肾上腺皮质内的抗坏血酸、胆固醇和酯类等含量显著减少,而核酸和糖原增加,碱性磷酸酶和琥珀酸脱氢酶的活力增强。有人针刺大鼠肾俞、关元,观察针灸对肾阳虚睾丸功能损害大鼠的作用,结果发现:动物肌体功能活动明显增高,睾丸生精能力明显改善,精子数量、质量以及生育能力显著提高,并使降低的内分泌激素(LH、TF)水平显著升高,与对照组比较 $P < 0.001$,表明针灸肾俞有助阳生精,调节内分泌的作用。有人用热补肾俞、命门,凉泻阴谷、行间、急脉,治疗阳痿 60 例,有效率达 85%,并认为针刺可提高血清激素 Tes 的浓度,降低了血中 E_2、PRL 的含量,改善了下丘脑-垂体-睾丸轴的功能紊乱,从而维持了正常的性行为。有报道,针刺肾俞穴对膀胱张力有调整作用,可使紧张者松弛,扩张者收缩,但其作用较轻微,动物实验也证明,针刺肾俞穴,使狗的输尿管蠕动增强。有人针刺双侧肾俞穴,治疗泌尿系结石所致肾绞痛,直刺 2 寸,用泻法,98 例病人,痊愈率 100%,针 1 次完全痛止

者79例,针2次痛止者19例,26例次日排出结石。有人用肾俞、足三里治疗肾病血尿,总有效率达82%。有人用肾俞穴治疗肾绞痛、急性肾盂肾炎、腰扭伤、腰肌劳损,有效率在90%左右。有报道针刺肾俞对肠功能障碍者,可使肠功能正常化。动物实验证明,针家兔肾俞、足三里,可使巨噬细胞功能明显增强,从而为这些穴有强壮作用提供理论依据。现代还常用本穴治疗肾下垂、泌尿系感染、膀胱肌麻痹及痉挛、胃肠出血、哮喘、月经不调、遗精、早泄、水肿、腰痛、肋间神经痛、下肢不遂等。

【古代文摘】

(1)位置

《灵枢·背腧》:在第十四焦之间……夹脊相去三寸所。

《脉经》:在背第十四椎。

《针灸甲乙经》:在第十四椎下两旁,各一寸五分。

《类经图翼》:在第十四椎下与脐平,去脊中二寸。

(2)主治

《针灸甲乙经》:寒热食多,身羸瘦,两胁引痛,心下贲痛,心如悬下引脐,少腹急痛,热,面黑,目䀮䀮,久喘咳,少气,溺浊赤;骨寒热,溲难。

《针灸大成》:虚劳羸瘦,耳聋肾虚,水脏久冷,心腹填满胀急,小便淋,溺血,小便浊,出精梦泄,肾中风,踞坐而腰痛,消渴,五劳七伤,虚惫,脚膝拘急,腰寒如冰,洞泄食不化,身肿如水,女人积冷气成劳,乘经交接羸瘦,寒热往来。

《医宗金鉴》：下元诸虚，精冷无子，及耳聋吐血、腰痛、女劳疸、妇人赤白带下。

《胜玉歌》：肾败腰疼小便频。

(3)配伍

《针灸甲乙经》热痉：脾俞、肾俞。肾胀（腹满引肾，快快然腰髀痛）：肾俞、太溪。

《备急千金要方》面赤热：肾俞、内关。心痛如悬：肾俞、大陵、复溜、云门。寒中洞泄不化：肾俞、章门。

《针灸大成》耳内虚鸣：肾俞、足三里、合谷、太溪、听会、三里。肾虚腰痛：肾俞、委中、太溪、白环俞。足挛：肾俞、阳陵、阳辅、绝骨。遗精白浊：肾俞、关元、三阴交。

《百症赋》胸膈停留瘀血：肾俞、巨髎。

《席弘赋》肩背浮风劳、肩背浮风劳：三间、肾俞。

《玉龙歌》肾败腰虚，夜间小便频：命门、肾俞。

大肠俞 Dachangshu(BL25)

【出处】　《针灸甲乙经》。

【别名】　裂结窬（《华佗针灸经》）。

【释名】　大肠，指大肠腑，本穴内应大肠，为大肠之气转输之处，为治疗大肠疾患的重要腧穴，故名大肠俞。

【类属】　背俞穴之一，为大肠之背俞穴（《脉经》）。

【位置】　在腰部，第4腰椎棘突下，督脉旁开1.5寸处（图18）。

【取法】　俯卧位，先取两髂嵴最高点连线，第四腰椎

271

棘突下的腰阳关穴,再从腰阳关旁开 1.5 寸处取穴。

【局解】

(1)组织层:皮肤→皮下组织→背阔肌筋膜→背阔肌→竖脊肌→腰方肌→腰大肌。

(2)神经、血管:浅层布有第 3、4 腰神经后支的皮支和伴行的动、静脉;深层有第 3、4 腰神经后支的肌支和相应腰动、静脉的分支。

【操作】 直刺 0.8~1 寸,局部酸胀,稍向下斜刺 1.5~2 寸,针感可达骶部或向肛门扩散,直刺 2 寸以上,针感可放射至下肢后侧至足底,向脊柱方向斜刺 1~2 寸,有时针感可达小腹;可灸。

【功效】

(1)平补平泻法:舒筋活络,调理大肠气机。

(2)补法:强腰壮膝,固肠止涩。

(3)泻法:理气导滞,清大肠湿热。

【主治】

(1)腹痛、腹胀、泄泻、脱肛、痢疾、便秘、多食羸瘦。

按:大肠为传导之官,若湿热壅结大肠,气机不畅,则腹痛、腹胀、痢疾;胃肠积热,腑气不通,则便秘;脾胃虚弱,水谷精微不能濡养脏腑,故见多食羸瘦;中阳不足,寒湿内盛,大肠传导失调,故肠鸣泄泻;中气不足,大肠不能固守,则脱肛。本穴为大肠之气输注之处,泻之可理气导滞,清大肠湿热,补之可止涩固肠,故可治大肠腑病。

(2)遗尿、小便难、痛经。

按:肾虚膀胱气化不利,可致小便难;膀胱失约则遗尿;肝肾不足,精亏血少,胞脉失养则痛经。大肠俞位处下焦,为膀胱、胞宫的分野处,补本穴可益胞暖宫,故可治小便难、遗尿及痛经,正所谓"腧穴所在,主治所在"。

(3)腰膝疼痛、脊强不得俯仰。

按:足太阳经脉循行夹脊抵腰,行于膝、腘关节,风寒之邪客于太阳,经气不利则腰膝疼痛、脊强不得俯仰。经脉所过,主治所及,本穴可舒筋活络,强腰壮膝,故可治上述病证。

【配伍应用】

(1)中脘、足三里、天枢、大肠俞、气海,功能消食导滞,治食滞腹痛、泄泻。

(2)关元(灸)、大肠俞,功能培元固脱,涩肠止泻,治阳气不足之大便失禁。

(3)大肠俞、上巨虚、阴陵泉、天枢,功能清热利湿,治湿热泄泻、痢疾。

(4)合谷、内庭、天枢、大肠俞、支沟,功能清热通便,治热秘。

(5)足三里、脾俞、胃俞、大肠俞、关元、三阴交,功能补气养血,治虚秘。

(6)大肠俞、长强、承山、曲池、阴陵泉,功能清泄湿热,治脱肛兼见湿热下注之证者。

(7)次髎、委中、肾俞、大肠俞,功能补肾益精,通络止痛,治肾虚劳损之腰痛。

（8）大肠俞、环跳、承扶、小肠俞、次髎,功能活血通络止痛,治坐骨神经痛。

【现代研究】　本穴多用于肠道疾患,有人以大肠俞、天枢、足三里、腹部阿是穴治疗慢性结肠炎,总有效率达98%,认为针刺大肠俞等可提高人体免疫功能,改善肠道血运和营养代谢,增强肠黏膜对有害物质的抵抗力,因而治疗慢性结肠炎有效。有学者用大肠俞挑刺治疗痔疮便血收到满意疗效,单纯和混合痔引起的均可,一般2次即可收效。另外,也有人以大肠俞、秩边、委中、昆仑、阳陵泉,针后加灸治疗坐骨神经痛200例,痊愈152例,显效28例,好转12例,无效8例,总有效率达96%。有报道,针刺大肠俞、白环俞、承山、昆仑,针后拔罐治疗腰椎间盘脱出,总有效率达97%。临床亦有报道,以大肠俞、肾俞、委中组成腰三针,治疗急慢性腰痛症120例,结果痊愈45例,好转64例,无效11例,总有效率达91%。现代还用本穴治疗骶髂关节炎、骶棘肌痉挛、阑尾炎、肠出血、遗尿、小儿消化不良、荨麻疹、痔瘘等。

【古代文摘】

（1）位置

《脉经》:在背第十六椎。

《针灸甲乙经》:在第十六椎两旁各一寸五分。

《类经图翼》:在第十六椎下两旁各二寸。

（2）主治

《备急千金要方》:治风,腹中雷鸣,肠澼泄利,食不消

274

化,小腹绞痛,腰背疼强,或大小便难,不能饮食。

《针灸大成》:脊强不得俯仰,腰痛,腹中气胀,绕脐切痛,多食身瘦,肠鸣,大小便不得,洞泄食不化,小腹绞痛。

（3）配伍

《备急千金要方》食不下,喜饮:大肠俞、周荣。大小便不利:大肠俞、八髎。

次髎 Ciliao（BL32）

【出处】　《素问·骨空论》。

【别名】　中空（《针灸大成》）。

【释名】　髎,指髎骨,即骶骨。穴在骶骨第2孔中,故名次髎。

【位置】　在骶部,当髂后上棘内下方,第2骶后孔中。（图18）

【取法】　俯卧位,以示指尖按在小肠俞与脊椎正中的中间,小指按在尾骨上方有小黄豆大的圆骨突起（骶角）的上方,中指与环指相等距离分开按放,各指尖所到之处是:示指尖为上髎,中指尖为次髎,环指尖为中髎,小指尖为下髎。

【局解】

（1）组织层:皮肤→皮下组织→臀大肌起始部→竖脊肌→第2骶后孔。

（2）神经、血管:浅层布有臀中皮神经;深层有骶外侧动、静脉后支,第2骶神经后支。

【操作】　直刺 0.8～1 寸,局部酸胀,若深刺 1～2 寸,可产生麻胀感沿下肢后部或大腿内侧放散,有的可放射至少腹、前阴、盆腔等处;可灸。

【功效】

(1)平补平泻法:疏通经脉,调理下焦。

(2)补法:补肾壮腰,强壮筋骨,提肛约胞。

(3)泻法:理气调经,清利湿热,行血散瘀。

【主治】

(1)月经不调、痛经、赤白带下、小便赤涩、淋浊、癃闭、阳痿、遗精、滞产、阴痛、不孕等。

按:次髎为八髎之一,属足太阳膀胱经腧穴,位于腰骶部,是泌尿生殖系统与大、小肠分野之处,与肾、膀胱、督脉关系密切。督脉分支"起于少腹以下骨中央……至少阴与巨阳(太阳)中络者合,上股内后廉,贯脊属肾",督脉与冲任同出胞宫,一源三岐,因此次髎穴治妇科及泌尿生殖疾患有效。泻之可清利湿热,理气调经,故可治湿热下注引起的赤白带下、淋浊、癃闭、小便赤涩;补之可强腰壮肾,调补冲任,可治肾气不足、精亏血少、命门火衰之阳痿、遗精、不孕、月经不调。因其还有理气、行血散瘀之功,故可治气滞血瘀之痛经、滞产、阴痛。

(2)腹痛、肠鸣泄泻。

按:脾肾阳虚,阴寒内生,水液不得温化则腹痛、肠鸣泄泻。补本穴可补肾气,壮元阳,故可治脾肾阳虚之证。

(3)腰脊痛、不能转侧、背寒、半身不遂等。

按:太阳脉夹脊抵腰,足少阴、督脉均贯脊属肾,肾虚骨空,筋骨失养,则腰脊痛、不能转侧、背寒,甚则肢体不遂。本穴可强腰壮肾,疏通经脉,故可治肾虚筋骨失养之证。

(4)脱肛、子宫脱垂、疝气。

按:脾肾虚弱,气失提系,则可脱肛、子宫脱垂;下焦阳虚,冲脉失照,则可疝气、腹痛控睾。针补本穴,可温肾散寒,提肛约胞,故可治疗上证。

【配伍应用】

(1)命门、肾俞、关元、带脉、次髎,功能温补肾阳,固摄带脉,治肾虚带下。

(2)中极、阴陵泉、行间、带脉、次髎,功能清热利湿,治湿热带下。

(3)次髎、三阴交、间使,功能行气活血,治气滞血瘀之痛经。

(4)次髎、合谷、三阴交,功能补气行血,缩宫催产,治气虚血瘀之滞产。

(5)中极、次髎、阳池,功能活血行气,缓急止痉,治子宫痉挛。

(6)气海、肾俞、次髎,功能益气固肾,约束膀胱,主治肾气不固之遗尿。

(7)中极、膀胱俞、次髎、阴陵泉,功能清热利湿,治湿热蕴结之癃闭。

(8)肾俞、次髎、委中、大肠俞,功能补肾壮腰,通络止痛,治肾虚腰痛。

（9）阴陵泉、三阴交、大肠俞、次髎，功能清利湿热，治湿热下注之便血。

（10）次髎、长强、足三里，功能升阳举陷，提肛固脱，治中气不足之脱肛。

（11）次髎、肾俞、三阴交、关元，功能培补元气，固肾壮阳，主治肾气不足之阳痿、早泄。

（12）百会、长强、次髎，功能清利下焦湿热，治肛门瘙痒。

【现代研究】 针刺次髎穴对膀胱功能有一定影响，一般可使膀胱收缩。对下肢轻瘫患者，可使膀胱残余尿显著减少，其针刺效应可随手法加强而加强，但如多次针刺穴位而间隔时间过长，或捻转幅度过大易使作用减弱。另有报道，针刺次髎对无痛分娩有较好的针刺效应。腰骶部酸痛者针次髎，腹痛为主者及两者兼有者以次髎加腹结透气冲。初产妇宫口开大3～4厘米、经产妇2厘米时进行针刺，确有增强宫缩、缩短产程之功效，有效率达90%。但对难产率并不能减少。有报道对腹式输卵管结扎术针刺次髎等穴，有较好麻醉效果。如用人中、承浆、次髎，其针麻Ⅰ、Ⅱ级率可达到91.4%，用三阴交、次髎，其Ⅰ、Ⅱ级率可达85.5%。针刺次髎穴对下腹部皮肤伤害性刺激引起的大脑皮质诱发电位亦有明显抑制作用。有人用次髎穴治疗阴道痉挛、痛经、胎盘滞留，有效率达90%以上。有报道以次髎为主，配补肾壮阳之品，治疗原发不孕症有效。现代还常用于治疗腰骶关节炎、坐骨神经痛、小儿麻痹后遗症、子宫脱垂、子宫内膜炎、盆腔炎、卵巢炎、睾丸炎、尿潴留等。

【古代文摘】

（1）位置

《针灸甲乙经》：在第二空夹脊陷者中。

《针灸集成》：在上髎下，直膀胱俞。

（2）主治

《针灸甲乙经》：腰痛怏怏不可以俯仰，腰以下至足不仁，入脊腰背寒；女子赤白沥，心下积胀。

《针灸大成》：小便不淋，腰痛不得转摇，急引阴器痛不可忍，腰以下至足不仁，背膝寒，小便赤，心下坚胀，疝气下坠，肠鸣注泄，妇人赤白带下。

（3）配伍

《备急千金要方》足清不仁：太溪、次髎、膀胱俞。腰背痛恶寒：次髎、胞肓、承筋。

《针灸资生经》绝子：次髎、商丘。

委中 Weizhong（ Bl40）

【出处】 《灵枢·本输》。

【别名】 委中央（《灵枢·邪气脏腑病形》）、腘中（《灵枢·经脉》）、郄中（《素问·刺腰痛论》）、血郄（《针灸资生经》）、腿凹（《医宗金鉴》）。

【释名】 委，指委曲；中，指正中。本穴位在腘窝横纹中央，委曲而取之，故名。

【类属】 五输穴之一，本经合穴（《灵枢·本输》）；五

279

行属土(《难经·六十四难》)。

【位置】 在腘窝,腘横纹中点,当股二头肌腱与半腱肌腱的中间(图19)。

【取法】 俯卧或仰卧抬腿,于腘窝横纹中点,二肌腱之间取穴。

【局解】

(1)组织层:皮肤→皮下组织→腓肠肌内、外侧头之间。

(2)神经、血管:浅层布有股后皮神经和小隐静脉;深层有胫神经、腘动,静脉和腓肠动脉。

【操作】 直刺 0.5～1 寸,局部酸胀,可沿下肢后侧放射至足底,或用三棱针点刺放血;可灸。

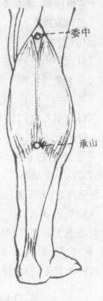

图19

【功效】

(1)平补平泻法:舒筋活络,通调气血。

(2)补法:强腰壮筋。

(3)泻法:醒神开窍,清热凉血,解毒消肿,散风祛湿。

【主治】

(1)中风昏迷、中暑、瘛疭、癫狂、风痫转筋。

按:心肝火旺,风阳暴张,气血逆乱,挟痰挟火上冲于

280

脑,则中风昏迷;盛夏酷暑,热郁气逆,蒙蔽清窍,可致中暑;七情内伤,痰气郁结,痰火上扰,神明逆乱,则可癫狂;肝火偏旺,火动风生,煎液为痰,痰浊阻滞,气机逆乱,惊而为痫;肝风内动,筋脉失养,则为瘈疭。委中为膀胱经合穴,别名血郄,"合主逆气而泄",泻本穴或放血可醒神开窍,清热凉血,息风止痉,故可治上述神志疾病。

(2)霍乱吐泻、腹痛、疟疾。

按:外感时邪疫毒,或饮食不洁,伤于肠胃,则霍乱吐泻、腹痛;肌体阳盛,感受疟虫,可发热疟。委中穴可清热、泻火、解毒,因此能治霍乱、吐泻、疟疾等证。

(3)丹毒、湿疹、疔疮发背、乳痈、脱骨疽、阴门瘙痒。

按:恣食膏粱厚味,或感受湿热火毒,热壅血瘀,蕴结乳房成乳痈;搏于肌肉、筋脉,可成丹毒、脱骨疽、疔疮发背;湿热内盛,外发肌肤,可致湿疹、皮肤瘙痒,下注阴门,则阴门瘙痒。本穴为足太阳合穴,"合治内腑",泻本穴或放血,可清泄里热,凉血解毒,因此可治上述热毒炽盛诸证。

(4)热病汗不出、咽喉肿痛、衄血。

按:风寒外客,太阳经气不疏,则见发热汗不出;风热犯肺,气失清肃,热炎于上,则咽喉肿痛、鼻衄。本穴可疏风、清热、凉血,故可治上证。

(5)遗尿、小便难。

按:膀胱为州都之官,气化则能出矣。若湿热蕴结,膀胱气化不利,可致小便不利,甚至癃闭,小便困难;若膀胱失约,则遗尿,小便频数。本穴属膀胱经,可利膀胱,助气化,故可治膀胱不利与不约诸证。

(6)腰骶疼痛、风湿痿痹、关节屈伸不利、腘筋挛急、下肢不遂：

按：邪客太阳，经气阻滞，气血运行不畅可致风湿痿痹、关节不利、腰骶疼痛、腘筋挛急、下肢不遂等证。委中属膀胱经，足太阳脉"从腰中，下夹脊贯臀，入腘中"，本穴位于腘中，可谓"承上启下"，泻本穴可祛风除湿，舒筋活络，蠲痹止痛。对感受风寒湿之邪或扭挫外伤所致腰腿疼，关节屈伸不利以及中风所致下肢不遂有良效。故前人将其归为"四大总穴"并有"腰背委中求"之说。

【配伍应用】

(1)肾俞、腰阳关、委中、阿是穴，功能祛寒化湿，温通经络，治寒湿腰痛。

(2)肾俞、次髎、委中、大肠俞，功能补益肾精，通络止痛，治肾虚腰痛。

(3)委中、足三里、承山、昆仑，功能健筋补虚，治足踝酸软。

(4)委中、环跳、风市、阳陵泉、太冲、足三里、丘墟，功能活血通络，治中风下肢不遂。

(5)委中、水沟、环跳，功能通经活络，治急性腰扭伤，疼痛不能俯仰。

(6)大椎、水沟、少商、委中、阳陵泉、颊车，功能驱邪止痉，治实证发痉。

(7)百会、水沟、十宣、曲泽、委中、承山、关元、神阙，功

282

能醒神苏厥,治中暑重证。

(8)水沟、太冲、十宣、劳宫、委中,功能开窍息风,治小儿急惊风。

(9)太冲、丰隆、委中、曲泽,功能平肝泻火,清心涤痰,治暴怒伤肝之癫狂。

(10)委中、中脘、天枢、阴陵泉、曲池,功能清热利湿,遂秽化浊,治霍乱吐泻。

(11)少商、商阳、合谷、曲池、尺泽、委中、厉兑,功能清热利湿,解毒除瘟,主治大头瘟。

(12)中极、阴陵泉、委中,功能清热利湿,治湿热蕴结膀胱之癃闭。

(13)中极、气海、三阴交、委中、行间,功能利湿止带,治湿热带下。

(14)委中、曲池,功能活血散风,治荨麻疹。

(15)隐白、委中,功能摄血止血,治衄血。

【现代研究】 有报道,针刺委中穴,对膀胱压力有一定调整作用,一般可使膀胱内压力有不同程度下降,对松弛性膀胱或尿潴留者,可使之升高。委中对体温调节有一定作用,如人工造成家兔细菌性腹膜炎,使白细胞计数上升,针刺委中可使白细胞向相反方向变动,以致白细胞总数逐渐恢复正常。但如果给家兔腹腔注射金黄色葡萄球菌后,当动物体温下降时,电针坐骨神经或针刺委中穴,可使体温升高或恢复正常的时间提前。有人用委中穴放血治多种疾病有良效,成人急性胃肠炎放血 10~20 毫升,每天放血 1~

2次,1～3天后可缓解或改善症状。轻度中暑者放血10～30毫升后即可缓解,重度中暑者每天放血1次,连续2～4天可消失或改善症状。癫痫于发作时放血,成人20～30毫升,小儿3～5毫升可停止发作。有人用委中穴治疗鼻衄60例,止血效果满意,总有效率达100%。还有报道用委中穴治疗腰痛、腿痛、疖肿、湿疹、乳痈,急性腰扭伤等,均获满意疗效。

【古代文摘】

(1)位置

《灵枢·本输》:腘中央。

《针灸甲乙经》:腘中央约文中动脉。

(2)主治

《灵枢·邪气脏腑病形》:膀胱病者,小腹偏肿而痛,以手按之,即欲小便而不得。

《素问·刺腰痛论》:足太阳脉令人腰痛,引项脊尻背如重状。

《针灸甲乙经》:热病侠脊痛;疟,头重寒背起,先寒后热,渴不止,汗乃出;腰痛,侠脊而痛至头,几几然,目晄晄,欲僵仆;癫疾反折。

《针灸大成》:膝痛及踻指,腰挟脊沉沉然,遗溺,腰重不能举体,小腹坚满,风痹,髀枢痛,可出血,痼疹皆愈;伤寒四肢热,热病汗不出,取其经血立愈;大风发眉坠落,刺之出血;腰脚疼痛;中风腰背拘急;霍乱。

《肘后歌》:腰软。

（3）配伍

《针灸甲乙经》风痉身反折：太阳、腘中。遗尿：关门、神门、委中。痔篡痛：飞扬、委中、承扶。衄血不止：承浆、委中。

《备急千金要方》筋身热：委中、委阳。

《针灸大成》足弱：委中、足三里、承山。痈疽发背：肩井、委中，又以蒜片贴疮上灸之，如不疼，灸至疼；如疼，灸至不疼，愈多愈好。癫：针委中出血二三合，黑紫疙瘩上，亦去恶血。股膝内痛：委中、足三里、三阴交。

《百症赋》背连腰痛：白环、委中。

《杂病穴法歌》腰疼：环跳、委中。

《行针指要歌》体虚：气海、丹田、委中。

秩边 Zhibian(BL54)

【出处】 《针灸甲乙经》。

【释名】 秩，指秩序. 犹言次序；边，尽头之意。足太阳经脉背部诸穴皆依次排列，本穴正当背部第 2 条经线上的最后一穴，故名秩边。

【位置】 在臀部，胞肓直下，骶管裂孔旁开 3 寸处（图18）。

【取法】 俯卧位，平骶管裂孔，旁开后正中线 3 寸处取穴。

【局解】

（1）组织层：皮肤→皮下组织→臀大肌→臀中肌→臀

小肌。

（2）神经、血管：浅层布有臀中皮神经和臀下皮神经；深层有臀上、下动静脉和臀上、下神经，股后皮神经，坐骨神经和阴部神经，阴部内动、静脉。

【操作】　直刺或斜刺1.5～3寸，若向内斜刺2～3寸针感可达后阴，向内斜刺3～5寸针感可达前阴，直刺或向外斜刺3～4寸针感可放射至下肢后、外侧，针尖向少腹部以45。角刺入3.5～4.5寸针感可放射至少腹部；可灸。

【功效】

（1）平补平泻法：疏筋通络、调和气血。

（2）补法：补肾益精，强健腰膝。

（3）泻法：清利湿热，疏理下焦。

【主治】

（1）腰骶痛不能俯仰、下肢痿痹、腰尻重不能举。

按：足太阳经脉从腰中央脊贯臀入腘中。感受外邪，先犯太阳，风寒湿邪，循经流注，可见腰骶疼痛、下肢痿痹、腰尻重不能举。本穴位于臀部，属足太阳经脉腧穴，且为腰背部第2条经线上最后一穴，可疏经通络、调和气血，故对上述诸证有效。

（2）小便不利、遗尿、癃闭、小便赤、大便难、淋证。

按：肾气不足，膀胱开合失常，膀胱不利则小便不利，膀胱失约则小便失禁或遗尿；湿热下注膀胱，膀胱气化不利，可为淋证、癃闭；湿热下迫大肠，津枯肠燥，则大便秘结。本穴位于臀部，深刺可达前后二阴，补之可强腰补肾，泻之可

286

清利下焦湿热,故可治上述诸证。

(3)痛经、闭经、带下、不孕,男子遗精、阳痿、不育、腰膝酸软无力。

按:肾藏精,主生殖与发育,肾气不足,宗筋失煦,故见阳痿;精关不固,故见遗精、带下;肾精不足,骨空髓减,筋骨失养,故见腰膝酸软无力;肾阴不足,精气衰少,则男子精少不育,女子经闭、不孕。本穴向少腹部斜刺,针感可放散至少腹,补之可补肾气,益精气,强腰膝,故可治肾虚精气亏损之证。

(4)脱肛、痔疮。

按:饮食不节,嗜食肥甘辛辣,湿热下注大肠,热迫肛门,可见痔疮、脱肛。足太阳之别,"入肛",针本穴可清热利湿,疏利下焦,故可治脱肛、痔疾。

【配伍应用】

(1)委中、秩边、昆仑、阳陵泉、风池,功能疏风散寒,活血通络,治风寒侵袭之腰疼。

(2)肾俞、秩边、阳陵泉,功能补肾壮腰,疏通经络,治急性腰扭伤。

(3)秩边、环跳、风市、足三里、阳陵泉、委中、三阴交、太冲、丘墟,功能疏筋活络,调和气血,治坐骨神经痛、下肢瘫痪、股外侧皮神经炎等。

(4)三阴交、中极、秩边、阴陵泉、委阳,功能清热利湿,通淋排石,治石淋。

(5)秩边、中极、膀胱俞、三焦俞、三阴交、支沟,功能清下焦湿热,通利小便,治湿热蕴结之癃闭。

(6)阴陵泉、带脉、秩边、中极、太冲、次髎,功能清热利湿,调理下焦,治湿热带下。

(7)秩边、肝俞、肾俞、关元、足三里、三阴交,功能益肝肾,调冲任,治肝肾亏损之痛经。

(8)肾俞、命门、关元、秩边、三阴交,功能补肾壮阳,治命门火衰之阳痿。

(9)肾俞、关元、气海、足三里、志室、秩边,功能补肾固精,治肾精不足之不育、不孕诸证。

(10)秩边、承山、阳陵泉,功能清利湿热,消肿化痔,治湿热下注之痔疾。

【现代研究】　本穴对必尿与生殖系统疾病有较好疗效,有人用秩边穴治疗尿道炎、膀胱炎,经1~2次治疗,即获痊愈。有人用针刺秩边、百会、命门、神道,治疗隐性骶椎裂引起的排尿困难,有较好的疗效。有报道用秩边透水道,或秩边配三阴交,治疗慢性前列腺炎、前列腺增生,总有效率达97%。有人报道针刺秩边穴,可使孕妇子宫收缩增强,即时效果显著,但起针后,作用消失,针刺引起子宫收缩的时间与静脉滴注催产素相似,故有人认为针刺与垂体后叶催产素的分泌有关。有人用秩边穴加减治疗阳痿、遗精、盆腔炎、产后尿潴留、遗尿、痔疮、脱肛均取得满意疗效。有人用秩边穴治疗坐骨神经痛140例,痊愈89例,显效32例,好转18例,无效1例,总有效率达99.3%。还有的人以针刺秩边穴不同方向和深度治疗不同疾病,如直刺3~4寸使针感放射至足底,可治腰腿痛、下肢瘫等;向内斜刺 2~3 寸,针感达肛门部位,治疗后阴疾患;针尖向内斜刺 3~5 寸,针感达前阴部位,可治前阴疾患。

【古代文摘】

(1)位置

《针灸甲乙经》:在第二十一椎下两旁各三寸陷者中。

《类经图翼》:在第二十一椎下两旁各三寸陷者中。

(2)主治

《针灸甲乙经》:腰痛骶寒,俯仰急难,阴痛下重,不得小便。

《针灸大成》:五痔发肿,小便赤,腰痛。

(3)配伍

《备急千金要方》癃闭下重,大小便难:秩边、胞肓。

承山 Chengshan(BL57)

【出处】　《灵枢·卫气》。

【别名】　鱼腹、肉柱(《针灸甲乙经》)、肠山(《铜人腧穴针灸图经》)。

【释名】　承,指承接;山,指山路。穴在腓肠肌两肌腹分开的下端凹陷处,其形若山谷,故名。

【位置】　在小腿后面正中,委中与昆仑之间,当伸直小腿或足跟上提时腓肠肌肌腹下出现尖角凹陷处(图19)。

【取法】　俯卧,下肢伸直,足背屈,其腓肠肌部出现人字陷纹,从其尖下取穴;直立,两手上举,按着墙壁,足尖着地,在腓肠肌下部出现人字陷纹,当人字尖下取穴。

【局解】

（1）组织层:皮肤→皮下组织→腓肠肌→比目鱼肌。

（2）神经、血管:浅层布有小隐静脉及腓肠内侧皮神经;深层有胫后动、静脉。

【操作】 直刺1~1.5寸或斜刺;可灸。

【功效】

（1）平补平泻法:舒筋活络,通畅经气。

（2）补法:壮筋补虚;配艾灸或烧山火、拔罐,有温经散邪之功。

（3）泻法:宣通壅滞、通便;配透天凉,可消散郁热。

【主治】

（1）痔疾、脱肛、便秘、便血。

按:便秘、久坐、妊娠、负重远行,或大肠素有湿热,下注肛门,使气血失调,瘀血浊气壅滞肛门,经络痹阻可致痔疾;中气不足,气虚下陷,可致脱肛;脾虚血失统摄或湿热下注大肠,损伤血络可致便血。承山属足太阳膀胱经,其经别自腘至尻,别入于肛,因此承山穴通过这条入于肛门的膀胱经经别,可以治疗一切肛门疾患,具有通络散瘀,清利湿热,凉血止血之效,为治疗肛门疾患的常用穴。

（2）腰背痛、尾闾骨痛、腿痛转筋（腓肠肌痉挛）、足跟痛、下肢痿痹。

按:外邪侵袭,邪客太阳,经气不利,或跌仆损伤,筋脉受损,均可导致腰背痛、尾闾骨痛、腿痛转筋、足跟痛、下肢

290

痿痹。盖足太阳经脉、经筋、经别均循行于腰、尻、足踝部，承山为膀胱经穴具有舒筋解痉，强健腰膝之功，故可以治疗太阳经脉、经筋、经别循行部位之痛证、痿证、活动不利。

(3)癫证、小儿惊厥。

按：七情内伤，脏腑功能失调，阳升风动，痰气上涌，闭阻清窍而为癫证；小儿感受时邪，化热生风或暴受惊恐致气机逆乱，扰动清空则发为惊厥。本穴为膀胱经穴，膀胱经与脑有联系，且经别散于心，承山具有安神定痛、舒筋活络之功，故可治疗癫证、小儿惊厥。

(4)咽喉肿痛、鼻衄。

按：外感风热，或风寒化热，上熏清窍，气血壅瘀，则咽喉肿痛，损伤阳络则为鼻衄。太阳主表，本穴为太阳经腧穴，具有清热散郁，凉血止血之功，故可治疗上症。

【配伍应用】

(1)承山、长强、二白，功能清热散瘀，治湿热下注，经络瘀阻型痔疮及肛门裂。

(2)百会、承山、长强，功能补气举陷，治疗中气下陷之脱肛。

(3)三阴交、上巨虚、承山、内庭，功能清热凉血，治疗大肠热盛所致便血。

(4)承山、承筋、昆仑、悬钟，功能舒筋解痉，治疗各种原因所致的腓肠肌痉挛。

(5)委中、承山、太溪、昆仑、阳陵泉，功能通经活络，缓急止痛，治疗下肢痹痛。

（6）委中、承山、太溪、昆仑、悬钟，功能舒通经脉，壮筋补虚，治疗下肢痿软不用。

（7）百会、太冲、大椎、阳陵泉、水沟、承山、昆仑，功能清热醒神定搐，治疗小儿高热惊厥。

（8）承山、昆仑、太溪、三阴交、丘墟，功能填精补肾通络，治精血不足，经脉失养之足跟痛、足下垂。

（9）条口、承山，功能通络止痛，治疗经脉不通之肩凝症。

（10）委中、承山、昆仑、肾俞、腰部夹脊穴，功能强筋壮腰，治疗各种腰痛。

（11）风门、少商、迎香、合谷、承山，功能清热利窍，治疗外感所致咽喉肿痛及鼻衄。

【现代研究】

针刺承山穴对室性早搏有效。有人报道，针刺承山穴治疗痛经效果较好，进针后以有强烈针感为度，留针 15～30 分钟，痛立即止者 11 例，缓解 2 例。还有人报道，对无严重器质性病变的习惯性便秘 12 例，病程在 1～20 年，承山穴强刺激后，留针 30 分钟，每日 1 次，结果 1 例无效，余均治愈。

【古代文摘】

（1）位置

《针灸甲乙经》：在兑腨肠下，分肉间，陷者中。

《扁鹊心书》：在腿肚下挺脚趾取之。

《玉龙经》：在仆参上八寸腿肚上分肉间。

292

《针灸集成》：在委中下八寸半。

（2）主治

《针灸甲乙经》：衄血，腰脊脚胻酸重，战栗，不能久立，腨如裂，脚跟急痛，足挛引少腹痛，喉咽痛，大便难，䐜胀；寒热篡反出。

《针灸大成》：主大便不通，转筋，痔肿，战栗不能立，脚气膝肿，胫酸脚跟痛，筋急痛，霍乱，急食不通，伤寒水结。

（3）配伍

《备急千金要方》脚胫酸，脚跟急痛：承山、承筋。

《针灸大成》脏毒下血：承山、脾俞、精宫、长强。霍乱转筋：承山、中封。浑身战掉，胻酸：承山、金门。腨肿：承山、昆仑。大便下重：承山、解溪、太白、带脉。血痔泄，腹痛：承山、复溜。痔疾骨疽蚀：承山、商丘。大便不通：承山、太溪、照海、太冲、小肠俞、太白、章门、膀胱俞。便血：承山、复溜、太冲、太白。

《百症赋》肠风新下血：长强、承山。

《玉龙歌》九般痔漏：承山、长强。

《肘后歌》破伤风：阿是穴（痛处）、承山。

《杂病穴法歌》心胸痞满：阴陵泉、承山。转筋眼花：然谷、承山。

昆仑 Kunlun（BL60）

【出处】 《灵枢·本输》。

【别名】 上昆仑、内昆仑（《太平圣惠方》）、下昆仑

293

(《针灸资生经》)、足太阳(《灸法图残卷》)。

【释名】 昆仑,原为山名。喻外踝骨突起状如昆仑,穴在外踝骨高点之后方,故名昆仑。

【类属】 五输穴之一,本经经穴(《灵枢·本输》);五行属火(《难经·六十四难》)。

【位置】 在足外侧,外踝后方,跟腱与外踝之间凹陷处(图20)。

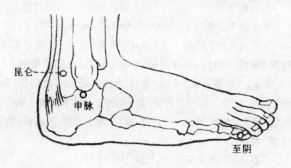

图20

【取法】 正坐,垂足着地,于外踝尖与跟腱水平连线之中点取穴。

【局解】

(1)组织层:皮肤→皮下组织→小腿深筋膜→腓骨长短肌。

(2)神经、血管:浅层布有腓肠神经和小隐静脉;深层有腓动、静脉的分支。

【操作】　直刺0.5~1寸,可透太溪,局部酸胀感,有时可麻向足心;可灸。

【功效】

(1)平补平泻法:疏筋活络,调和气血。

(2)补法:壮筋补虚,振奋阳气。

(3)泻法:驱邪截疟,安神定痫,清头明目,调理胞宫。

【主治】

(1)头痛、目眩、目疼如脱、鼻衄、项强。

按:太阳主表,风袭太阳,上先受之,故可致头痛、目眩、目疼如脱、鼻衄、项强。足太阳之脉,起于目内眦,上额交巅,其支者,从巅入络脑。足太阳经筋,结于鼻。本穴为膀胱经穴,针之可疏通太阳经气,解表散邪,清头明目,故治上述诸证。

(2)难产、胞衣不下。

按:肾虚精亏、元气不足,胞宫收缩无力,则可难产、胞衣不下。灸昆仑可振奋阳气,调理胞宫,故有助产娩胞之效。

(3)腹痛、泄泻、大便难。

按:肾阳不足,阴寒凝聚,下焦失煦,则大便难;脾失温煦,运化失常,故泄泻;阳虚寒盛,经脉收引则腹痛。取本穴,补而加灸,可振奋阳气,温阳散寒,故治阳虚寒盛之大便难、泄泻、腹痛。

(4)癫证、瘕瘕、小儿痫证。

按:七情所伤,气郁痰阻,上扰清窍,蒙闭心神可发癫证;小儿元气未充,神气怯弱,易受惊恐,而发痫证,眩仆倒地,不省高下,甚则瘈疭抽掣。昆仑属太阳经穴,而太阳经别,散之肾、心,针刺本穴可安神定痫,疏筋活络,故可治癫、痫、瘈疭。

(5)肩背拘急、腰尻疼痛、脚跟疼、足肿不能着地。

按:足太阳经脉、经筋、经别均循行于项、背、腰、尻、足踝部,风寒湿邪,侵淫太阳,经脉不利,则可致肩背拘急、腰尻疼痛、脚跟疼、足肿不能着地。昆仑可舒筋活络,壮筋补虚,经脉所过,主治所及,故可治太阳经脉、经筋、经别循行部位之痛证。

(6)疟疾。

按:疟疾为疟邪窃踞少阳之证,本穴属太阳经,可驱邪出表,故可治疟疾。

(7)胸满而喘。

按:风寒侵袭太阳,营卫不和,肺失宣降,则胸满而喘。昆仑为太阳经之经穴,"经主喘咳寒热",故可治此证。

【配伍应用】

(1)大椎、天柱、昆仑,功能疏风散寒,通络止痛,治风寒头痛。

(2)后溪、昆仑,功能宣通手足太阳经之经气,舒筋活络,治感受风邪之落枕。

(3)命门、志室、昆仑、行间,功能补益肝肾,强健腰膝,治肾虚腰疼。

(4)昆仑、曲泉、委中、风市、阳辅,功能舒筋活络、缓急

296

止痛,治腿膝挛痛。

(5)环跳、委中、阳陵泉、昆仑,功能疏通经脉,壮筋补虚,治小儿麻痹。

(6)昆仑、太溪、承山,功能舒筋活络,主治足下垂。

(7)昆仑、申脉、绝骨、丘墟,功能调理阴阳,活血健筋,治足内翻。

(8)太溪、昆仑、三阴交,功能填精补血,强筋健骨,治精血亏虚,筋脉失养之足跟疼。

(9)委中、大椎、承山、昆仑、后溪、风门、大杼、筋缩、水沟,功能疏风止痉,主治破伤风。

(10)中脘、阴陵泉、承山、阳辅、昆仑、太白、大都、中封,功能清热祛湿,逐秽化浊,治疗湿热郁遏中焦之霍乱、吐泻、转筋。

(11)昆仑、三阴交、中极、照海、内关,功能行气活血,缩宫催衣,主治胞衣不下。

【现代研究】 有人报道,针刺昆仑穴可使不蠕动及蠕动很弱的降结肠下部及直肠的蠕动增强,并有便意。有人观察取本穴用泻法治原发性高血压,有降压作用。有人用昆仑穴治后头痛,轻者1次治愈,重者3次治愈。有人用弹拨昆仑穴治疗腰痛,首先用力向下压,然后向外踝方向滑动,弹拨时术者感觉指下有一根筋滚动,患者感觉痛、麻或触电感向足心放射。无论双侧或单侧腰痛,左右昆仑皆各弹拨3次,用此法治疗16例,1次治愈12例,2次治愈1例,1次显效3例。总有效率达100%。现代常取本穴,酌情配伍他穴,治疗甲状腺肿大、坐骨神经痛、下肢瘫痪、膝关节炎、踝关节炎、脚气、神经性头痛、衄血、胎盘滞留、痔疮出血、膝关节周围软组织疾病等。

【古代文摘】

(1)位置

《针灸甲乙经》:在足外踝后,跟骨上陷中,细动脉应手。

《备急千金翼方》:在外踝,从地直上三寸,两筋骨中。

《循经考穴编》广注:当外踝骨尖平,过后跟去一寸动脉中,穴与太溪对。

(2)主治

《针灸甲乙经》:痉,脊强项眩痛,脚如结,腨如裂疟多汗,腰痛不能俯仰,目如脱,项如拔,疟不渴,间日作;癫疾,衄,衄;女子产难,胞衣不出。

《针灸大成》:腰尻脚气,足腨肿不得履地,头痛,肩背拘急,咳喘满……小儿发痫。

(3)配伍

《针灸甲乙经》厥心痛、肾心痛:京骨、昆仑,发针立已,不已取然谷。

《备急千金要方》头眩痛:昆仑、曲泉、飞扬、前谷、少泽、通里。狂易多言不休:风府、昆仑、束骨。脊强反折、瘛疭、癫疾:五处、身柱、委中、委阳、昆仑。

《玉龙歌》脚气、腿足肿红:昆仑、申脉、太溪。

《肘后歌》腰腿膝经年疼痛不休:昆仑、吕细。

《杂病穴法歌》腰背疼痛:环跳、委中、昆仑。

申脉 Shenmai（BL62）

【出处】 《针灸甲乙经》。

【别名】 阳跷(《素问·气穴论》王注)、鬼路(《备急千金要方》)。

【释名】 申,与伸通,含屈伸跷捷之意;脉,指阳跷脉,穴通阳跷脉,为阳跷所生,主治筋脉拘急,针之可使血脉通畅,筋脉得伸,故名申脉。

【类属】 八脉交会穴之一,交阳跷脉(《针灸甲乙经》)。

【位置】 在足外侧,外踝正下方凹陷中(图20)。

【取法】 正坐,垂足着地,在外踝直下0.5寸,前后有筋,上有踝骨,下有软骨,其穴居中。

【局解】

(1)组织层:皮肤→皮下组织→腓骨长肌腱→腓骨短肌腱→距跟外侧韧带。

(2)神经、血管:布有小隐静脉、腓肠神经的分支和外踝前动、静脉。

【操作】 直刺0.2～0.3寸,局部酸胀,有时可向足外侧放散;可灸。

【功效】

(1)平补平泻法:通经脉,调气血,和阴阳。

(2)补法:安神宁心,振奋阳气,强健腰膝。

(3)泻法:镇静止痫,清利头目。

【主治】

(1)痫证日发、癫狂、角弓反张。

按:阴阳平衡失调,不能相互维系,阴虚于下,阳亢于上,心神被扰,神明逆乱而发癫狂;阳气不足,则昼发痫证,角弓反张。阴跷、阳跷二脉主一身左右之阴阳,于目内眦相交入脑,阳跷为病"动若腰痛,癫痫,羊鸣",申脉为八脉交会穴之一,通阳跷,可协调阴阳,有镇静止痫之功,因此可治癫狂、痫证日发。

(2)头痛、项强、恶寒发热、目赤肿痛、鼻衄、口眼歪斜。

按:足太阳之脉起于目内眦,上额交巅,足太阳之筋,结于鼻。足太阳经为一身之卫外,风寒袭表,则见头痛、鼻塞、恶寒发热;外感风热,上熏鼻窍,可致鼻衄;上攻于目,则目赤肿痛;邪阻经脉,经气不利,则头痛、项强;邪袭面部,经气阻滞,经筋失养,则口眼歪斜。阳跷脉经侧颊部上挟口角进入内眦。申脉属足太阳经腧穴,又通阳跷,功能清头明目、疏筋活络,疏泄太阳经气,故可治上述外邪侵袭诸证。

(3)眩晕、耳鸣。

按:肾主骨生髓,脑为髓海,耳为肾窍,精少髓亏,脑海空虚故见眩晕、耳鸣。肾与膀胱相表里,申脉属膀胱经,通阳跷,可调阴阳,补虚损,益肾生精,故治眩晕,耳鸣。

(4)心悸、心烦、失眠。

按:肾精不足,水不济火,心阳独亢,心神被扰,则见心悸、心烦、失眠。足太阳脉,络肾属膀胱,足太阳之别,属膀胱,散之肾、心,申脉穴可协调阴阳,安神宁心,因此可治心

300

肾不交之证。

(5)腰髋冷痛、腰腿疼、足胫寒痛、不能久立、下肢不遂、足内翻。

按:足太阳脉挟脊贯臀抵腰,足太阳之筋结于外踝、踵、膝、尻,阳跷脉"起于跟中,循外踝上行",凡风寒湿邪侵袭太阳经脉,循经流注,经气不利,气血运行不畅,均可致腰骶冷痛、腰腿疼、足胫寒痛、不能久立、下肢不遂;"阳跷为病,阴缓而阳急",故见足内翻。申脉为膀胱经腧穴,位于足外踝下,通阳跷,可调节躯干两侧及下肢阴阳,振奋阳气,疏筋活络,强健腰膝,故可治上述诸证。

【配伍应用】

(1)申脉、绝骨,功能壮筋补虚,治眼肌无力。

(2)丝竹空、申脉,功能疏散太阳经气,散风止痛,治眉棱骨疼。

(3)申脉、后溪,为上下相应取穴法,可疏通太阳经气,治内眼角、耳、项、肩胛病及发热恶寒表证。

(4)昆仑、太溪、申脉、丘墟、解溪,功能疏筋活络,治足跟疼痛。

(5)太冲、委中、肾俞、申脉,功能活血通络散风,治腰不能举。

(6)神门、三阴交、肾俞、申脉、太溪,功能滋阴降火,清心安神,治心悸失眠。

(7)申脉、百会、风池、心俞、后溪,功能宁心安神,息风止痫,治痫证日发。

(8)风池、翳风、中渚、申脉、太冲，功能平肝息风，治肝阳上亢之眩晕。

【现代研究】 现代常用本穴或配取本穴治疗头痛、脑膜炎、内耳性眩晕、癫痫、精神分裂症、踝关节痛、腰腿痛、中风下肢不遂等。据报道，有用本穴治疗小儿麻痹后遗症之足内翻，刺入3分，得气后施以轻度捻转震颤，左手握患儿足趾，轻轻向下活动，留针15分钟，每5分钟行针并辅助活动1次，肌肉不萎缩者及时治疗3～5个疗程一般可纠正。有人报道用申脉治疗急性泄泻50例，灸治1次而愈者占50%，2次而愈者占48%，3次而愈者占2%，治愈率达100%。

【古代文摘】

(1)位置

《针灸甲乙经》：在外踝下陷者中，容爪甲许。

《玉龙经》：在足外踝骨直下赤白肉际横纹。

《针灸大成》：外踝下五分陷中，容爪甲白肉际，前后有筋，上有踝骨，下有软骨，其穴居中。

(2)主治

《针灸甲乙经》：腰痛不能举足，少坐，若下车蹶地，胫中熇熇；寒热，颈腋下肿。

《玉龙经》：一身四肢拘急。

《针灸大成》：风眩，腰脚痛，骱酸不能久立，如在舟中，劳极，冷气逆气，腰髋冷痹，脚膝屈伸难，妇人血气痛，洁古曰：痫病昼发灸阳跷。

302

《兰江赋》:申脉能除寒与热,头风偏正及心惊,耳鸣鼻衄胸中满。

(3)配伍

《针灸甲乙经》癫狂,互引僵仆:申脉,主之先取阴跷,后取京骨。

《备急千金要方》胫间寒热:申脉、隐白、行间。腰痛不能举:申脉、太冲、阳跷。

《标幽赋》头风头痛:申脉、金门。

至阴 Zhiyin（BL67）

【出处】 《灵枢·本输》。

【别名】 独阴(《经穴纂要》)。

【释名】 至,指到达;阴,指足少阴。穴在足小趾端,足太阳脉气由此交接足少阴肾,故名至阴。

【类属】 五输穴之一,本经井穴;五行属金(《灵枢·本输》)。

【位置】 在足小趾外侧,距趾甲根角 0.1 寸处(图20)。

【取法】 正坐垂足着地或仰卧,于足小趾爪甲外缘与基底部各作一直线,两线交点处即是本穴。

【局解】

(1)组织层:皮肤→皮下组织→骨膜。

(2)神经、血管:布有足背外侧皮神经的趾背神经和趾背动、静脉网。

【操作】 斜刺0.2寸,局部酸胀感;可灸。艾灸时有人可觉有热气沿小趾循足上行,沿下肢后侧上升至骶、腰部。

【功效】

(1)平补平泻法:疏通经脉,调和气血,协调阴阳。

(2)补法:益肾调经,正胎催产。

(3)泻法:疏风清热,清头明目。

【主治】

(1)胎位不正、难产、胞衣不下、月经不调、痛经。

按:脾肾气虚,胎气壅滞,转动不利,则胎位不正;气血虚亏,产力不足,则难产;气虚血瘀,无力娩胞,则胞衣不下;气血不足,冲任失养,故月经不调;肝肾阴虚,精亏血少,胞脉失养,则可痛经。至阴为足太阳膀胱经最后一穴,足太阳脉经至阴贯涌泉而入肾及冲任督诸脉,冲为血海,任主胞胎,肾主生殖,故本穴可助肾气、通胞脉、运胞宫、调经血,可收转胎、催产、下胞之效。艾灸又可行气活血,温经通络,故治上述诸证。

(2)小便不利、小便淋漓、遗尿、水肿、遗精。

按:肾气不足,不能化气行水,则小便不利、水肿;肾虚精关不固,膀胱失约,则见遗精或遗尿、小便淋漓。针补本穴可补肾纳气,振奋阳气,促进气化,因此可治水肿、遗精、小便不利等证。

(3)头痛无汗、颈项强痛、目痛、鼻塞、鼻衄。

按:太阳为人身之蕃篱,主肌表,风寒外客,可见头痛、项强、恶寒无汗、鼻塞等;风热外袭,上犯清窍,则目赤肿痛、

304

鼻衄。太阳经脉起于目,经筋结于鼻,取本穴可疏风解表,故可治风寒或风热表证。

(4)脚膝肿、转筋、癫疾、足下热。

按:太阳经筋,上循跟,结于腘,其别者,结于踹外,挟脊上项,邪袭太阳,经气不利,可致脚膝肿、转筋、癫疾、足下热。至阴为本经井穴,可通调气血,疏筋活络,故可治上述诸证。

(5)胸胁支满、烦心。

按:心位胸中,水火不济,心火偏旺则心胸烦闷;胸阳不振,阴寒上乘,阻闭胸胁,则胸胁满痛。太阳经别循脊当心入散,本穴又为足太阳之井穴,"井主心下满",针之可治胸胁支满之证。

【配伍应用】

(1)至阴、百会、太阳,功能疏风散寒,通络止痛,治外感风寒之头痛。

(2)风池、风府、申脉、至阴、照海、合谷,功能疏散风热,清头明目,治头痛目赤。

(3)环跳、阳辅、至阴、太白,功能疏筋活络,治脚膝肿痛、挛急,足麻痹。

(4)中极、至阴、次髎,功能通经活血,治气虚血瘀之难产。

(5)中极、曲骨、至阴、关元,功能温肾培元,治肾阳不足,下元亏损之带下。

(6)至阴、曲泉、中极,功能清理下焦湿热,治疗湿热下注,热扰精室之遗精。

（7）中极、合谷、三阴交、气海、至阴,功能行气活血,温经散寒,治血瘀所致胞衣不下。

（8）至阴、关元、足三里,功能益肾调血,疏导气机,治气血不足之胎位不正。

【现代研究】 本穴对矫正胎位有显著疗效。现代研究证明,艾灸或针刺至阴穴,可使肾上腺皮质系统兴奋,可提高肾上腺皮质激素的量,间接增强子宫活动,使子宫紧张性增加,收缩频率加快,有利于胎儿娩出。同时也增强胎儿的活动,胎儿的心率因此加快,子宫及胎儿的活动幅度、频率在灸后 1 小时或当晚达到高峰,异常的胎位常在达高峰前后自动倒转。其效果以腹壁紧张度适中者较好,腹壁紧张者因不利胎儿转动则较差。腹壁松弛则在胎位矫正后又易回到原位。纠正胎位最佳时间为怀孕 32～38 周为宜。因子宫畸形,骨盆狭窄或胎儿本身所引起的胎位不正,针灸治疗不理想,应用其他方法。近年来,针灸至阴转胎的报道较多,或单用艾灸,或针灸并用,或激光照射,成功率在80% 以上。有人报道针刺至阴穴治疗胎盘滞留 30 例,成功率达100％,30 例均在针刺 3～10 分钟内胎盘娩出。有人用至阴治疗痛经效果满意,多数患者在 2～3 个月经周期治疗而愈。有报道针刺至阴穴可治妊娠呕吐、痔瘘手术后尿潴留等有效。有报道针至阴可降血压。现代还常取本穴或配取本穴治疗神经性头痛、眼结膜充血、角膜白斑、遗精、高血压等。

【古代文摘】

《灵枢·本输》:足小指之端也。

《针灸甲乙经》:在足小指外侧去爪甲角如韭叶。

(2)主治

《针灸甲乙经》:头重鼻衄及瘈疭,汗不出,烦心,足下热,不欲近衣,项痛,目翳,鼻及小便皆不利。

《针灸大成》:目生翳,鼻塞头重,风寒从小趾起,脉痹上下带胸胁痛无常处,转筋寒疟,失精,目痛,大眦痛。

《席弘赋》:脚膝肿。

《肘后歌》:头面之疾。

(3)配伍

《针灸大成》疮疡:至阴、通谷、束骨、昆仑、委中。

《杂病穴法歌》催生:足三里、至阴。

附:足太阳膀胱经备用穴

穴名	定位	操作	主治
眉冲 Meichong (BL3)	在头部,当攒竹直上入发际0.5寸,神庭与曲差连线之间	平刺0.3~0.5寸	痫证、头痛、眩晕、目视不明、鼻塞
曲差 Qucha (BL4)	在头部,当前发际正中直上0.5寸,旁开1.5寸,即神庭与头维连线的内1/3与中1/3交点上	平刺0.5~0.8寸;可灸	头痛、眩晕、目视不明、鼻塞

穴名	定位	操作	主治
五处 Wuchu (BL5)	在头部,当前发际正中直上1寸,旁开1.5寸	平刺0.5~0.8寸;可灸	头痛、眩晕、目视不明
承光 Chengguang (BL6)	在头部,当前发际正中直上2.5寸,旁开1.5寸	平刺0.5~0.8寸;可灸	头痛、眩晕、目视不明、呕吐、烦心、鼻塞、痫证
通天 Tongtian (BL7)	在头部,当前发际正中直上4寸,旁开1.5寸	平刺0.3~0.5寸;可灸	头痛、眩晕、鼻塞、鼻渊
络却 Luoque (GL8)	在头部,当前发际正中直上5.5寸,旁开1.5寸	平刺0.3~0.5寸;可灸	眩塞、鼻塞、耳鸣、癫狂、痫证
玉枕 Yuzhen (BL9)	在后头部,当后发际正中直上2.5寸,旁开1.3寸,平枕外隆凸上缘的凹陷处	平刺0.3~0.5寸;可灸	头痛、目痛、鼻塞、耳鸣、呕吐
大杼 Dazhu (BL11)	在背部,当第1胸椎棘突下,旁开1.5寸	斜刺0.5~0.8寸;可灸	咳嗽、发热、头痛、肩背痛、颈项拘急
厥阴俞 Jueyinshu (BL14)	在背部,当第4胸椎棘突下,旁开1.5寸	斜刺0.5~0.8寸;可灸	心痛、心悸、胸闷、咳嗽、呕吐

穴名	定位	操作	主治
督俞 Dushu (BL16)	在背部,当第6胸椎棘突下,旁开1.5寸	斜刺 0.5 ~ 0.8寸;可灸	心痛、腹痛、肠鸣、腹胀、呃逆
三焦俞 Sanjiaoshu (BL22)	在腰部,当第1胸椎棘突下,旁开1.5寸	直刺 0.5 ~ 1寸;可灸	胃脘痛、腹胀、呕吐、完谷不化、肠鸣、胸胁痛
气海俞 Qihaishu (BL24)	在腰部,当第3胸椎棘突下,旁开1.5寸	直刺 0.5 ~ 1寸;可灸	腰痛、痛经、肠鸣、痔疾
关元俞 Guanyuanshu (BL24)	在腰部,当第5胸椎棘突下,旁开1.5寸	直刺 0.5 ~ 1.2寸;可灸	腹胀、泄泻、小便不利、消渴、腰痛
小肠俞 Xiaochangshu (B127)	在骶部,当骶正中嵴旁1.5寸平第1骶后孔	直刺 0.8 ~ 1.2寸;可灸	遗精、遗尿、带下、小腹胀痛、泄泻、腰腿痛
膀胱俞 Pangguangshu (BL28)	在骶部,当骶正中嵴旁1.5寸平第2骶后孔	直刺 0.8 ~ 1.2寸;可灸	遗精、遗尿、带下、小便不利、小腹胀痛、泻泄、腰骶痛
中膂俞 Zhonglushu (BL29)	在骶部,当骶正中嵴旁1.5寸平第3骶后孔	直刺 0.8 ~ 1.2寸;可灸	腰脊痛、消渴、痢疾

穴名	定位	操作	主治
白环俞 Baihuanshu (BL30)	在骶部,当骶正中嵴旁1.5寸平第4骶后孔	直刺0.8~1.2寸;可灸	腰腿痛、带下、遗精、月经不调
上髎 Shangliao (BL31)	在骶部,当骶后上棘与后正中线之间,适对第1骶后孔处	直刺1~1.5寸;可灸	腰腿痛、带下、遗精、阳痿、月经不调、大小便不利
中髎 Zhongliao (BL33)	在骶部,当次髎下内方,适对第3骶后孔处	直刺1~1.5寸;可灸	腰痛、月经不调、小便不利、赤白带下、便秘
下髎 Xialiao (BL34)	在骶部,当中髎下内方,适对第4骶后孔处	直刺1~1.5寸;可灸	腰痛、小腹痛、肠鸣、小便不利、便秘
会阳 Huiyang (BL35)	在骶部,尾骨端旁开0.5寸	直刺0.8~1.2寸;可灸	阳痿、遗精、带下、痢疾、泄泻、痔疾
承扶 Chengfu (BL36)	在大腿后面,臀下横纹的中点	直刺1~2.5寸;可灸	腰骶臀股部疼痛、痔疾
殷门 Yinmen (BL37)	在大腿后面,当承扶与委中的连线上,承扶下6寸	直刺1~2寸;可灸	腰腿痛,下肢痿痹

穴名	定位	操作	主治
浮郄 Fuxi (BL38)	在腘横纹外侧端,委阳上1寸,股二头肌腱的内侧	直刺 1~1.5寸;可灸	膝腘部疼痛、麻木、挛急
委阳 Weiyang (BL39)	在腘横纹外侧端,当股二头肌腱的内侧	直刺 1~1.5寸;可灸	腹满、小便不利、腰脊强痛、下肢挛痛
附分 Fufe (BL41)	在背部,当第2胸椎棘突下,旁开3寸	斜刺 0.5~0.8寸;可灸	肩背拘急、颈项强痛、肘臂麻木
魄户 Pohu (BLA2)	在背部,当第3胸椎棘突下,旁开3寸	斜刺 0.5~0.8寸;可灸	咳嗽、气喘、肺结核、肩背痛
膏肓 Gaohuang (BL43)	在背部,当第4胸椎棘突下,旁开3寸	斜刺 0.5~0.8寸;可灸	咳嗽、气喘、肺结核、肩背痛、吐血、盗汗、健忘、遗精
神堂 Shentang (BLA4)	在背部,当第5胸椎棘突下,旁开3寸	斜刺 0.5~0.8寸;可灸	咳嗽、气喘、胸痛、背痛
谚谑 Yixi (BIA5)	在背部,当第5胸椎棘突下,旁开3寸	斜刺 0.5~0.8寸;可灸	咳嗽、气喘、肩背痛、疟疾、热病

穴名	定位	操作	主治
膈关 Geguan (BL46)	在背部,当第7胸椎棘突下,旁开3寸	斜刺 0.5 ~ 0.8寸;可灸	呕吐、嗳气、食不下、胸闷、背痛
魂门 Hunmen (BlA7)	在背部,当第9胸椎棘突下,旁开3寸	斜刺 0.5 ~ 0.8寸;可灸	胸胁痛、呕吐、背痛
阳纲 Yanggang (BLA8)	在背部,当第10胸椎棘突下,旁开3寸	斜刺0.5~0.8寸;可灸	肠鸣、泄泻、黄疸、消渴、腹痛
意舍 Yishe (BLA9)	在背部,当第11胸椎棘突下,旁开3寸	斜刺 0.5 ~ 0.8寸;可灸	腹胀、肠鸣、呕吐、食不下
胃仓 Weicang (BL50)	在背部,当第12胸椎棘突下,旁开3寸	斜刺 0.5 ~ 0.8寸;可灸	胃脘痛、腹胀、消化不良、水肿、背痛
肓门 huangneri (BL51)	在腰部,当第1腰椎棘突下,旁开3寸	斜刺 0.5 ~ 0.8寸;可灸	腹痛、便秘、乳疾、痞块
志室 Zhishi (BL52)	在腰部,当第2腰椎棘突下,旁开3寸	直刺 0.5 ~ 1寸,可灸	遗精、阳痿、阴痛、小便不利、水肿、腰脊痛

312

穴名	定位	操作	主治
胞肓 Baohuang （BL53）	在臀部，平第2骶后孔，骶正中嵴旁开3寸	直刺0.8～1.2寸；可灸	肠鸣、腹胀、腰痛、小便不利、阴肿
合阳 Heyang （BL55）	在小腿后面，当委中与承山的连线上，委中下2寸	直刺1～2寸；可灸	腰脊强痛、下肢痿痹、疝气、崩漏
承筋 Chengjin （BL56）	在小腿后面，当委中与承山的连线上，腓肠肌肌腹中央，委中下5寸	直刺1～2寸；可灸	小腿痛、霍乱转筋、痔疾、腰背拘急
飞扬 Feiyang （BL58）	在小腿后面，当外踝后，昆仑穴直上7寸，承山外下方1寸	直刺1～1.5寸；可灸	头痛、目眩、鼻塞、鼻衄、腰背疼痛、腿软无力、痔瘘
跗阳 Fuyang （BL59）	在小腿后面，外踝后，昆仑穴直上3寸	直刺0.8～1.2寸；可灸	头重、头痛、腰背痛、下肢瘫痪、外踝红肿
仆参 Pucan （BL61）	在足外侧部，外踝后下方，昆仑直下，跟骨外侧，赤白肉际处	直刺0.3～0.5寸；可灸	下肢痿弱、足跟痛、霍乱转筋、痫证、脚气
金门 Jinmen （BL63）	在足外侧部，当外踝前缘直下，骰骨下缘处	直刺0.3～0.5寸；可灸	痫证、小儿惊风、腰痛、下肢痿痹

穴名	定位	操作	主治
京骨 Jinggu （BL63）	在足外侧，第 5 跖骨 粗隆下方，赤白肉 际处	直刺 0.3 ～ 0.5 寸；可灸	头痛、项强、腰腿痛、 痫证、目疾
束骨 Shugu （BL65）	在足外侧，足小趾本 节（第 5 跖骨关节） 的后方，赤白肉际处	直刺 0.2 ～ 0.5 寸；可灸	头痛、项强、腰腿痛、 癫狂、目眩、下肢后 侧痛
足通谷 Zutonggu （BL66）	在足外侧，足小趾本 节（第 5 跖骨关节） 的前方，赤白肉际处	直刺 0.2 ～ 0.5 寸；可灸	头痛、项强、目眩、鼻 衄、癫狂

8. 足少阴肾经

足少阴肾经起于足小趾之下，斜向足心（涌泉），出于舟骨粗隆下，沿内踝后方进入足跟，再向上行于腿肚内侧，出腘窝的内侧，向上行大腿内侧后缘，与督脉交于长强后通向脊柱，属于肾脏（腧穴通路：于躯干前部，向上行于腹部前正中线旁开 0.5 寸，胸部前正中线旁开二寸，终止于锁骨下缘俞府穴），联络膀胱；从肾脏部分出的直行的经脉，向上通过肝和横膈，进入肺中，然后沿着喉咙，挟于舌根部；从肺部分出的支脉，联络于心脏，流注胸中，与手厥阴心包经相接。

本经腧穴起于涌泉，止于俞府，总计 27 穴。主要治疗妇科、前阴、肾、肺、咽喉病及经脉循行部位的其他病证。本经常用腧穴：涌泉、太溪、照海、复溜。

涌泉 Yongquan(KI1)

【出处】 《灵枢·本输》。

【别名】 地冲(《针灸甲乙经》)、足心(《史记·扁鹊仓公列传》)。

【释名】 穴为足少阴经之井,在足心凹陷处。肾属水,喻经气初出如泉水涌出,故以为名。

【类属】 五输穴之一,为足少阴经井穴;五行属木(《灵枢·本输》)。

【位置】 在足底部,卷足时足前部凹陷处,约当足底第2、第3趾趾缝纹头端与足跟连线的前1/3与后2/3交点上(图21)。

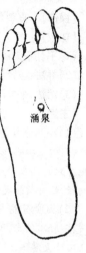

图21

【取法】 仰卧,5趾跖屈,于足蹠心前部正中凹陷处取穴,约当足底(足趾除外)的前、中1/3的交点,当第2、3跖趾关节稍后处。

【局解】

(1)组织层:皮肤→皮下筋膜→蹠腱膜→趾短屈肌→第2吲状肌→跖收肌(斜头)骨间蹠侧肌。

(2)神经、血管:浅层有足底内、外侧神经皮支分布;深层有足底外侧神经肌支和足底内、外侧动脉分支分布,并有

315

第 2 趾底总神经干和第 2 跖底动脉干经过。

【操作】　直刺 0.5~1 寸;可灸。

【功效】

(1)平补平泻法:调肾气,利血脉。

(2)补法:益肾滋阴,引火下行。

(3)泻法:平冲降逆,开窍启闭,醒脑苏厥。

【主治】

(1)小儿惊风、痫证、昏厥、癫、狂、中风。

按:心主神明,以上诸证均属神昏风动之证(病机参考其他井穴),涌泉为足少阴肾经之井穴,具有开窍醒神苏厥之功效,故可治此类神志病。

(2)头顶痛、眩晕、高血压、耳鸣、耳聋。

按:肝阳偏亢,风阳升动,上扰清空,可见上述诸症。取本穴可降火潜阳,故可治肝肾阴虚,肝阳上亢之头痛、眩晕、耳鸣、耳聋、高血压。

(3)喉痹、舌本强、失音、牙痛。

按:肝肾阴虚则津不上润,火炎其上,则喉痹、舌本强、牙痛。足少阴经脉“循喉咙,挟舌本”,涌泉位于足部,针本穴滋阴益肾,引火归源,故可治疗与肾经有关的上述诸证,即所谓“上病下取”之义。

(4)小便不利、小便频数或清长、遗尿、水肿、大便艰涩。

按:肾司二便,肾气虚衰,膀胱气化、开合失司,可见小便不利、频数、遗尿、水肿;肾阳虚,寒自内生,肠道传送无力,则见大便艰涩。涌泉为肾经腧穴,针补本穴可补肾壮阳,以助气化,故可治上述诸证。

(5)遗精、不孕(育)、月经不调。

按:肾虚,精关不固,则遗精、不育;冲任失养,则不孕、月经不调。本穴可益肾滋阴,精气充足,则上症可瘥。

(6)心烦、心痛、心中热、失眠。

按:肾阴不足、水不济火,心火独亢,心神不安,则见心烦、心痛、心中热、失眠等证。本穴为肾经井穴,可滋阴清热,交通心肾,故治上述心火独亢之证。

(7)咳嗽、咯血。

按:肺肾阴虚,肺失濡润则见咳嗽;阴虚火旺,伤及血络可见咯血。涌泉为肾经之井穴,功能滋肺肾,降虚火,故可治咳嗽、咯血属阴虚火旺者。

(8)足膝冷痛、股内后廉痛、足心痛、足趾麻木。

按:肾虚筋脉失养,或感受外邪,筋脉阻滞,引起足少阴肾经所过部位疼痛、麻木,针本穴可疏通经络,濡养筋脉,故可治肾经所过的下肢诸疾。

(9)奔豚气

按:肾虚水寒之气上逆,可致奔豚气病。针本穴可益肾平冲,故可治之。

【配伍应用】

(1)百会、风池、涌泉、太冲,功能平肝潜阳,治疗肝阳上亢之头痛眩晕。

(2)涌泉、太冲、曲池、人迎,功能平肝清热,治疗肝火旺盛之高血压。

（3）涌泉、水沟、灸百会，功能温阳开窍醒志，治中风闭证之阴闭。

（4）水沟、丰隆、涌泉、太冲，功能平肝息风，豁痰开窍，治中风闭证之阳闭。

（5）涌泉、水沟、曲泽、委中，功能清暑开窍，治疗暑厥证。

（6）神门、合谷、丰隆、涌泉、大陵，功能豁痰开窍醒神，治疗狂证。

（7）涌泉、太冲、公孙，功能平肝降逆，治疗肝热奔豚气。

（8）太溪、涌泉、天突、尺泽，功能清热滋阴利咽，治疗肺肾阴虚之咳嗽、咽喉肿痛、音哑。

（9）三阴交、涌泉、志室，功能滋肾固精，治疗阴虚火旺之遗精。

（10）神门、大陵、涌泉、百会，功能清心安神，治疗心肾不交之心烦、失眠。

（11）灸涌泉、脾俞、足三里功能温肾健脾，治疗脾肾阳虚之泄泻。

（12）三阴交、灸涌泉、中极、关元，功能温肾以助膀胱气化，治疗肾气不足之遗尿、小便不利及癃闭。

（13）涌泉、昆仑、解溪、太溪，功能益肾气，通经络，治疗肾虚之足跟痛、足心热、足趾麻木等。

【现代研究】 涌泉穴有很好的降压作用。艾条熏灸涌泉有矫正胎位的效应。大鼠动物实验表明，针刺涌泉穴对痛阈和脑 5-羟色胺、去甲肾上腺素均有不同影响，而且在

318

一天的不同时辰有节律性变化。其变化规律符合子午流注纳子法的规律。在国外有人报道,给深度麻痹的狗静脉注射速尿,以引起持续而强有力的利尿,然后针刺一侧涌泉穴即可引起对侧肾脏速尿利尿的深度抑制,而针刺肾俞穴则能对抗针刺涌泉穴的这种效应。有人用针刺涌泉穴治疗血小板减少性紫癜数例,取双侧涌泉,日1次,不留针,效果良好。治疗胃痉挛性腹痛. 取双侧涌泉,针刺捻转刺激后,疼痛立止。肖氏治疗癔病,先取一侧涌泉,进针后施紧按慢提伴旋转的手法,3分钟后不缓解者加对侧涌泉穴,憋气者加内关,每隔5分钟左右交替行针1次,直至恢复。结果共治疗50例,1次即痊愈者49例,1例无效。母氏用疏密波电针疗法针刺涌泉2~20分钟,治愈4例因脑震荡所致音哑失语者。

【古代文摘】

(1)位置

《灵枢·本输》:足心也。

《针灸甲乙经》:在足心陷者中,屈足卷趾宛宛中。

《外台秘要》引甄权底云:在脚心底宛中,白肉际,跪取之。

《玉龙经》:在脚心转足三缝中。又以二趾至足跟尽处折中是穴。

(2)主治

《素问·缪刺论》:邪客于足少阴之络,令人嗌痛不可内食,无故善怒,气上走贲上。

《针灸甲乙经》:热中少气,厥阳寒灸之热去;烦心不嗜食,咳而短气,善喘,喉痹身热,脊胁相引,忽忽善忘;足厥喘逆,足下清至膝;腰痛,大便难;少腹中满,小便不利;丈夫㿗疝,阴跳,痛引篡中不得溺,腹中支,胁下支满,闭癃,阴痿,后时泄,四肢不收,实则揣疼痛,汗不出,目䀮䀮无所见,怒欲杀人,暴痛引髋下节时有热气,筋挛,膝痛不可屈伸,狂如新发,衄不食,喘呼,少腹痛引嗌,足厥痛;风入腥中,侠脐急,胸痛,胁支满,衄不止,五趾端尽痛,足不践地;肩痛头时眩;咽中痛,不可内食;妇人无子。

《医宗金鉴》:足心热,奔豚,疝气疼痛,血淋气痛。

《玉龙歌》:传尸劳病。

《肘后歌》:顶心头痛眼不开;伤寒痞气结胸中,两目昏黄汗不通。

(3)配伍

《灵枢·五邪》邪在肾,则病骨痛阴痹(按之而不得,腹胀腰痛,大便难,肩背颈项痛,时眩):涌泉、昆仑。

《灵枢·热病》热病挟脐急痛,胸胁满:涌泉、阴陵泉。

《备急千金要方》咽中痛不可内食:涌泉、大钟。喉痹哽咽寒热:涌泉、然谷。

《天星秘诀歌》小肠连脐痛:阴陵泉、涌泉。

《杂病穴法歌》治五般痫:劳官、涌泉。

《百症赋》消渴肾竭:行间、涌泉。

320

太溪 Taixi（ KI3）

【出处】 《灵枢·本输》。

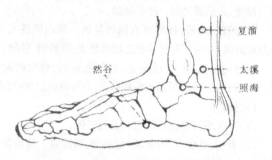

图22

【别名】 大溪(《备急千金要方》)、内昆仑(《千金翼方》)、吕细(《针经指南·通玄指要赋》)。

【释名】 "太"指大，"溪"指山间流水。足少阴脉气出于涌泉，流经然谷，至此聚留而成大溪，故名太溪。一说"太"为甚大，"溪"为沟溪，本穴在内踝与跟腱间的凹陷处，如居大的沟溪之中，因名太溪。

【类属】 足少阴肾经输穴(《灵枢·本输》)；原穴(《灵枢·九针十二原》)；在五行属土(《难经·六十四难》)。

【位置】 在足内侧，内踝后方，当内踝尖与跟腱之间的凹陷处(图22)。

【取法】 正坐或仰卧，内踝尖与跟腱连线中点，或内踝后缘与跟腱前缘的中间,与内踝尖平齐处,与昆仑相对。

【局解】

(1)组织层:皮肤→皮下组织→胫骨后肌腱、趾长屈肌腱与跟腱、跖肌腱之间→趾长肌腱。

(2)神经、血管:浅层布有隐神经的小腿内侧皮支,大隐静脉的属支;深层有胫神经之跟内侧支,胫后动、静脉。

【操作】 直刺,可透昆仑,治足底痛时,针尖略向内踝,深0.5寸~1寸,局部有酸胀感,有时可麻向足底;可灸。

【功效】

(1)平补平泻法:疏通经脉,通利三焦。

(2)补法:补肾气,益肾阴,健脑髓,强腰膝。补而加灸或烧山火,可补肾气,壮元阳。

(3)泻法:清肾经之虚火,泻下焦湿热。

【主治】

(1)头痛、眩晕、耳鸣、耳聋、高血压。

按:肾阴不足,木失滋涵,肝阳上亢则头痛、眩晕、耳鸣、耳聋。太溪为足少阴肾经原穴,补本穴可以滋补肾水,涵养肝木,潜降肝阳,因此本穴可治肝肾阴虚、肝阳上亢之头痛、眩晕、耳鸣、耳聋及高血压等。

(2)牙痛、咽喉肿痛、暴喑、失语。

按:肾主骨,齿为骨之余,咽喉为肺胃之门户,少阴之脉入肺,上达喉咙,挟舌根。若肺肾阴虚,火热上炎,可致牙痛、咽喉肿痛、暴喑、失语等,本穴滋肾水、润肺阴,并可壮水制火,故治上述肺肾阴虚诸证。

（3）青盲、夜盲、青光眼、近视。

按：肝藏血，开窍于目；肾藏精，精之窠为瞳子，肝肾阴虚，精血不能上达于目，目失滋涵，瞳子失养，则可导致青盲、夜盲、青光眼、近视等证，针刺本穴，补肝肾，益精血，上荣于目，而除眼疾。

（4）气喘、短气不足以息。

按：肺主呼吸，肾主纳气，肾虚气失摄纳，奔逆于上，则喘息气短，补本穴可补肾纳气，则喘息可平。

（5）消渴、渴饮多尿。

按：消渴病在肺、肾、胃三脏，阴虚燥热为本病基本病机，渴饮多尿乃肺肾阴虚之证，针刺本穴，补肾水，上滋肺阴，故可治渴饮多尿之证。

（6）失眠、健忘、神经衰弱。

按：神经衰弱、失眠、多梦，病因多端，此属肾水不足，虚火上炎，心肾不交之证，取本穴施补法，可滋补肾阴，上济于心，使心肾交通，心神安顿，则失眠、多梦、神经衰弱诸证可解。

（7）阳痿、遗精、月经不调、带下、不孕（育）、习惯性流产、子宫脱垂。

按：肾气不足，精关不固，则阳痿、遗精；精气不足，冲任失养，或见月经不调、妇人不孕、男子不育；胎气不固，则见习惯性流产；肾气虚衰，胞系无力，则子宫脱垂，针补本穴，可补肾固精，调和冲任，故治上述诸证。

（8）泄泻、遗尿、癃闭、淋证、尿浊、水肿、肾炎、膀胱炎。

按：肾主水，司开阖，主二便，肾气不足，不能化气行水，以致三焦决渎失司，则见泄泻、遗尿、癃闭、淋证、尿浊、水肿以及肾炎、膀胱炎等，针刺本穴，可以补肾气，以助气化，因此本穴可治上证。

(9)腰痛、痿证、足跟痛、足下垂、足内翻、足底痛、下肢痿废、外伤性截瘫，以及两腿内侧湿痒生疮等。

按：腰者肾之府，肾之精气不足，筋骨失养，外府失荣所致腰痛、痿证、下肢痿废、足部疾患，补本穴，可以补肾益精、强筋壮骨。下焦湿热，循经流注经脉，可致腿内侧湿痒生疮，泻本穴可以疏利经脉，通泻三焦，以导湿热下行，因此对大腿内侧之湿痒生疮亦有效。

另外，霍乱、吐泻最易伤人津气，如因吐泻过度，津伤而气脱者，可以针补本穴，以回阳救逆。

【配合应用】

(1)风池、百会、太溪、三阴交、太冲，功能滋阴潜阳，治肝肾阴虚，风阳上浮之头痛、眩晕。

(2)复溜、太溪、关元，功能补肾气，益肾精，治髓海不足之眩晕。

(3)太溪、复溜，功能滋肾水，降虚火，即所谓"壮水之主，以制阳光"，治肾阴不足，虚火上炎所致五心烦热、盗汗颧红、咽干口燥之证。

(4)照海、太溪、少商、少泽，功能滋阴降火，清咽利喉，治阴虚火旺之咽喉疼痛。

(5)内关、神门、太溪、心俞，功能交通心肾，治心肾不

324

交、神经衰弱、失眠多梦等。

（6）颊车、下关、合谷、太溪，功能养阴清热，疏泄阳明，治阴虚胃热之牙痛。

（7）听会、耳门、太溪，功能滋阴降火，疏达少阳，治阴虚火旺之耳鸣、耳聋。

（8）太溪、列缺、太渊，功能滋水清金，治肺肾阴虚之咳血。

（9）气海、太渊、太溪、复溜，功能补肾纳气，治肾不纳气之咳喘。

（10）肾俞、太溪、中脘、关元或气海，功能补益肾气，治疗阳痿、遗精、小便频数或遗尿。

（11）太溪、肾俞、志室，功能补肾益志，治肾虚健忘、遗精、腰膝酸痛、男子不育。

（12）关元、中极、太溪，功能补肾利尿，治肾虚水湿不化之水肿、小便不利。

（13）太溪、肾俞、命门，功能补肾气，强腰膝，治肾虚腰痛。

（14）三阴交、太溪、命门，功能补养精血，治肾虚冲任失养之月经不调、女子不孕。

（15）脾俞、足三里、太溪、命门，功能温脾补肾，治脾肾阳虚带下、泄泻、水肿、不孕。

（16）三阴交、太溪、气海、命门，功能补肾气，固下元，治肾虚带下。

（17）太溪、大杼、绝骨、肾俞，功能补髓壮骨，治肾虚筋

325

骨失养之腰痛腿软。

（18）昆仑、太溪，功能疏通经络，治下肢及足部疼痛。

（19）太溪、飞扬，原络配穴，可滋阴补肾，凡肾阴阳两虚之证均可选用。

【现代研究】　本穴为临床常用穴，其临床观察与实验研究报道较多。有人报道，本穴可以改善肺呼吸功能。针刺太溪、郄门、鱼际，可改善因开胸而引起的纵膈摆动，其效果远比肺门周围神经封闭效果为优。也有人发现，针刺太溪，对肾功能也有一定影响，如刺太溪、列缺等穴，可使肾泌尿功能增强，酚红排出量提高，尿蛋白减少，高血压下降。这种效应可维持2～3小时，个别可达数日，浮肿也减轻，因此对肾炎有一定治疗效果。有人在研究中发现，针刺本穴，留针2分钟，则可见嗜酸性白细胞减少22.4%，若留10分钟，则减少33.6%，因此认为有一定抗炎作用。有人用针刺本穴治疗肾结石所致肾绞痛25例，施针1～2次，绞痛全部消失。有人用示指点按双侧太溪穴，治疗急性腰扭伤1例，即刻腰伸直立。也有人以本穴穴位注射治疗急性喉痹35例，风热者用鱼腥草注射液，虚火者用复方丹参注射液，每穴注射药液1毫升，每日1次，两侧交替进行，治愈31例，中断者3例，无效者1例，有人取太溪穴，双侧同时进行，针尖向外踝尖高点方向刺入5分，施捻转提插手法，而以拇指向前捻时，着力下插，即以下插为主的紧按慢提手法，针下有麻感时效果为好，也可分别进针后，双手同施上述手法，并加电针或温针，治疗失语、暴喑、癔病瘫痪、肾绞痛、失眠、足跟痛等。有人以太溪配内关、太渊,用补法,治疗泌尿系结石、痛经、头痛、无脉证等,均 10～30 次取效。有人治踝关节软组织损伤,先针健侧太溪,令患者下地活动,至痛减后继针患侧,加电针,1 次痛减,3 次痊愈。也有人以本穴,行泻法,治疗小儿惊风,片刻痉止而苏,继针大椎、曲池等,3 诊而愈;以本穴配肾俞,治疗腰痛,5 次痛止,10 次治愈。

【古代文摘】

(1)位置

《灵枢经》:内踝之后,跟骨之上偏中也。

《针灸甲乙经》:足内踝后,跟骨上动脉缺陷中者。

《神应经》:在内踝后五分,跟骨上,有动脉。

(2)主治

《针灸甲乙经》:热痛,烦心,足寒清,多汗;疟,咳逆,心闷不得卧,呕恶,热多寒少,如闭户牖而处,寒厥足热,胞中有大疝瘕,积聚与阴阳相引而痛;痹证病;胸肋支满,不得俯仰,溃痈,上气咽喉喝有声;厥气上支;霍乱,泄出不自如;清瘅善喘气是咽喉而不能言,手足清,溺。大便难,嗌中肿痛,唾血,口中热,唾如酸。

《备急千金要方》:消渴,小便数;手足青至节;黄疸。

《外台秘要》:乳肿痈。

《太平圣惠方》:鼻衄不止。

《神应经》:身痛。

《针灸大成》:咳逆,心痛如锥刺,心脉沉,手足青至节。

《循经考穴编》:阴痿不起,两腿内生疮,痒甚。

327

（3）配伍

《针灸甲乙经》痉：太溪、大仓之原。脚痛、足不仁：太溪、次髎、膀胱俞。

《素问病机气宜保命集》心痛：灸太溪、昆仑。

《针灸资生经》疝：太溪、行间、肓俞、肝俞。衄血不止：太溪、隐白、风门、兑端、脑空。

《玉龙赋》足肿难行：太溪、昆仑、申脉。

《杂病穴法歌》两足酸麻：太溪、仆参、内庭。

《针灸大成》唾血振寒：太溪、足三里、列缺、太渊。阴茎痛：太溪、鱼际、中极、三阴交。牙齿肿痛：吕细、颊车、龙玄、合谷。上半身痛：吕细、太渊、人中。

照海 Zhaohai（ KI6）

【出处】　《针灸甲乙经》。

【别名】　阴跷（《素问·气穴论》王注）、漏阴（《备急千金要方》）。

【释名】　照，其异体字为炤，同昭，含明显之义；海者，百川之所归也。穴在足内踝下一寸，为阴跷脉所生，足少阴脉气归聚处。因穴处脉气阔大如海，其义昭然，故以为名。

【类属】　为八脉交会穴之一，交阴跷脉（《针经指南》）。

【位置】　在足内侧，内踝尖下方凹陷处。（图22）。

【取法】　正坐，两足跖心对合，当内踝下缘之凹陷处，上与踝尖相直；或于内踝尖垂线与内踝下缘平线之交点略向下方之凹陷处取穴。

【局解】

(1)组织层:皮肤→皮下组织→胫骨后肌腱。

(2)神经、血管:浅层有隐神经分支和大隐静脉属支分布;深层有足底内侧神经肌支和胫后动脉的跟内侧分支分布。

【操作】　直刺0.5~0.8寸;可灸。

【功效】

(1)平补平泻法:调理经血。

(2)补法:滋肾阴,利咽喉。

(3)泻法:清虚热,宁神志。

【主治】

(1)头目昏沉、目赤肿痛、口噤、口干口渴、五心烦热。

按:肾阴不足,津亏液少,可见口干口渴;水不涵木,肝阳上亢,可见头目昏沉,目赤肿痛,口噤;阴虚火旺,虚热四散则五心烦热,本穴具有较强的滋补肾阴、滋水涵木的作用,故可治疗由阴虚阳亢所致的病证。

(2)咽喉干痛、干咳、咳血、哮喘。

按:少阴之脉入肺,循喉咙挟舌本。若肺肾阴虚,虚火上炎,可致咽喉疼痛、干咳、咳血。照海又为八脉交会穴,通阴跷、阳跷脉,合于胸肺膈喉咙。本穴可滋肺肾之阴,清降虚火,故可治上述阴虚火旺之证。

(3)月经不调、带下、阴挺、阴痒、遗精。

按:肾气不足,冲任不固,胞脉失养,则见月经不调、阴挺、带下；肾精不足，阴虚火动，男子可见遗精，女子可见阴痒，本穴具有补肾气，固冲任之效，故可治疗上述肾虚诸患。

（4）大便秘结、小便频数、淋沥不通或小便少、水肿。

按：肾开窍于二阴，主二便，肾阴亏虚则大便秘结、小便少；肾气不足则气化失司，可见小便频数，水液代谢不利则水肿。本穴属肾经，可滋肾阴，补肾气，故对二便及水液代谢障碍方面的病证有调整作用。

（5）痫证夜发、惊恐不宁、不寐、精神扰郁、善悲不乐。

按：照海穴为阴跷脉气始发之处，与阳跷脉合于目内眦，并与膀胱经相会，与脑发生联系，且阴阳跷与人体卫气运行有关，共同协同人体的寐寤活动，针本穴协调阴阳，宁心定志，故可治疗上述病证。

（6）疝气偏坠、足痿、足跟痛、腰脊强痛。

按：肾脉贯脊属肾络膀胱，肾主骨，肾经经气不利或肾精不足则可致疝气、腰脊强痛、足跟痛；阴跷脉病，"阴急阳缓"，则可见足痿。本穴可强肾壮腰，调理本经经气，故可治上述诸疾。

【配伍应用】

（1）照海、列缺、天突，功能滋阴利咽，治阴虚火旺之咽喉肿痛、音哑。

（2）照海、孔最、尺泽，功能滋肾阴，泻肺热，治阴虚所致干咳、咯血之症。

（3）支沟、丰隆、照海，功能滋阴通腑，治疗阴虚、气滞便秘。

330

（4）照海、三阴交、血海，功能补冲任，调气血，可治疗肾虚冲任失养之月经不调、痛经。

（5）中极、肾俞、照海、阴谷，功能补肾化气，治疗肾虚开合失司、水液代谢不利之小便不利、小便频数、水肿。

（6）照海、太冲、昆仑、悬钟，功能强筋壮骨，治疗下肢及足踝部痿痹。

（7）太冲、太溪、照海、百会，功能滋阴潜阳，治疗水不涵木之眩晕。

（8）神门、三阴交、照海、百会，功能交通心肾，治疗心肾不交之失眠、多梦。

【现代研究】　本穴对肾功能有调节作用，如给健康人饮水 1500 毫升后，针刺照海，可促进肾脏的泌尿功能，空腹饮水后 3 小时内，平均排尿量，对照组为 1.48 升，而针刺组为 1.78 升，较对照组增加 19%。针刺肾炎患者照海、列缺、太溪等穴，使肾泌尿功能明显增强，酚红排出量也较针前增多，尿蛋白减少，血压也下降。又有报道，针刺照海等穴可引起狗输尿管蠕动增强。有人报道针刺照海治呃逆，用呼吸补泻之法，配合指力捻转，得气后留针，视症状缓解而出针。还有人报道，治疗肋间神经痛，取双侧照海，刺 1～1.5 寸，用泻法，共治 50 例，痊愈 29 例，显效 11 例，好转 6 例，无效 4 例。

【古代文摘】

（1）位置

《针灸甲乙经》：在足内踝下一寸。

《备急千金要方》：在足内踝下。又云：在内踝下容爪甲。在内踝下四分。

《太平圣惠方》在内踝下陷者宛宛中。

《针灸大全》：内踝下微前。

《针灸大成》：足内踝下四分，前后有筋，上有踝骨，下有软骨，其穴居中。

（2）主治

《针灸甲乙经》：目痛引眦，少腹偏痛，背伛瘛疭，视昏嗜卧；惊，善悲不乐如堕坠，汗不出，面尘黑病，饮不欲食；卒疝，少腹痛；目中赤痛，从内眦始；女子不下月水；妇人阴挺出，四肢淫泺，身闷；偏枯不能行，大风默默不知所痛，视如见星，溺黄，小腹热，干咽。

《备急千金要方》：女人漏下赤白，四肢酸削，阴挺下血，阴中肿，或痒漓清汁若葵汁，女子不下月水，痹，惊，善悲不乐，如堕坠，汗不出。

《兰江赋》：噤口喉风。

《标幽赋》：喉中闭塞。

《玉龙歌》：大便闭结不能通。

（3）配伍

《灵枢·热病》癃：阴跷、大敦。

《针灸甲乙经》癫狂，互引僵仆：申脉、阴跷、京骨。

《针灸大成》足踝以下病：照海、申脉。红肿脚气生疮：照海、昆仑、京骨、委中、足三里、三阴交。穿跟草鞋风：照海、丘墟、商丘、昆仑、太冲、解溪。马痫：照海、鸠尾、心俞。

大便闭塞:照海、太白、章门。

《灵光赋》脚气:阴跷、阳跷、足三里。

《玉龙赋》腹内肿块:内关、照海。胎衣不下:阴跷、阳维。

《席弘赋》七疝小腹痛:照海、三阴交、曲泉、气海、关元。

咽喉痛:百会、太冲、照海、三阴交。

复溜 Fuliu（KI7）

【出处】 《灵枢·本输》。

【别名】 伏白、昌阳（《针灸甲乙经》）、伏留（《备急千金要方》）、外命（《外台秘要》）。

【释名】 复,指返还;溜,同流。足少阴脉气由涌泉经然谷,内踝后之太溪,下行大钟、水泉,再绕至照海,复从太溪直上而流于本穴,故名复溜。

【类属】 五输穴之一,为足少阴经经穴;五行属金《灵枢·本输》。

【位置】 在小腿内侧,太溪直上2寸,跟腱的前方。（图22）。

【取法】 正坐或仰卧,先取太溪,于其直上2寸,当跟腱之前缘处取穴。

【局解】

(1)组织层:皮肤→皮下组织→踇长屈肌。

(2)神经、血管:浅层有隐神经分支、小腿内侧皮神经和大隐静脉属支分布;深层有胫神经肌支和胫动脉分支分布。

【操作】 直刺 0.5～1 寸;可灸。

【功效】

(1)补法:滋阴补肾,益髓健脑。配透天凉,滋阴降火。

(2)泻法:舒筋活络,驱邪散滞。

【主治】

(1)眩晕、头痛、耳鸣、耳聋、高血压、脑外伤后遗症

按:肾为水火之脏,藏真阴而寓元阳,肾阴为一身之根蒂,先天之真源,肾主五液以维持体内水液的平衡。若肾阴不足,髓海空虚或水不涵木,则表现出眩晕、头痛、耳鸣、耳聋、高血压等症。复溜为肾经之母穴,补本穴有填精益髓,滋水涵木之功,故本穴可治以上诸症。

(2)青盲、夜盲、暴盲、目翳、近视

按:目为肝窍,肝肾同源,肝血不足,或肝肾阴虚,目失所养则见青盲、夜盲、暴盲、目翳、近视。本穴具有滋补肝肾之阴的功效,故对肝肾阴虚所致目疾均有疗效。

(3)牙痛、咽喉肿痛、暴喑

按:牙与喉咙在经脉与脏腑生理功能上均与肾或肾经有着密切的联系(见太溪),本穴具有滋肾阴以达润肺阴之功效,故可治疗因肺肾阴虚而致的牙痛、咽喉肿痛,暴喑等。

(4)咳嗽、秋燥、肺痨。

按:温燥伤肺,可见咳嗽、秋燥;痨虫蚀肺,肺肾阴虚可见肺痨。补本穴取其"壮水之主,以制阳光",或"金水相生"之意,达到滋补肺肾之阴而止燥咳之效。

(5)消渴。

按:消渴总由阴虚阳亢,津涸热淫所致。根据《医学心悟》指出的"治上消者,宜润其肺,兼清其胃;治中消者,宜清其胃,兼滋其肾;治下消者,宜滋其肾,兼补其肺"的治则,三消均可取补本穴。因本穴为肾经母穴,可滋补元阴。

(6)盗汗、热病汗不出、伤寒无汗、自汗。

按:"汗"为心之液,因肾水亏损不能上济于心,心火扰动,迫液外泄,可致盗汗;肾阳虚,卫阳不固可致自汗;外邪侵袭,阳热郁闭,气孔闭塞,可见热病汗不出,伤寒无汗等。本穴是肾经中与五行属金的肺脏相通的穴位,肺主皮毛,司腠理的开合,对于无汗者,泻本穴可宣通毛窍,驱邪外出,故可发汗。补复溜可益气固表止汗。

(7)遗尿、癃闭、水肿、肠鸣泄泻。

按:肾司二便,主水,肾气不足,膀胱气化失常,则见遗尿、癃闭;肾气不足,不能化气行水,水液停留体内,可见水肿;肾阳虚弱,不能温煦脾阳,脾失健运,可见肠鸣泄泻。补复溜可补肾温阳,故可治上述诸证。

(8)月经不调、经闭、带下、不孕(育)、胎漏坠、遗精、阳痿。

按:肾为先天之本,生殖发育之源,因肾引起的男女生殖系疾患,针补本穴可补肾固精,调和冲任,故可治上述诸证。

(9)足跟痛、足底痛、膝内辅骨痛、腰脊痛、下肢痿弱无力。

335

按:肾主骨藏精,精血相生。凡因肾精亏虚,精血不足引起足跟痛、足底痛、膝内辅骨痛、腰脊痛、下肢痿弱无力,补本穴,有补益精血、强壮筋骨之功,故可治上述诸证。

【配伍应用】

(1)复溜、三阴交、太溪,功能补肾气,益精血,治肾精亏虚之耳鸣,耳聋。

(2)太冲、复溜、百会、风池,功能滋阴潜阳,治肝肾阴虚,水不涵木之眩晕头痛。

(3)复溜、大钟、天柱、百会,功能补精髓,健脑海,治疗髓海空虚之眩晕头痛。

(4)肝俞、风池、复溜、太冲、睛明,功能滋补肝肾,明目,治肝肾不足所致的各种目疾。

(5)尺泽、复溜、内庭,功能清燥润肺,治肺燥津伤之喉喑。

(6)复溜、太溪、太渊,功能滋补肺肾,金水相生,治肺肾阴虚之咽痛,音哑。

(7)合谷、复溜、太溪、廉泉,功能益气补肾,治精气亏虚,吞咽困难。

(8)复溜、太溪、太渊、内庭,功能滋肾补肺泻胃,治阴虚燥热之消渴。

(9)大陵、神门、复溜、太溪,功能滋肾水,降虚火,治肾阴不足,虚火上炎所致失眠、五心烦热、心悸。

(10)复溜、合谷,既可发汗,又可止汗,故治多汗或无汗。多汗,先泻合谷,次补复溜;少汗,先补合谷,次泻复溜。

336

(11)气海、膻中、复溜、太渊,功能补肾纳气,治肾不纳气之咳喘。

(12)复溜、三阴交、足三里、气海,功能补肾精,调冲任,治肾虚冲任失调的各种妇科疾患。

(13)三阴交、复溜、肾俞、志室、关元,功能固肾填精,治疗肾虚不固,封藏失职之阳痿、早泄、遗精等。

(14)中极、关元、肾俞、复溜,功能补肾摄纳,治肾虚膀胱失约,气化不利之小便疾患。

(15)足三里、复溜、关元、天枢,功能温补脾肾,治脾肾阳虚之肠鸣、泄泻、水肿。

(16)昆仑、复溜、阴谷、肾俞,功能补髓壮骨,治肾虚筋骨失充之腰腿疼痛、软弱无力、足跟痛。

【现代研究】 有人报道,取复溜穴治疗中年妇女无器质性病变而下肢浮肿,有良效。取 1.5 寸毫针,针刺复溜穴用平补平泻手法,得气留针 20 分钟,每日 1 次,10 次为 1 疗程,5～10 次即可见效。

【古代文摘】

(1)位置

《灵枢·本输》:上内踝二寸,动而不休。

《针灸甲乙经》:在足内踝上二寸陷者中。

《素问·刺腰痛》王注:在内踝后上同身寸之二寸,动脉陷者中。

《神应经》:在内踝上,除踝一寸,踝后五分,与太溪相直。

《循经考穴编》广注:当比(三)阴交微前些,前旁骨是复溜。后旁筋是交信,二穴止隔筋一条耳。

《针灸集成》:在交信后五分,与交信并排。

(2)主治

《甲乙经》:疟,热少间寒不能自温,膜胀切痛引心;血痔泄后重,腹痛如癃状,狂仆必有所扶持及大气涎出,鼻孔中痛,腹中常鸣,肌寒,寒热无所安,汗出不休;嗌干,腹癃痛,坐卧目䀮䀮,善怒多言;腰痛,引脊内廉;风逆四肢肿。

《针灸大成》:肠澼,腰脊内引痛,不得俯仰起坐,目视䀮䀮,善怒多言,舌干,胃热虫动涎出,足痿不收履,骭寒不自温,腹中雷鸣,腹胀如鼓,四肢肿,血痔,泄后重,五淋,血淋,小便如散火,骨寒热,盗汗,汗注不止,齿龋,脉微细不见,或时无脉。

《胜玉歌》:脚气。

《肘后歌》:疟疾三日得一发,先寒后热,寒多热少;伤寒四肢厥逆冷,无脉;伤寒自汗发黄。

《百症赋》:舌干口燥。

《天元太乙歌》:脊因闪挫腰难转,举动多艰行履颤,游风偏体生虚浮。

(3)配伍

《针灸甲乙经》乳痈:太冲、复溜。

《备急于金要方》嗌干:复溜、照海、太冲、中封。小腹痛:复溜、中封、肾俞、承筋、阴包、承山、大敦。风逆四肢肿:复溜、丰隆、大都。

338

《针灸大成》足骱寒:复溜、申脉、厉兑。鼓胀:复溜、公孙、中封、太白、水分。肿水气胀满:复溜、神阙。

《兰江赋》无汗:补合谷,泻复溜。

《杂病穴法歌》水肿:水分、复溜。

附:足少阴肾经备用穴

穴名	定位	操作	主治
然谷 Rangu (KI2)	在足内侧缘,足舟骨粗隆下方,白肉际	直刺 0.5 ~ 0.8寸;可灸	月经不调、遗精、小便不利、胸胁胀痛、咳血、小儿脐风、口噤不开、下肢痿痹、足跟痛
大钟 Dazhong (KI4)	在足内侧,内踝后下方,当跟腱附着部的内侧前方凹陷处	直刺 0.3 ~ 0.5寸;可灸	咳血、腰脊强痛、痴呆、嗜卧、月经不调、足跟痛
水泉 Shuiquan (KI5)	在足内侧,内踝后下方,当太溪直下 1 寸(指寸),跟骨结节的内侧凹陷处	直刺 0.3 ~ 0.5寸;可灸	月经不调、痛经、小便不利、腹痛、头昏目花
交信 Jiaoxin (KI8)	在小腿内侧,当太溪直上 2 寸,复溜前 0.5寸,胫骨内侧缘的后方	直刺 0.6 ~ 1.2寸;可灸	月经不调、崩漏、阴挺、泄泻、大便难、睾丸肿痛、五淋、疝气、阴痒、痢疾、下肢内侧痛

穴名	定位	操作	主治
筑宾 Zhubin (KI9)	在小腿内侧,当太溪与阴谷的连线上,太溪上5寸,腓肠肌肌腹的内下方	直刺1~1.5寸;可灸	癫狂、痫证、呕吐、疝气、小腿内侧痛
阴谷 Yingu (KI10)	在腘窝内侧,屈膝时,当半腱肌肌腱与半膜肌肌腱之间	直刺1~1.5寸;可灸	阳痿、疝气、月经不调、崩漏、小便难、阴中痛、癫狂、膝股内侧痛
横骨 Henggu (KI11)	在下腹部,当脐中下5寸,前正中线旁开0.5寸	直刺1~1.5寸;可灸	少腹胀痛、遗精阳痿、遗尿、小便不利、疝气
大赫 Dahe (KI12)	在下腹部,当脐中下4寸,前正中线旁开0.5寸	直刺1~1.5寸;可灸	阴挺、遗精、带下、月经不调、泻泄、痛经
气穴 Qixue (KI13)	在下腹部,当脐中下3寸,前正中线旁开0.5寸	直刺1~1.5寸;可灸	月经不调、带下、小便不利、泻泄
四满 Sunan (KI14)	在下腹部,当脐中下2寸,前正中线旁开0.5寸	直刺1~1.5寸;可灸	月经不调、带下、小便不利、腹痛、便秘、疝气、水肿
中注 Zhongzhu (KI15)	在下腹部,当脐中下1寸,前正中线旁开0.5寸	直刺1~1.5寸;可灸	月经不调、腹痛、便秘、泻泄

穴名	定位	操作	主治
肓俞 Huangshu (KI16)	在腹中部,当脐中旁开0.5寸	直刺1~1.5寸;可灸	腹痛、腹胀、呕吐、便秘、泻泄
商曲 Shangqu (KI17)	在上腹部,当脐中上2寸,前正中线旁开0.5寸	直刺1~1.5寸;可灸	腹痛、便秘、泻泄
石关 Shiguan (KI18)	在上腹部,当脐中上3寸,前正中线旁开0.5寸	直刺1~1.5寸;可灸	腹痛、腹胀、呕吐、便秘、不盈
阴都 Yindu (KI19)	上腹部,当脐中上4寸,前正中线旁开0.5寸	直刺1~1.5寸;可灸	腹痛、腹胀、呕吐、便秘、泻泄、月经不调
腹通谷 Futonggu (KI20)	在上腹部,当脐中上5寸,前正中线旁开0.5寸	直刺0.5~1寸;可灸	腹痛、腹胀、呕吐
幽门 Youmen (KI21)	在上腹部,当脐中上6寸,前正中线旁开0.5寸	直刺0.5~1寸;可灸	腹痛、腹胀、呕吐、泻泄
步廊 Bulang (KI22)	在胸部,当第5肋间隙,前正中线旁开2寸	斜刺或平刺0.5~0.8寸;可灸	胸痛、咳嗽、气喘、呕吐、乳痛

穴名	定位	操作	主治
神封 Shenfeng （KI23）	在胸部，当第4肋间隙，前正中线旁开2寸	斜刺或平刺0.5～0.8寸；可灸	咳嗽、气喘、呕吐、胸胁支满、纳呆、乳痈
灵墟 Lingxu （KI24）	在胸部，当第3肋间隙，前正中线旁开2寸	斜刺或平刺0.5～0.8寸；可灸	咳嗽、气喘、痰多、呕吐、胸胁胀痛、乳痈
神藏 Shencang （KI25）	在胸部，当第2肋间隙，前正中线旁开2寸	斜刺或平刺0.5～0.8寸；可灸	咳嗽、气喘、呕吐、胸痛、烦满、纳呆、乳痈
或中 Yuzhong （KI26）	在胸部，当第1肋间隙，前正中线旁开2寸	斜刺或平刺0.5～0.8寸；可灸	咳嗽、气喘、呕吐、胸胁胀痛
俞府 Shufu （KI27）	在胸部，当锁骨下缘，前正中线旁开2寸	斜刺或平刺0.5～0.8寸；可灸	咳嗽、气喘、呕吐、胸痛、烦满、纳呆

9. 手厥阴心包经

手厥阴心包经起于胸中，出属于本脏心包络，向下通过横膈，从胸到腹依次联络上、中、下三焦；从胸部分出的支脉，沿着胸中，出于胁部，抵达腋下三寸处（天池），向上行至腋窝中，沿着上臂内侧向下，行于手太阴肺经和手少阴心经之间,进入肘窝中,再向下循行于前臂部掌长肌腱与桡侧腕屈肌腱的中间,进入掌中,沿着中指出于指端(中冲);从掌中劳宫分出的支脉,沿着无名指到指端(关冲),与手少阳三焦经相接。

本经腧穴起于天池,止于中冲,总计 9 穴,主要治疗心、胸、胃、神志病以及经脉循行部位的其他病证。本经常用腧穴:曲泽、间使、内关、大陵、中冲。

曲泽 Quze(PC3)

【出处】 《灵枢·本输》。

【释名】 曲,指屈曲;泽,水之归聚处,较"池"浅而广。本穴为手厥阴之合,属水,喻水之归聚如泽。穴在肘弯处,形似浅池,微曲其肘始得其穴,故名曲泽。

【类属】 五输穴之一,手厥阴心包经合穴(《灵枢·本输》);五行属水(《难经·六十四难》)。

【位置】 在肘横纹上,当肱二头肌腱的尺侧缘处(图23)。

【取法】 仰掌,微屈肘,于肱二头肌腱的尺侧,当肘弯横纹上取穴。

【局解】

(1)组织层:皮肤→皮下组织→正中神经→肱肌。

(2)神经、血管:浅层布有肘正中静脉,前臂内侧皮神经等结构;深层有肱动、静脉,尺侧返动、静脉的掌侧支与尺侧下副动、静脉前支构成的动、静脉网,正中神经的本干。

343

【操作】　直刺 0.8 ~ 1
寸,局部酸胀,有时可沿手臂
尺侧放射至手指,或用三棱针
点刺放血;可灸。

【功效】

(1)平补平泻法:疏通经
脉,调和气血。

(2)补法:壮筋补虚。

(3)泻法:清心开窍,和
胃降逆,凉血解毒。

【主治】

(1)心痛、心悸、心烦
易惊。

按:血瘀心脉则心痛;心
脉瘀阻,心神失养,则心悸;心
火内炽,则心烦易惊。曲泽为

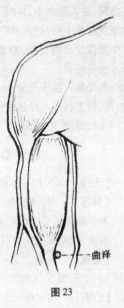

曲泽

图23

心包经合穴,有清心安神,凉血散瘀之功,故可治心脉痹阻、
热扰心神之证。

(2)狂证、痫证、昏厥。

按:因恼怒愤愤,不得宣泄,郁而化火,津液被熬,结为
痰火,心窍被蒙,神志逆乱而发狂症;七情所伤,肝风内动,
风痰上扰,心神被蒙而发痫证;恼怒惊恐,情志过极,气机逆
乱,上壅心胸,蒙闭清窍,而发昏厥。曲泽为手厥阴心包经
合穴,心包为心之宫城,代君行令、受邪,本穴放血可清心泻

344

火,开窍启闭,故可治神志失常之病证。

(3)中暑、霍乱、热病烦渴。

按:盛夏之季,外感暑邪,闭塞清窍,而致中暑;湿热秽浊,郁遏中焦,乱于肠胃,而发热霍乱;温热病毒,内陷心包,可致身热烦渴,甚则神昏谵语。本穴为心包合穴,属水,有清热祛暑,宁心除烦之功,因此可治上述诸般热病。

(4)丹毒、疔疮、疖肿。

按:"诸痛痒疮,皆属于心",脏腑蕴热,火毒外发,或肌腠损破,外感邪毒,而发丹毒、疔疮、疖肿.发于头面、上肢者,多取曲泽刺血而治之。盖因曲泽为清上焦火热之要穴,有清心泻火、凉血解毒之功。

(5)胃痛、呕吐、呕血、泄泻。

按:肝郁化火,火邪犯胃,可见胃脘灼痛;胃失和降,气逆于上,可发呕吐;火灼胃络,阳络伤而血上溢,故可呕血;湿热相干,伤及肠胃,传化失常,而发泄泻。曲泽为手厥阴合穴,心包经"历络三焦",脾胃属中焦,曲泽放血可使邪热随血而去,故可治上述胃肠火热之证。

(6)咳嗽。

按:"五脏六腑皆令人咳,非独肺也",肝郁化火,木火刑金,肺失清肃,则引起咳嗽。本穴可清肝胆火热,故可肃肺止咳。

(7)肘臂挛急、疼痛、上肢颤动。

按:手厥阴心包经循行经过肘臂腕,经脉所过,主治所及,故凡肘臂腕挛急、疼痛和上肢颤动,皆可选本穴以疏通经脉,调和气血,缓急止痛。

【配伍应用】

(1)曲泽、人中、合谷、委中,功能清心开窍,泄热祛暑,治中暑。

(2)曲泽、阴陵泉、天枢、中脘,功能清热利湿,逐秽化浊,治热霍乱。

(3)内关、太冲、中脘、足三里、曲泽、委中,功能理气和胃,降逆止呕,治肝胃郁热之呕吐。

(4)神门、鱼际、曲泽、内庭,功能清热凉血,治热迫血行之呕血。

(5)太冲、丰隆、合谷、曲泽、委中,功能平肝泻火,清心涤痰,治肝郁痰火之狂证。

(6)内关、水沟、曲泽,功能理气散滞,开窍醒志,治气厥。

(7)曲泽、少海、气海、血海,功能活血调气,治血瘀心悸。

(8)内关、曲泽、大陵,功能活血化瘀,宽胸理气,治气滞血瘀之心胸痛。

【现代研究】 曲泽放血治疗急性胃肠炎、呕吐、胃痛效果显著,临床多有报道。针刺家兔的曲泽、膈俞,对急性缺血性心肌损伤,有抑制发展的作用,使家兔心电图 ST 段升高受到抑制,表明有保护心肌的作用,并在起针后,ST 段电位仍有自然下降的趋势,曲泽组与对照组相比,有统计学意义,表明针刺曲泽等穴可加速动物急性缺血性心肌损

346

伤的恢复过程。现代常用本穴治疗风湿性心脏病、心肌炎、小儿舞蹈病、急性胃肠炎、中暑、支气管炎等。

【古代文摘】

(1)位置

《灵枢·本输》:肘内廉下陷者之中也。

《针灸大成》:肘内廉陷中,大筋内侧横纹中动脉是也。

(2)主治

《针灸甲乙经》:心澹澹然善惊,身热,烦心,口干,手清,逆气,呕血,肘瘈,善摇头,颜青,汗出不过肩,伤寒温病。

《针灸大成》:烦渴口干,逆气呕涎血,身热,风疹,臂手腕不时动摇,逆气呕吐。

(3)配伍

《备急千金要方》口干:曲泽、章门。

《针灸大成》呕血:曲泽、鱼际、神门。心胸痛:曲泽、内关、大陵。

《百症赋》血虚口渴:少商、曲泽。

间使 Jianshi(PC5)

【出处】 《灵枢·本输》。

【别名】 鬼路(《备急千金翼方》)、鬼营(《针灸聚英》)。

【释名】 间,指两筋之间,使,指臣使。穴在掌后三寸两筋之间凹陷处,心包络系心主之脉,为臣使之官,由心君主宰,故名间使。

【类属】 五输穴之一，本经经穴（《灵枢·本输》）；五行属金（《难经·六十四难》）。

【位置】 在前臂掌侧，腕横纹上3寸，掌长肌腱与桡侧腕屈肌腱之间（图24）。

【取法】 伸臂仰掌，手掌后第一横纹正中（大陵）直上3寸，当掌长肌腱与桡侧腕屈肌腱之间取穴。

【局解】

（1）组织层：皮肤→皮下组织→桡侧腕屈肌腱与掌长肌腱之间→指浅屈肌→指深屈肌→旋前方肌→前臂骨间膜。

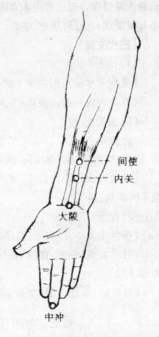

间使
内关
大陵
中冲

图24

（2）神经、血管：浅层布有前臂内、外侧皮神经分支和前臂正中静脉；深层布有正中神经，正中神经伴行动、静脉、骨间前动脉、神经等结构。

【操作】 直刺0.5~1寸，局部酸胀，可沿手厥阴经向下放散至中指，向上达肘窝、上臂，有时甚至可达胸胁；

348

可灸。

【功效】

(1)平补平泻法:疏通经脉,调和气血。

(2)补法:益心气,宁心神,壮筋补虚。

(3)泻法:宽胸理气,和胃降逆,解郁除烦,行血调经。

【主治】 (1)心痛、心悸、脉结代。

按:心主血脉,心阳不振,心脉痹阻,则心痛;心脉痹阻,心神失养,脉气不续,则心悸、脉结代。间使为心包经经穴,心包为心之外卫,泻本穴可宽胸理气,行血通脉,故可治上述病证。

(2)癫、狂、痫、中风、小儿惊厥。

按:心主神志,痰浊蒙闭心窍,神明失主,可发为癫;痰火扰心,心神迷乱,可发为狂;风痰阻闭,心神被蒙,则发为痫;肝阳暴张,风火相煽,气血逆乱,而发中风昏仆;小儿神气怯弱,感受时邪,化火生风,内陷厥阴,可致惊厥。本穴有清心安神之功,故可治上述诸证。

(3)胃痛、呕吐、霍乱吐泻、呃逆。

按:肝气郁结,横逆犯胃,胃失和降,故胃痛、呕吐;暑湿秽浊,乱于肠胃,可生霍乱吐泻;胃气上逆,冲膈动喉,则发呃逆。间使穴属手厥阴心包经,其脉循行"下膈,历络三焦",针本穴可疏导三焦,尤长于行气散滞,又可和胃理肠,故可治上述肠胃疾患。

(4)月经不调、经闭、崩漏、带下。

按:肝藏血,主疏泄,肝疏泄失职,气血蓄溢失常,则月经不调;气滞血瘀,经脉不通,可致经闭;气郁化火,热迫血行,可致崩漏;肝经湿热,下注胞宫,可为带下。手厥阴与三焦相表里,间使属手厥阴经,故针本穴可调肝解郁,和血调经,因此可治上述妇科诸证。

(5)热病心烦、面赤目黄。

按:热病,心火内盛,心神被扰,则心中烦热;火炎于上,则面赤;厥阴热盛,胆汁外溢,则目黄。泻本穴可清泻火热,故可治上证。

(6)疟疾、瘿气、荨麻疹、疥疮。

按:疟疾乃因疟邪窃踞少阳所致,间使属手厥阴经穴,厥阴与少阳为表里,针本穴可疏解少阳,故为治疟要穴。瘿气多由痰气郁结,阻滞颈前而成,本穴可理气散滞,故可治瘿气。荨麻疹、疥疮多由血燥风盛,或湿热邪毒浸淫肌腠而发,治风先治血,本穴可清热凉血,故可治荨麻疹及疥疮。

(7)咽痛、失喑、梅核气。

按:风火上炎,熏蒸咽喉,可致咽痛、失喑;气郁痰结,阻于咽喉,可致梅核气。间使为手厥阴经穴,其经别上循喉咙,针本穴可理气散结,清热化痰,因治上证。

(8)腋肿、臂痛、肘挛、掌热。

按:手厥阴心包经循行过腋下、肘、臂、掌,经脉所过,主治所及,针本穴可疏通经络,调和气血,故可治腋肿、臂痛、肘挛、掌热诸证。

【现代研究】　本穴为临床常用穴之一。有人用间使穴治疗呃逆,效果满意。间使穴对心脏功能影响较大,如对冠心病的治疗能增强心肌收缩力,减慢心率,改善心电图,使左心室舒张期终末压降低。有实验证明,电针内关和间使,可使冠脉流量和心肌血氧供应量增加,使冠脉阻力、心肌氧提取率降低,最大冠状动静脉血氧含量差值减少,心肌氧耗量降低,从而改善、调整心肌对氧的供求失衡,有利于濒危区缺血心肌损伤程度的减轻,使心肌坏死区减少。有实验报道,电针内关、间使,对体感诱发电位中和疼痛有关的成分有抑制作用,表明电针内关、间使对中止痛刺激有一定的镇痛作用。用反相累加和群体反相累加方法分离受电针抑制的电位图,能直观地反映电针对痛刺激引起的体感诱发电位抑制的全貌,从而证实了上述结果。现代常用本穴治疗风湿性心脏病,心肌炎、心脏内外膜炎、癫痫、癔病、胃炎、荨麻疹、疟疾、喉炎、子宫内膜炎、中风等。也有人认为,间使与内关位置相邻,穴下结构相似,功能基本一致,因而多数学者重视对内关的实验和临床研究,而对间使研究不够重视。

【古代文摘】

(1)位置

《灵枢·本输》:掌后两筋之间,三寸之中也。

《针灸甲乙经》:在掌后二寸,两筋间陷者中。

(2)主治

《针灸甲乙经》:热病烦心,善呕,胸中澹澹,善动而热;卒心中痛,癫疢,互相引肘内廉痛,心熬熬然,胸痹引背时寒;头身风善怵,寒中少气,掌中热,腑急腕肿,心悬如饥状,善悲而惊狂,面赤目黄。

《备急千金要方》:嗌中如扼;狂邪发无常,被头大唤欲杀人,不避水火及狂言妄语。

《备急千金翼方》:带下……,淋小便赤尿道痛,脐下结块如覆杯,或因食得,或因产得,恶露不下,遂为疝瘕,或因月事不调,血结成块……善惊喑不能言。

《通玄指要赋》:疟生寒热。

《天星秘诀》:如中鬼邪。

(3)配伍

《针灸甲乙经》风邪(狂癫):间使、承浆、心俞、足三里。

《针灸大成》咽中如梗:间使、三间。热多寒少:间使、足三里。卒狂:间使、后溪、合谷。

《胜玉歌》五疟寒热:间使、大杼。

《百症赋》癫:水沟、间使。

内关 Neiguan(PC6)

【出处】 《灵枢·经脉》。

【别名】 阴维(《玉龙经》)。

【释名】 内,指内脏;关,指关隘。穴为手厥阴之络,与阴维脉相通,阴维为病在脏,病位在里,为此本穴为擅治内脏疾病的要穴,故名内关。

【类属】 手厥阴络穴(《灵枢·经脉》);八脉交会穴之一(《针经指南》);交阴维(《玉龙歌》)。

【位置】 在前臂掌侧,当曲泽与大陵的连线上,腕横纹上2寸,掌长肌腱与桡侧腕屈肌腱之间(图24)。

【取法】 伸臂仰掌,于掌后第1横纹正中(大陵)直上2寸,当掌长肌腱与桡侧腕屈肌腱之间处取穴。

【局解】

(1)组织层:皮肤→皮下组织→桡侧腕屈肌腱与掌长肌腱之间→指浅屈肌→指深屈肌→旋前方肌→前臂骨间膜。

(2)神经、血管:浅层布有前臂内侧皮神经,前臂外侧皮神经的分支和前臂正中静脉;深层在指浅屈肌、拇长屈肌和拇深屈肌,三者之间有正中神经和前臂正中动、静脉。在前臂骨间膜的前方有骨间前动、静脉和骨间前神经。

【操作】 直刺0.5~1寸,可透外关,局部酸胀,或沿手厥阴经向下传至中指,也可向上传至肘、臂,甚至胸胁;可灸。

【功效】

(1)平补平泻法:疏通经脉,通调气血。

(2)补法:壮筋补虚,益心气,安心神。

(3)泻法:宽胸利膈,降气平喘,和胃降逆,苏厥醒神,活血化瘀,镇静止痛。

【主治】

(1)心痛、心悸、胸闷气短、胸胁疼痛。

按:心藏神,心气不足,心神失养,则心悸;心位胸中,心气衰,胸中宗气运转无力,故胸闷气短;心气不足,运血无力,血脉痹阻,故心痛、胸胁疼痛。内关为手厥阴心包络穴,又为八脉交会穴之一,交阴维,有益气宁心,理气活血之功,为治疗心胸疾病的要穴,故治上述心胸疾患。

(2)胃痛、胃胀、呕吐、呃逆、腹胀、泄泻、霍乱。

按:脾病清气不升,则可腹胀、泄泻;胃以和降为顺,胃气上逆,可见恶心、呕吐、呃逆;气机壅滞,则胃痛、胃胀;暑湿秽浊,乱于肠胃,则生霍乱。内关为手厥阴心包络穴,手厥阴脉下膈、历络三焦",本穴又为八脉交会穴之一,交阴维,阴维脉与足三阴、任脉、足阳明相合,故内关可理肠胃、调三焦,善治上述脾、胃、肠诸疾。

(3)咳嗽、哮喘。

按:肺主气,司呼吸,肺失宣降,则可咳嗽气喘。内关"历络三焦",针之可降气平喘,故可治咳喘。

(4)癫、狂、痫、中风闭证。

按:痰浊蒙闭心窍,心神逆乱,则可为癫;痰火扰心,神明无主,可致病狂;痰浊内伏,肝风内动,风痰上扰,心神被蒙,而发痫证;风阳暴动,气血并走于上,心神昏冒,而发中风。内关为心包络穴,有宁心安神,开窍苏厥之功,故可治上述神志病变。

(5)失眠、健忘、郁证。

按:忧愁思虑,气郁化火,阴伤血耗,神失所养,则健忘、失眠,甚则病发郁证。内关为心包络穴,有宁心安神之功,故可治心神失养,心神不宁之证。

(6)中暑、疟疾、热病汗不出。

按:暑热内逼,闭塞清窍,则成中暑;疟邪盘踞少阳,则

354

发疟疾;外感邪热,郁闭不透,则热病汗不出。此类病证,均属热不外达之证,针刺本穴,可清泻火热,故可治上述病证。

(7)月经不调、妊娠呕吐、产后血晕、遗精等。

按:肝脾统藏失职,肾虚精不化血,皆可致月经不调;冲脉失和,胃气上逆,则可致妊娠呕吐;产后失血抑或败血上冲,可致产后血晕;心神动摇,精关不固,则可遗精。内关为手厥阴心包经穴,且交任脉,针本穴可调肝肾,和脾胃,故治上述病证有效。

(8)偏头痛、眩晕。

按:内关属手厥阴经,手厥阴经与手少阳三焦互为表里,手少阳经循行"系耳后,直上出耳上角"与足少阳相交会,肝胆火旺,易致头晕;偏头痛病在少阳,而针内关透外关,可疏通少阳经气,调和气血,治偏头痛及头晕。

(9)黄疸。

按:寒湿困脾,湿阻肝胆,或湿热内蕴,熏蒸肝胆,胆汁外溢,则成黄疸。内关穴属于厥阴,其经脉"历络三焦",而"三焦者,决渎之官,水道出焉",泻内关可调三焦,利水道,且能疏肝和中,因此可治黄疸。

(10)肘臂腕挛痛,腋下肿等。

按:经脉所过,主治所及,手厥阴经脉、经筋循行均过肘臂腕及腋下,针刺内关穴,可疏通经脉,调和气血,故可治肘臂腕挛痛、腋下肿等。

【配伍应用】

(1)心俞、膈俞、内关、太渊、太冲,功能活血化瘀,治瘀

355

血内停之发热。

(2)内关、膈俞、公孙,功能泻肝清胃止血,治肝火犯胃之呕血。

(3)神门、内关、膈俞、合谷,功能养心敛汗,治心血不足之盗汗。

(4)内关、心俞、厥阴俞、通里、郄门,功能行血通痹,治心脉痹阻之胸痹、心痛。

(5)中脘、足三里、内关、公孙,功能降逆止呕,治胃失和降之嗳气、呃逆、呕吐、胃痛。属肝气犯胃者,加刺太冲、行间;食滞者,加刺下脘、内庭;虚寒者,加刺脾俞、气海;呕吐不止者,加刺金津、玉液。

(6)天枢、上巨虚、足三里、内关、合谷,功能健脾和胃,治噤口痢。

(7)太冲、内关、肝俞、期门,功能疏肝解郁,治肝气郁结之胁痛。

(8)内关、中脘、阴陵泉、丰隆、头维,功能健脾化痰,治痰浊中阻之眩晕。

(9)水沟、内关、三阴交,功能醒脑开窍,治中风闭证。

(10)水沟、内关、三阴交、风池、太池、太冲、太溪,功能育阴潜阳,平肝息风,治子痫。

(11)膻中、乳根、少泽、内关、太冲,功能调肝通乳,治肝郁气滞之乳少。

(12)天突、膻中、内关、行间、丰隆,功能开郁化痰,治痰气郁结之梅核气。

356

（13）内关、心俞、厥阴俞、神门，功能镇惊定志，养心安神，治心神不宁之惊悸。

（14）水沟、大椎、劳宫、内关、丰隆、太冲，功能清心涤痰，泻肝清火，治痰火上扰之癫狂。

（15）内关、太冲、丰隆，功能行气豁痰，治痰厥。

【现代研究】　内关为临床应用最广泛的穴位之一，可广泛用于循环、消化、神经、免疫、呼吸等多个系统的疾病。对本穴的实验和临床研究很多。①对血液循环系统的影响：对心脏功能有明显调整作用。有关针刺内关治疗冠心病的实验研究，各地学者作了大量工作，认为针刺内关可促进实验性心肌缺血性损伤的恢复；针刺内关可明显改善实验性心肌缺血性损伤时血液动力学的异常，其机理是通过减轻心肌纤维收缩成分受损的程度保护心肌，增加心肌收缩力，以维持心脏泵血功能，使冠脉血流量得到相应改善。在观察电针对心肌缺血性损伤时氧化代谢的影响时发现，从离体心脏到在体心脏，血氧分析到微电极直接测量，都说明电针内关使心肌供氧量增加，氧耗量降低，改善与调整了缺血区心肌氧的供求失衡关系，有利于缺血区濒危心肌的恢复，从而缩小心肌坏死区。电针还能促进缺血区心肌代谢，提供新能源。针刺内关可使心肌细胞内糖原、乳酸脱氢酶、琥珀酸脱氢酶和核糖核酸增多，其代谢趋向完全恢复，心肌细胞和线粒体绝大部分组织形态都接近正常，并且针刺组优于非针刺组。在针刺对急性心肌缺血性损伤疗效的形态学研究方面，有人用光镜、电镜观察到针刺大鼠内关

357

后,显著减少了受损心肌细胞坏死数目,针刺次数多,持续时间长,效果更好。电镜下的超微结构变化说明,针刺能使线粒体嵴的缺氧变化有明显改善,并减轻肌丝的损伤。针刺对实验性急性心肌梗死的影响,有人通过结扎犬的心脏前降支后,连续观察心泵功能和血流动力学的变化及针刺效应,结果表明:针刺内关能纠正犬的血流动力学紊乱,降低冠脉阻力,增加冠脉流量,促进心肌梗死后的血液供应和心肌损伤后的恢复,从而使急性心肌梗死的预后改善,这些研究也得到了形态学观察的支持,实验表明,针刺内关可使实验性心肌梗死范围缩小,心肌坏死程度减轻。针刺对心律失常亦有改善,有的学者通过电刺激家兔下丘脑诱发室早,针刺内关则有抑制作用,电针内关可提高家兔右室室颤阈,表明电针有一定抗室颤作用。不仅在动物实验中,证明针刺内关在循环系统的作用,临床研究及应用上,也有大量报道。有人针刺双侧内关穴,提插捻转使之得气,20分钟后,心脏每搏输出量,每分心输出量及心脏指数均明显增加,使心脏供血量显著增加,有人艾灸内关后,可见心电图 ST - T 均明显升高,Q - TC 明显缩短,HR 明显降低,心肌收缩力增强,使心脏供血得到改善。有人用杜冷丁 2.5 毫升注射内关穴,治疗 7 例心肌梗死患者,6 例于注药后 5～10 分钟疼痛消失。针刺内关治疗各种心律失常也有许多报道,有效率在 75%～95% 之间。针刺内关对冠心病高血脂有降脂作用,其作用机理可能在于调整内分泌系统和多种酶功能,亦可能影响肝及肠道中胆固醇和三酰甘油的合成、吸收和排泄。有人对 72 例高血脂病人,其中有胆固醇增高 52 例,三酰甘油增高 65 例,β-脂蛋白增高 68 例,针刺后分别有 40 例(75.4%)、50 例(76.9%)48 例(70.59%),显示不同程度下降,针刺前后比较三者含量下降均有显著差异(p < 0.01)。以内关为主治疗脑血管病也有许多报道。石氏创立的"醒脑开窍法",以内关、人中、三阴交为主穴,治疗中风各期病人,据 3207 例统计中,临床治愈率达 56%,总有效率达 98%。有人用内关为主,配取太冲、足三里、三阴交治疗高血压,结果 85 例中,显效 31 例,有效 32 例,无效 22 例,显效与有效病历治疗前后对比,收缩压与舒张压的变化均有非常显著性差异(p < 0.001)。有报道认为,针刺降压的机理是改善微循环异常,从而使外周阻力减少,有效病例中,血管总阻抗(TPR)、心肌耗氧量(MVO_2)及心尖搏动图 A 波波幅与 E 峰总 H 之比值(A/H)均明显下降,脑血流图波幅,流入角均较针前增大,顶峰变小,流出时间延长,有显著性差异,同时针刺后其血清中肾上腺素、去甲肾上腺素的平均浓度明显降低,11 - 羟皮质酮平均浓度明显升高,这是针刺对神经体液系统的激活,也是降压机制之所在。②针刺内关对胃肠功能有影响:有实验表明,针刺内关,对胃酸分泌有抑制作用,对肠的运动有调整作用。内关对胃肠炎、妊娠、内耳眩晕引起的呕吐有良效。有人用内关配金津、玉液治愈妊娠剧吐,内关配外关治愈内耳性眩晕,内关、天突、足三里治神经性呕吐,总有效率达 97%。此外,内关对急慢性胃炎、肠炎、胃溃疡、急性肠梗阻均有疗效。③内

关对呼吸功能的影响:据报道,对呼吸衰竭病人,针刺内关、太冲等穴,对呼吸频率、节律和各种异常呼吸,均有一定改善,但对体质虚弱,呼吸中枢损害严重,自动呼吸停止者无效。④对免疫防卫系统的影响:针刺内关、足三里,可使吞噬细胞吞噬指数明显增高,有的可提高1~2倍,吞噬能力亦呈平行变化,针刺内关、合谷,可使正常人血清中蛋白含量上升。此外,针刺内关治疗精神疾病如癔病、癫狂病,效果较好。有报道,针刺内关治疗100例癔病抽搐发作,治愈率达98%。临床报道,内关可治疗的疾病还有:疟疾、急性咽炎、高山反应、正中神经麻痹、手指麻木、落枕、暴怒失音、昏厥、抽搐等。在妇科中亦广泛应用,如痛经、妊娠中暑、产后血晕、急性乳腺炎等。内关是针麻常用穴之一,凡是眼、耳、鼻、颈部、胸部手术均可应用。特别是甲状腺手术、心内手术,针麻常用此穴,有助于克服手术过程中出现的血压波动、心率紊乱之类生理扰动。

【古代文摘】

(1)位置

《灵枢·经脉》:去腕二寸,出于两筋之间。

(2)主治

《针灸甲乙经》:面赤皮热,热病汗不出,中风热,目赤黄,肘挛,腋肿,急则心暴痛,虚则烦心,心惕惕不能动,失智;心澹澹而善惊恐心悲。

《针灸大成》:中满心胸痞胀,肠鸣泄泻脱肛,食难下膈酒来伤,积块坚横胁抢,妇女胁痛心痛,结胸里急难当,伤寒不解胸膛，疟疾内关独当。

《玉龙歌》：腹中气块痛难当。

《杂病穴法歌》：舌裂出血寻内关，一切内伤内关穴，痰火积块退烦潮。

《四总穴歌》：心胸内关应。

(3)配伍

《针灸大成》腹内疼痛：内关、三里、中脘、关元、水分、天枢。

《杂病穴法歌》腹痛：公孙、内关。胞衣不下：照海、内关。

《玉龙歌》腹部痞块：内关、照海。

《百症赋》胸中苦闷：建里、内关。

大陵 Daling（PC7）

【出处】　《灵枢·本输》。

【别名】　心主（《脉经》）、鬼心（《备急千金要方》）。

【释名】　陵，指丘陵。穴在掌后两筋之间凹陷中，当腕骨（月骨）隆起处后方，喻骨隆起如大丘陵之状，故而得名。

【类属】　五输穴之一，本经输穴（《灵枢·本输》）；原穴（《灵枢·九针十二原》）；五行属土（《难经·六十四难》）。

【位置】　在前臂掌侧，腕横纹中点，当掌长肌腱与桡侧腕屈肌腱之间（图24）。

【取法】　伸臂仰掌,于掌后第1横纹,掌长肌腱与桡侧腕屈肌腱之间取穴。

(1)组织层:皮肤→皮下组织→掌长肌腱与桡侧腕屈肌腱之间→拇长屈肌腱与指浅屈肌腱、指深屈肌腱之间→桡腕关节前方。

(2)神经、血管:浅层布有前臂内、外侧皮神经,正中神经掌支,腕掌侧静脉网;深层在掌长肌与桡侧腕屈肌之间的深面,其下有正中神经。

【操作】　直刺0.5～0.8寸,局部酸胀,有时可沿心包经向上传导;可灸。

【功效】

(1)平补平泻法:疏通经脉,调和气血。

(2)补法:补益心气,壮筋补虚。

(3)泻法:泄热宁心,开窍醒脑。

【主治】

(1)胸闷气短、胸胁痛、心悸心痛。

按:参见间使、内关。(下同)

(2)癫证、狂证、痫证。

(3)胃痛、呕吐、霍乱、吐血、口臭。

(4)头痛、咽喉肿痛、目赤痛、舌本强。

(5)皮肤湿疹、疮疡、疥癣等。

(6)中暑、热病烦心、口舌生疮。

(7)肘臂挛急、腕关节疼、掌中热。

【配伍应用】

362

（1）水沟、大陵、上脘、神门、三阴交、太溪，功能滋阴降火，安神定志，治火盛阴伤之狂证。

（2）大陵、丰隆、太冲，功能疏肝理气，化痰醒志，治肝郁痰结之癫证。

（3）大陵、丰隆、内庭，功能清热化痰，和胃降浊，治痰火上扰之心悸。

（4）心俞、肾俞、太溪、太冲、大陵、神门，功能滋阴降火，治阴虚火旺之不寐。

（5）通里、大陵、内庭，功能清心火，降胃火，治心胃火盛之舌疮。

（6）大陵、外关、支沟、合谷，功能清热通腑，治肠胃积热之口臭、便秘。

（7）内关、大陵、曲泽，功能理气活血，化瘀止痛，治血脉瘀阻之胸痛。

（8）偏历、尺泽、大陵、关冲，功能泻火解毒，治实热之咽喉肿痛。

【现代研究】 有人用此穴治疗失眠，效果满意，还有人用此穴治疗胃脘痛有效。有人根据"下病上取""交经缪刺"的原理，用此穴治疗对侧足跟痛，疗效甚佳。本穴对心功能有一定影响，有人用心冲击图、心电向量示波器和X线示波摄影术，观察针刺大陵、神门等穴对心脏病患者心脏活动的影响，多数情况下，心冲击图的收缩波增强，并在X线示波摄影方面，针刺前表现为左心室与主动脉峰减低变形，收缩性弯曲变斜和舒张期隆起减弱等，针刺后左心峰增大，

363

收缩性偏斜减弱,舒张期隆起也加大,说明针后引起心肌收缩加强,心脏功能改善。针刺大陵穴使部分癫痫大发作病人的脑电图趋向规则化。

【古代文摘】

(1)位置

《灵枢·本输》:掌后两骨之间方下者也。

《针灸甲乙经》:在掌后两筋间陷者中。

《类经图翼》:在掌后骨下横纹中,两筋间陷中。

(2)主治

《针灸甲乙经》:热病烦心汗不止,肘挛腋肿,善笑不休,心中痛,目赤黄,小便如血,欲呕,胸中热苦不乐,太息,喉痹嗌干,喘逆,身热如火,头痛如破,气短胸痛;两手掌不收伸及腋,偏枯不仁,手瘛偏小筋急。

《胜玉歌》:心热口臭。

《通玄指要赋》:心胸病。

《保命集》:哕呕无度。

(3)配伍

《针灸甲乙经》心痛善悲、厥逆,悬心如饥之状,心澹澹而惊:大陵、间使。咳血:大陵、郄门。

《备急千金要方》头痛如破,目痛如脱:头维、大陵。喉嗌干:大陵、偏历。心痛如悬:肾俞、复溜、大陵、云门。痂疥:大陵、支沟、阴谷、后溪。咳逆喘:少商、大陵。心下澹澹喜惊:曲泽、大陵。乍寒乍热疟:大陵、腕骨、阳谷、少冲。风热善怒,心中悲喜,喜笑不止:劳官、大陵。

《针灸大成》心胸痛：曲泽、内关、大陵。伤寒胸胁痛：大陵、期门、膻中、劳宫。口吐清涎：大陵、膻中、中脘、劳宫。

《玉龙歌》腹痛：大陵、外关。口臭：大陵、人中。

《玉龙赋》心闷疮痍：劳宫、大陵。腹痛秘结：大陵、外关、支沟。

中冲 Zhongchong(PC9)

【出处】 《灵枢·本输》。

【别名】 手心主(《素问·缪刺论》王注)

【释名】 心脉从中直冲而出,穴于中指尖端之中央,故名中冲。

【类属】 五输穴之一,本经井穴(《灵枢·本输》);五行属木(《难经·六十四难》)。

【位置】 在手中指末节尖端中央(图24)。

【取法】 仰掌,于中指尖的中点,距指甲游离缘约0.1寸处取穴。

【局解】

(1)组织层:皮肤→皮下组织。

(2)神经、血管:布有正中神经的指掌侧固有神经末梢,指掌侧固有动、静脉的动静脉网,皮下组织内富含纤维束。纤维束外连皮肤、内连远节指骨骨膜。

【操作】 直刺0.1寸,或点刺出血。

【功效】

(1)平补平泻法:疏通经脉,调和气血。

365

（2）泻法（放血）：开窍醒脑，泄热宁心。

【主治】

（1）中风昏迷、厥证、小儿惊风、舌强不语。

按：肝阳暴张，引动心火，风火相煽，气血并走于上，心神昏冒，而发中风昏迷；热入心包，痰浊阻于廉泉，而致舌强不语；肝气不舒，气机逆乱，上阻清窍而致厥证；感受时邪，内蕴痰热，热极生风而致小儿急惊风。诸证虽表现不同，但其病性为热，病位在心肝，其病机特点为神志不清，中冲为心包井穴，刺血可泄热开窍，启闭醒神，故可治上述诸证。

（2）高热、中暑、热病心烦。

按：外感暑邪，内逼心肝，闭塞清窍，可致中暑昏愦；外感六淫，或入里化热，则见高热、口渴、心烦。中冲为心包经井穴，放血可泄热宁心，因此可治上述热证。

（3）胃脘疼痛、霍乱吐泻。

按：肝郁化火，火邪犯胃，可致胃脘疼痛；暑热秽浊，郁遏中焦，乱于肠胃，可致霍乱吐泻。中冲为心包井穴，手厥阴"起于胸中……历络三焦"，针刺本穴可泻三焦火热，故可治疗肝火犯胃之胃痛及霍乱吐泻之热盛者。

（4）心痛、心悸。

按：血瘀心脉，痹阻不通，故心痛；心失血养，故心悸。针中冲可疏通经络，宁心安神，故治上证。

（5）头痛、耳鸣、舌下肿痛、目赤痛。

按：手厥阴与手少阳互为表里经，手少阳经脉、经筋循行过头、耳、舌本、外眦，邪客少阳所致经气不通之头痛、耳

366

鸣、舌下肿痛、目赤痛，均可取中冲清泄火热，疏通少阳经气。

(6)指端麻木。

按：手厥阴心包起于中指，故中指指端因感受外邪或气血闭阻不通之疼痛、麻木，可取中冲治疗，以疏通局部气血，即所谓"经穴所在，主治所在"。

【配伍应用】

(1)中冲、太冲、曲池、大椎，功能清泻内热，息风平肝，治内热炽盛之急惊风。

(2)水沟、中冲、劳宫、太冲、丰隆，功能启闭开窍，清心豁痰，治中风闭证。

(3)合谷、中冲、天枢、上巨虚、大椎，功能清肠泄热，治疫毒痢。

(4)中冲、百会、水沟、曲泽、委中，功能醒神苏厥，治中暑神昏。

(5)水沟、中冲、涌泉，功能开窍醒脑，治厥证属实者。

(6)中冲、内关、印堂，功能清热泄火，安神宁志，治惊恐伤神、心经郁热之小儿夜啼。

【现代研究】 中冲为十二井穴之一，对各种实热所致昏厥、神志疾患均有良效。有人用中冲治疗中暑实证、小儿惊风、其他原因所致昏迷共60例，均应针而愈，疗效满意。有报道中冲放血治疗正中神经麻痹、书写痉挛、臂丛神经炎，效果良好。也有人用此穴治小儿夜啼、急性结膜炎疗效显著。动物实验证明，针刺狗的中冲穴，可使心率减慢。针刺中冲对视野有一定影响,而且与经络感传有关,如针刺心包经井穴(中冲),感传前红绿色周边视野正常,诱发感传后,可测得红绿色周边视野明显缩小。

【古代文摘】

(1)位置

《灵枢·本输》:手中指之端也。

《针灸甲乙经》:在手中指之端,去爪甲角如韭叶陷者中。

《针灸大全》:中指内端是中冲。

(2)主治

《针灸甲乙经》:热病烦心,心闷而汗不出,掌中热,心痛,身热如火,浸淫烦满,舌本痛。

《针灸大成》:热病烦闷,汗不出,掌中热,身如火,心痛烦满,舌强。

(3)配伍

《备急千金要方》热病烦心,心闷汗不出,掌中热,心痛,身热如火,浸淫烦满,舌本痛:中冲、劳宫、少冲、大陵、间使、关冲、阳谷、天髎。

《玉龙歌》中风:中冲、人中。

穴名	定位	操作	主治
天池 Tianchi (PC1)	在胸部,当第4肋间隙,乳头外1寸,前正中线旁开5寸	斜刺或平刺0.5～0.8寸;可灸	咳嗽、气喘、呕吐、胸闷、烦满、胁肋胀痛
天泉 Tianquan (PC2)	在臂内侧,当腋前纹头下2寸,肱二头肌的长、短头之间	直刺0.5～0.8寸;可灸	心痛、咳嗽、胸胁胀痛、臂痛
郄门 Ximen (PC4)	在前臂掌侧,当曲泽与大陵的连线上,腕横纹上5寸	直0.5～1寸;可灸	心痛、胸痛、呕血、咳血、疔址
劳宫 Laogong (PC8)	在手掌心,当第2、3掌骨之间偏于第3掌骨,握拳屈指时中指尖处	直刺0.3～0.5寸;可灸	心痛、呕吐、癫狂痴、口疮、口臭

10. 手少阳三焦经

手少阳三焦之脉,起于无名指尺侧的末端(关冲),向上行于第四、五掌骨中间,沿手背到腕关节外侧,过前臂尺、桡骨之间,向上通过肘尖部,沿上臂外侧分布到肩部,交手太阳经于秉风穴,与督脉会于大椎穴,从足少阳经后面,交会足少阳胆经肩井穴,进入缺盆,再弯曲向下,布于膻中,散络心包,,络属上、中、下三焦本脏。其胸中分支从膻中分出,向上浅出缺盆,上项布于耳后,向上行出于耳上角,与足少阳胆经交会于悬厘、颔厌,行于面颊,直达目眶下,与手太阳经交会于颧髎。耳部分支从耳后入耳中,走耳前交会于手太阳经听宫穴,经足少阳胆经上关穴前,交于颊部,抵目外眦角(丝竹空之下),与足少阳脉相接,属三焦,络心包。

本经腧穴起于关冲,止于丝竹空,总计23穴,主治侧头、耳、胸胁、咽喉病和热病,以及经脉循行部位的其他病症。本经常用腧穴:中渚、外关、支沟、翳风。

中渚 Zhongzhu(SJ3)

【出处】 《灵枢·本输》。

【别名】 中注(《针灸甲乙经》)、下部(《奇效良方》)。

【释名】 渚,水中小洲也。三焦水道似江,本穴为三焦经输穴,脉气至此输注留连,犹江中有渚,故名中渚。

【类属】 五输穴之一,本经输穴(《灵枢·本输》);在五行属木(《难经·六十四难》)。

【位置】 在手背部,当环指末节(掌指关节)的后方,第4、5掌骨间凹陷处(图25)。

【取法】 俯掌,液门穴直上1寸,当第4、5掌指关节后方凹陷中取穴。

【局解】

(1)组织层:皮肤→皮下组织→第4骨肌背侧肌。

(2)神经、血管:浅层布有尺神经的指背神经、手背静

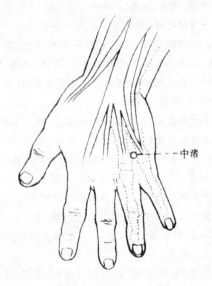

中渚

图 25

脉网的尺侧部;深层有第 4 掌背动脉等结构。

　　【操作】　直刺 3 ~ 5 分,局部有酸胀感,或循经上行至肩、项部;可灸。

　　【功效】

　　(1)平补平泻法:疏通经脉,调理气机。

　　(2)补法:壮筋补虚。

　　(3)泻法:清热降火,祛邪散滞,清宣少阳经气。

　　【主治】

（1）头痛、面赤、耳聋、耳鸣。

按：手少阳之脉，其支者从耳后入耳中，出走耳前。少阳邪热上攻，所致偏头痛，连及于耳；外感风热，痰火上扰，肝胆火旺，或温热之邪上攻而致面赤、耳聋、耳鸣，泻本穴，可清热降火，疏风散邪，故可治疗上述各种疾病。

（2）咽肿、喉痹、痄腮。

按：手少阳之脉，其支者上出缺盆，上颈。三焦经脉火热壅盛，或痰火阻滞经络而致咽肿、喉痹、痄腮，针泻本穴，可清宣少阳，降火散邪，因治本经病咽肿、喉痹、痄腮。

（3）目赤、目痛、目翳、视物不清、斜视。

按：手少阳之脉，其支者，至目锐眦。外感风热，循经上扰，或嗜食辛辣，热积脾胃，三焦之火上燔，致目赤、目痛、目翳、视物不清、斜视等，针取本穴，可疏解少阳邪热，明目祛风，因治上述目疾。

（4）脊臂痛、胁肋痛、肩背肘臂疼痛、落枕、手指不能屈伸。

按：少阳经脉闭阻不通，可致脊臂痛、胁肋痛、肩背肘臂疼痛、落枕、手指不能屈伸等，针取本穴，补则壮筋补虚，治疗手指不能屈伸；泻则畅通经脉，活络止痛，因治手少阳经循行部疼痛。

（5）热病、疟疾。

按：少阳邪热郁遏而致之热病，或外感疟邪而致之疟疾，针泻中渚，既和解少阳，清热散邪，又可截疟，因可治热病、疟疾。

372

(6)便秘。

按：三焦能通调水道，主司气化，因三焦气化失司，水液代谢失常所致的便秘，针泻中渚，可理三焦，通水道而治便秘。

【配伍应用】

(1)中渚、太阳、风池、丘墟，功能宣通少阳，通络止痛，治疗邪热上攻所致的少阳头痛。

(2)中渚、行间、耳门、听会、太冲，功能清泻肝火，宣通耳窍，治肝郁化火，上扰清窍，耳窍失聪的耳鸣、耳聋。

(3)中渚、丰隆、内庭，功能清降痰火，宣通耳窍，治痰火上扰，壅阻耳窍之耳鸣、耳聋。

(4)中渚、曲池、合谷、听宫、听会，功能疏风清热泻火，清宣耳窍，治风热上扰之耳鸣、耳聋。

(5)中渚、支沟、内庭，功能清泻少阳、阳明，散热消壅，治热壅咽喉的咽肿、喉痹。

(6)翳风、颊车、中渚、外关、曲池、合谷，功能祛风清热，通络消肿，热毒壅滞的痄腮。

(7)睛明、太阳、合谷、曲池、中渚，功能祛风散邪，清热明目，治外感风热，或三焦热盛之目赤、目痛、目翳、视物不清、斜视等。

(8)中渚、液门，补则壮筋补虚，治背侧经筋弛缓，屈而不伸者，泻则舒筋活络，散热消肿止痛，治背侧经筋拘急，伸而不屈，手臂红肿。

(9)大椎、曲池、中渚、液门、后溪，功能清热解毒，祛邪截疟,治疗热病或疟疾。

(10)中渚、支沟、曲池、上巨虚、腹结,功能清热保津,疏利三焦水道,治三焦郁热,气化失司而致的便秘。

(11)中渚配阿是穴,可疏通经络,活血止痛,治疗少阳经脉不通的脊臂痛、胁肋痛、肩背肘臂疼痛、落枕等。

【现代研究】 在单穴应用上,临床观察与实验研究报道较多。有人取中渚穴,用1%普鲁卡因加维生素 B_{12} 100微克,穴位注射,针头略向近心端方向刺入1.5～2.0厘米,得针感后慢慢注入药液,治疗眶上神经痛,注射后眼部疼痛立即缓解,多数1次而愈,少数需要2次。有人单刺患侧中渚穴,得气后捻转使针感上传至腕、肘(过肩更好),或以苍龙摆尾、龙虎交战方法诱导针感上行,治疗急性臀上皮神经炎62例,结果1次而愈者20例,2次者18例,3次以上者15例,另有9例为显效,总有效率为100%。单刺中渚穴治疗急性腰扭伤及慢性腰痛;有人以30度角向腕部刺入1～1.5寸,强刺激,边捻边进针,使针感传至腋下,并按摩腰部,令患者活动;有人取对侧中渚强刺激,并令患者弯腰时吸气,直立时呼气,均获满意疗效。以本穴治疗落枕,报道亦很多。有人用中渚透后溪法,有人用指压法,有人用缪刺法,均强调刺激强度,针感的传导,以及在有针感的同时活动患部,均有异曲同工之妙。又有人报道取患侧中渚穴施烧山火法,使热感沿手臂上行至肩,治疗肩周炎;取液门透中渚用透天凉法,配风池平补平泻治疗风湿性关节炎;中渚用透天凉法,配太冲治疗美尼尔氏综合征,均收到良好效果。另外，也有人报道，指压中渚可以治疗呃逆；以中渚、列缺为主，对眼科手术的镇痛效果，优于眼附近穴位。

【古代文摘】

(1)位置

《灵枢·本输第二》：本节之后陷者中也。

《针灸甲乙经》：在手小指、次指本节后陷者中。

《针灸聚英》：在小指、次指本节后间陷中。在液门下一寸。

《针方六集》：在小指、次指本节后五分陷中。

(2)主治

《针灸甲乙经》：疟发有四时，面上显，眴眴无所见；耳聋，两颞颥痛。

《备急千金要方》：目眥不明，额颅热痛。

《外台秘要》：热病汗不出，头痛耳鸣，目痛寒热，嗌外肿，肘臂痛，手上痛也，五指瘛不可屈伸。身面痒，项痛，喉痹。

《太平对惠方》：手五指不握，尽痛也。小儿目涩怕明，壮如青盲。

《铜人腧穴针灸图经》：目生翳膜，久疟，咽肿。

《医学入门》：脊间心后疼痛。

《针方六集》：耳后肩臑肘臂外眦痛，无名指不用。

(3)配伍

《针灸甲乙经》大便难：中渚、太白。

《备急千金要方》嗌痛：中渚、支沟、内庭。

《针灸大成》不省人事：中渚、三里、大敦。久疟：中渚、商阳、丘墟。咽肿：中渚、太溪。手臂红肿及疽：中渚、液门、曲池、合谷。

《玉龙歌》手臂红肿：中渚、液门。

外关 Waiguan（SJ5）

【出处】　《灵枢·经脉》。

【别名】　阳维。

【释名】　外，指体表；关，指关隘。阳维维系、联络诸阳经，其病位在外，本穴为手少阳之络，与阳维脉相通，为主治头肢、躯干疾患之要穴，故名外关。

【类属】　本经络穴，《灵枢·本输》）；八脉交会穴之一，交阳维脉（《玉龙歌》）。

【位置】　在前臂背侧，当阳池与肘尖的连线上，腕背横纹上 2 寸，尺骨与桡骨之间（图 26）。

【取法】　伸臂俯掌，背横纹中点直上 2 寸，尺、桡骨之间，与内关穴相对处取穴。

【局解】

（1）组织层：皮肤→皮下组织→小指伸肌和指伸肌→拇长伸肌和示指伸肌。

（2）神经、血管：浅层布有前臂后皮神经、头静脉和贵要静脉的属支；深层有骨间后动、静脉和骨间后神经。

【操作】　直刺 0.5～1.0 寸，局部有酸胀感上传至肘、肩部；可灸。

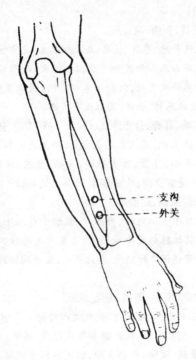

图 26

支沟
外关

【功效】

(1)平补平泻法:通经活络。

(2)补法:壮筋补虚。

(3)泻法:疏风解表,宣通少阳,清热解毒。

【主治】

(1)感冒、头痛、高血压。

按:风热外感,感冒、头痛,或三焦热盛,化火生风,风阳上扰,可致高血压。外关为手少阳之络穴,通阳维脉,有疏风解表,清热降火之功,故针泻本穴,可治因风热侵袭或三焦热盛所致的感冒、头痛、高血压等病证。

(2)耳鸣、耳聋、目赤肿痛、鼻衄、牙痛、痄腮、热病。

按:风热上扰,或三焦之火上炎,抑或痰火郁结三焦经脉,可引起耳鸣、耳聋、目赤肿痛、鼻衄、牙痛、痄腮、热病。针泻本穴可清宣少阳,清热解毒,故治上述病证。

(3)胸胁胀满、胁肋痛。

按:三焦手少阳之脉,布膻中,散络心包。外关为手少阳之络穴,其络脉别走手厥阴经,手厥阴之经脉循胸出胁。针刺本穴,可通调二经经气,和络止痛,故治胸胁胀满、胁肋疼痛。

(4)腹痛、便秘、肠痈、霍乱、疟疾。

按:"三焦者,水谷之道路,气之所终始也",主司气化,通调水道。气机不畅,气血瘀滞可致腹痛、肠痈;水液代谢失常可致霍乱、便秘;邪郁少阳,经气不利可致疟疾。针取外关,可通调气机,和解少阳,宣畅经气,故治少阳经气不利所致的腹痛、便秘、肠痈、霍乱、疟疾等。

(5)肘臂屈伸不利、上肢筋骨疼痛、手指震颤、腕下垂、落枕。

按:风、寒、湿邪上客,或风痰瘀血阻滞,经气不利,则可

378

导致肘臂屈伸不利、上肢筋骨疼痛、手指震颤、腕下垂、落枕等症,"经脉所过,主治所及"。本穴可疏经活络,调畅经气,故可治上述病证。

(6)遗尿。

按:三焦者,决渎之官,水道出焉。三焦气化失司可致遗尿,本穴通调三焦,以利气化,故治遗尿。

(7)扁平疣、寻常疣等。

按:外感风热邪毒,蕴积皮肤而致扁平疣、寻常疣等,针泻本穴,可疏风泻热,解表散邪,故可治疗扁平疣、寻常疣等。

【配伍应用】

(1)外关、丘墟、太阳、风池,功能宣通少阳,通络止痛,治邪热循经上扰所致偏头痛。

(2)列缺、大椎、风门、外关,功能祛风散寒,宣肺解表,治风寒感冒、头痛、咳嗽。

(3)合谷、大椎、尺泽、外关,功能疏风清热,宣肺解表,治风热感冒、头痛、咳嗽。

(4)风池、百会、大椎、外关,功能疏风清热,治风阳上扰之高血压。

(5)外关、耳门、丘墟、听会、翳风,功能清宣少阳,开通耳窍,治三焦邪热上扰的耳鸣、耳聋。

(6)睛明、风池、外关,功能清热明目,治三焦火热所致的目赤肿痛。

(7)外关、丘墟、翳风、曲泽,功能清热解毒,散结消肿,治邪热互结,壅遏少阳之疟腮。

(8)外关、内关,功能通经活络,理气止痛,治经气闭阻,脉络不通之胸胁胀满、胁肋疼痛。

(9)丘墟、外关,功能和解少阳,治疟疾、伤寒少阳证。

(10)外关、阳池、偏历、养老,功能健壮经筋,补益虚损,治经筋弛缓所致腕下垂。

(11)外关、大陵,原络相配,可调气行血,治气血瘀滞腹痛、肠痈等。

(12)外关、支沟,功能调三焦,理水道,治疗津液代谢失常的便秘、霍乱、遗尿。

(13)外关、曲池,功能祛风散热,治疗扁平疣、寻常疣等皮肤病。

(14)外关、足临泣,二者均属八脉交会穴,合于目锐眦、耳后、颊、项、肩,主治耳、目、颊、项及肩部病。

【现代研究】 外关有一定镇痛作用,有人在研究中发现,如以家兔用钾离子透入法测痛,电针一侧合谷及外关,以弱刺激、强刺激两种。针刺20分钟的痛阈提高率分别为150%和140%,而弱刺激易被纳洛酮所对抗,但强刺激不被纳洛酮对抗,而且血浆皮质醇、去甲肾上腺素、环—磷酸腺苷都显著升高,与弱刺激组有显著差异。说明内啡呔不是应激镇痛的主要原因,它与“弱电针”即一般电针镇痛机理有所不同。有人以指掐外关穴为主治疗落枕。先在患部拍揉,拿肩井、肩贞,弹小海,最后用拇指按外关穴,左右旋转掐按5分钟,嘱患者同时放松手关节、肌肉,以最大角度缓慢随意转动颈部。共治35例,均1次而愈。治疗急性腰扭伤,有人以外关透三阳络,留针5～10分钟,其间强刺激2～3次,并令患者活动腰部,作深呼吸。多数针1次可愈,少数加拔火罐。有人治疗周围性面瘫,在一般配穴的基础上,加刺患侧外关,针感达肘、肩部,共治104例,痊愈者96例,显效者8例。颌面感染所致嚼肌反射性痉挛导致张口困难者,有人针刺外关穴,进针0.5～1寸,一般得气后张口度即有所改善,共治120例,效果良好。也有人以针刺外关和光明穴,治疗青少年近视眼,可提高视力,改善屈光度。

【古代文摘】

(1)位置

《灵枢·经脉》:去腕二寸。

《针灸甲乙经》:在腕后二寸陷者中。

《针灸聚英》:腕后二寸两筋间,阳池上一寸。

《针灸大成》:腕后二寸两骨间,与内关相对。

(2)主治

《灵枢经》:病实则肘挛,虚则不收。

《针灸甲乙经》:肘中濯濯,臂内廉痛不可及头,耳焞焞浑浑无所闻。

《外台秘要》:口僻噤。

《太平圣惠方》:肘腕酸重,屈伸难,手十指尽痛不得握。

《铜人腧穴针灸图经》:耳聋无所闻。

《玉龙歌》:伤寒自汗盗汗,发热恶风,百节酸疼,胸满拘急,中风,半身不遂,腰脚拘挛,手足顽麻冷痛,偏头风,眼中冷痛,冷泪,鼻衄,眼风。

《琼瑶发明神书》:腹内疼痛,背疼无力。

(3)配伍

《备急千金要方》耳聋:外关、会宗。口僻噤:外关、内庭、足三里、大泉、商丘。

支沟 Zhigou(SJ6)

【出处】 《灵枢·本输》。

【别名】 飞虎(《针方六集》)、飞处(《神灸经纶》)。

【释名】 支沟为三焦所行之经穴,穴前一寸有外关别络,入手厥阴,因三焦经气流行至此,别有一支,因名支沟。另说支,通肢;沟,指沟渠。穴在上肢前臂尺、桡两骨之间,故名支沟,供参考。

【类属】 五输穴之一,本经经穴(《灵枢·本输》);五行属火(《难经·六十四难》)。

【位置】 在前臂背侧,当阳池与肘尖的连线上,腕背横纹上3寸,尺骨与桡骨之间(见图26)。

【取法】 伸臂俯掌,于腕部横纹中点直上3寸,尺、桡骨之间,与间使穴相对处。

【局解】

(1)组织层:皮肤→皮下组织→小指伸肌→拇长伸肌→前臂骨间膜。

(2)神经、血管:浅层布有前臂后皮神经、头静脉和贵要静脉的属支;深层有骨间后动、静脉和骨间后神经。

【操作】 直刺0.5~1.0寸,针感沿手少阳经下行至无名指或中指、小指,或沿本经逐渐上行经过肘臂肩部或耳部、眼部;可灸。

【功效】

(1)平补平泻法:疏筋活络,通利三焦。

(2)补法:壮筋补虚。

(3)泻法:清宣少阳,理气降逆,泄热通便。

【主治】

(1)头痛、耳鸣、耳聋、中耳炎。

按:风热外客,循经上扰可致头痛、耳鸣、耳聋、中耳炎。针泻支沟,可清泄少阳,因治上述风热上扰之病证。

(2)目赤、目痛、暴喑、咽肿、面热、瘰疬。

按:风热上炎,三焦郁热循经上扰,或痰火凝结三焦经脉,则可目赤、目痛、暴喑、咽肿、面热、瘰疬。泻本穴,可清宣少阳经气,泄热消壅。故治邪热引起的上述病证。

(3)咳引胁痛、胸膈满闷、卒心痛、逆气。

按:三焦主持诸气,总司人体气化,为通行元气之路,针刺本穴可通利三焦,调理气机,故可治气机升降失常,如气滞或气逆引起的咳引胸胁、胸膈满闷、卒心痛、逆气等证。

(4)便秘、呕吐、泄泻。

按:三焦气化失司,水谷运化、输布、排泄失常,可引起便秘、呕吐、泄泻等,针取支沟,可理三焦、助气化,因治三焦气化失司而引起的上述病证。

(5)经闭、产后血晕、乳汁不足。

按:情志不畅,肝气郁结,或寒凝血瘀,气机不畅,可致经闭;血瘀气逆,心神被扰,可致产后血晕;经脉壅滞,气血不能化为乳汁,可致乳少。针取支沟,可调理三焦气机,使气行血畅,故治上述因气机失常而引起的经闭、产后血晕、乳汁不足。

(6)胁痛,肩臂腰背酸痛,落枕,手指震颤,或腕臂无力。

按:气机失畅,脉络痹阻可致本经循经部位疾患,如胁肋、肩臂、腰背疼痛及落枕、手指震颤;本经经筋弛缓则腕臂无力。针取本穴,可通络舒筋,故可治疗上述病证。

(7)缠腰火丹、丹毒。

按:三焦邪热炽盛,或风火之邪客于少阳,邪郁肌腠而发缠腰火丹、丹毒。针泻支沟,清泄少阳火邪,疏利经气,解在表之毒邪。

【配伍应用】

(1)太阳、风池、支沟,功能清宣少阳,通络止痛,治邪热循经上扰之少阳头痛。

(2)中渚、耳门、支沟、丘墟,功能泄热降火,清宣耳窍,治温邪上攻,损伤窍络之耳鸣、耳聋、中耳炎。

(3)睛明、太阳、支沟、合谷、风池,功能祛风清热明目,治疗风热外袭,三焦热盛之目赤、目痛、面热。

(4)内庭、尺泽、支沟、合谷,功能疏风热,利咽喉,治疗肺胃热盛之暴喑、咽肿。

(5)支沟、天井、阿是穴,功能通畅经气,清泄少阳,散结消肿,治火毒凝结三焦之瘰疬。

384

（6）太冲、膻中、天突、支沟，功能理气降逆，治疗气机失常，气滞或气逆所致咳引胁痛、胸膈满闷、卒心痛。

（7）复溜、三阴交、血海、支沟，功能养血生津，润肠通便，治血虚便秘。

（8）内庭、足三里、天枢、中脘、上巨虚、支沟，功能通腑泻热，治疗热结便秘。

（9）天枢、上巨虚、太冲、支沟、气海，功能行气导滞，治气滞便秘。

（10）中脘、足三里、内关、支沟，功能利三焦，降逆气，治胃气上逆，呕吐。

（11）中脘、足三里、天枢、上巨虚、支沟，功能调理胃肠气机，治疗胃肠功能失常之泄泻。

（12）合谷、三阴交、支沟、太冲，功能理气行血，治疗血滞经闭。

（13）支沟、太冲、少泽、膻中，功能疏肝解郁，通络下乳，治疗肝气郁滞之乳少。

（14）三阴交、支沟、公孙、中极、阴交，功能温经散寒，行血祛瘀，治疗寒凝血瘀所致产后血晕。

（15）支沟、间使、阳陵泉，功能通络止痛，治疗气滞血瘀之胁痛。

（16）支沟、手三里、阳池、支正，功能强壮筋脉，补虚益损，治筋脉失养腕下垂。

（17）支沟、外关、侠溪、曲池、阿是穴，功能疏风散热，治热郁肌肤之缠腰火丹、丹毒。

385

【现代研究】　　有人研究,针刺本穴及足三里、三阴交等穴,可使孕妇子宫收缩增强。另外研究证实针刺支沟对胸腔手术有镇痛作用。在单穴应用上,本穴较多用于治疗急性腰扭伤、便秘等。一般治疗急性腰扭伤多沿少阳经走行向上斜刺,刺激量较大,使针感上传,并令患者同时活动腰部,留针15～30分钟。有人用此法治疗20余例,收到立竿见影之效。有人认为此穴可治慢性腰痛,但要配合肾俞、委中、腰阳关为宜。有人在支沟穴起针后,在腰部加拔火罐,留罐10～15分钟,治疗腰扭伤421例,效果较好。治疗便秘时也采取向上斜刺或直刺,适当提插捻转使针感上、下传导,使腹中有热、或凉、走动、欲出虚恭或大便感为佳。有人以此治疗便秘30例,除1例偏食、长年卧床的老者效果不佳外,多数在针1次后1～3小时即大便,远期效果亦佳。又有人撰文论述支沟穴临床应用,认为支沟穴治疗气秘,可单取之,平补平泻,留针20分钟,治疗实秘加天枢穴,治疗热秘加丰隆,治疗血虚便秘配照海,治疗气虚便秘配足三里,治虚寒便秘配气海。另外,单取支沟可治胁痛或胀满不舒,用徐疾、捻转泻法,留针30分钟。再者,支沟配劳宫治腰背窜痛,配丰隆治痰热气郁之实喘,配丝竹空治奔豚气腹胀,配阳陵泉治郁证,等等。总之,支沟穴的主治范围较广,应用方便。

【古代文摘】

(1)位置

《灵枢·本输》:上腕三寸,两骨之间陷者中也。

《医宗金鉴》:从外关上行一寸,两骨间陷中。

(2)主治

《针灸甲乙经》:咳,目赤热;马刀肿瘘,目痛,肩不举,心痛支满,逆气,汗出,口噤不可开;热病汗不出,互引,颈嗌外肿,肩臂酸重,胁腋急痛不举,痂疥,颈不可顾;男子脊急目赤;暴喑不能言。

《备急千金要方》:女人脊急目赤。

《太平圣惠方》:四肢不举。

《铜人腧穴针灸图经》:霍乱呕吐。

《玉龙歌》:伤寒无汗,胸满,肩背胁筋疼痛。

(3)配伍

《备急千金要方》瘰疬:支沟、章门。肩背酸痛:支沟、关冲。心病:支沟、太溪、然谷。

《针灸资生经》霍乱呕吐:支沟、天枢。

《针灸大成》产后血晕不识人:支沟、足三里、三阴交。胸胁疼痛:支沟、章门、外关。

《杂病穴法歌》大便虚秘:补支沟,泻足三里。

翳风 Yifeng(SJ17)

【出处】 《针灸甲乙经》。

【释名】 翳,蔽也。穴在耳后凹陷处,善治风邪,因属耳后遮蔽处之风穴,故名翳风。

【类属】 八会穴之一,手足少阳之会(《针灸甲乙经》)。

【位置】 在耳垂后方,当乳突与下颌角之间的凹陷处(图27)。

【取法】 正坐或侧伏,耳垂微向内折,于乳突前方凹陷处取穴。

【局解】

(1)组织层:皮肤 → 皮下组织 → 腮腺。

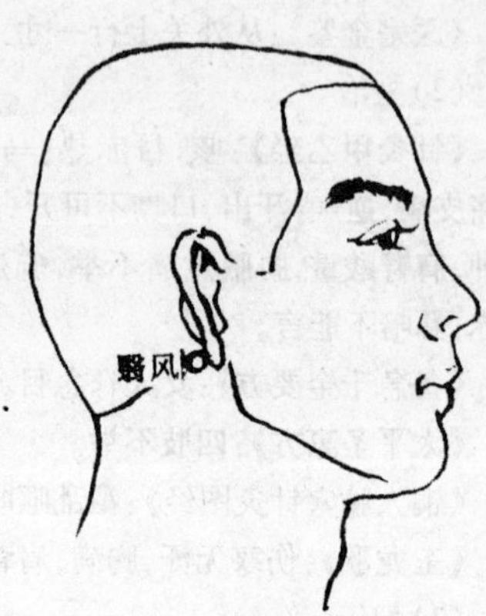

图27

(2)神经、血管:浅层布有耳大神经和颈外静脉的属支;深层有颈外动脉的分支耳后动脉、面神经等。

【操作】 直刺0.8~1.2寸;向下关方向刺入,其针感走向耳部或舌前部,用于治疗耳、舌、下颌疾患;向大迎方向刺入,其针感走向曲颊、下齿部,用于治疗曲颊、下齿疾患;向鼻尖方向刺入,其针感走向咽喉部,并因局部发痒引起咳嗽,用于治疗咽喉疾患;可灸。

【功效】

(1)平补平泻法:通经活络。

(2)补法:聪耳益络。

(3)泻法:清宣耳窍,泄热消壅。

388

【主治】

(1)耳聋、耳鸣、耳中痛、耳中湿痒、聋哑、内耳性眩晕。

按：三焦手少阳之脉，其支者，从耳后，入耳中，出走耳前。耳为少阳经脉和宗脉所聚之处，肝郁化火，痰火上扰，外感风热上攻，三焦蕴热等引起耳窍失聪、壅阻、损伤而致耳聋、耳鸣、内耳性眩晕、耳中痛、耳中湿痒、聋哑，泻本穴可直达病所，疏解耳内郁热，清宣耳窍，故治上证属实属热者。

(2)目不明、目翳。

按：三焦经脉至目锐眦，邪热壅塞三焦，或风热外袭，上攻于目而致目不明、目翳，泻翳风，功能疏达少阳经气，泄热消壅，治上证属邪热上攻者。

(3)口眼㖞斜、牙关紧闭、牙痛、乳蛾、口吃等。

按：手少阳之筋，其支者当曲颊入系舌本，上曲牙。三焦经筋失养，可致口眼㖞斜、牙关紧闭、口吃以及胃热、风火、湿热牙痛，或阴虚火炎齿痛，热毒壅遏而乳蛾，针取翳风，既可疏筋通络，又能泄热消壅，故上述病证可选本穴治疗。

(4)面痛、痄腮、甲状腺肿。

按：风热壅遏少阳，或痰火留滞经络，可致面痛、痄腮、甲状腺肿，针泻本穴，疏风活络，清热消肿，所以可治疗上证属邪热炽盛者。

【配伍应用】

(1)翳风、外关、中渚、丘墟，功能清泄肝胆火热，宣畅三焦经气，治疗风热火邪上壅之痄腮、中耳炎、耳聋、耳鸣。

（2）翳风.合谷、内庭、足三里,可清宣阳明,消散郁热,治疗阳明邪热壅盛的疟腮、扁桃体炎、齿痛、面痛。

（3）翳风、太冲、大陵、丘墟,功能清热息风,镇惊安神,治疗少阳邪热波及厥阴引起的惊厥。

（4）翳风、尺泽、合谷、解溪,功能疏散风热,清利咽喉,治外感风热而致的乳蛾、扁桃体炎。

（5）复溜、尺泽、翳风,功能养阴清肺,治阴虚火旺,虚火上炎的扁桃体炎、牙痛。

（6）翳风、风池、合谷,功能疏风散邪,治胳脉空虚,风客经络而致面瘫。

（7）通里、翳风,可清宣少阳,利窍清心,治心火上炎,暴喑不能言。

（8）翳内、风池、百会、太冲、丰隆,功能平肝息风,祛痰降浊,通畅耳部经气,治肝风挟痰,上扰清窍所致内耳性眩晕。

（9）翳风、阴陵泉、丰隆、脾俞,可祛湿化痰,健脾升清,治痰湿中阻,清阳不升所致内耳性眩晕。

【现代研究】 本穴的临床观察与实验研究报道极多。有人发现针刺翳风可调整大脑皮质功能。针刺本穴能恢复大脑皮质神经过程的平衡;对脑电波的观察,原来二节律波幅较低者,呈现二节律波幅增强,反之则使二节律减弱,具有调整作用。在单穴应用方面,近年来有较多指压翳风治疗呃逆的报道,一般均取双侧翳风穴用力按压,以酸、胀、痛为度,每次数秒至 1 分钟。有人用此法治疗 89 例,1 次有效

390

者 32 例,2 次有效 40 例,3 ~ 4 次有效者 12 例,5 例无效。有 1 例初按内关不效,再压攒竹小效,改压翳风,1 次而愈。又有人用针刺双翳风,强刺激,同时让病人腹式深呼吸的方法治疗呃逆(胃、膈等器官无占位性病变)29 例,全部痊愈,且 2 周内无复发。治疗偏头痛,有人取双侧翳风,进针向对侧乳突深刺 1.5 ~ 2 寸,少提插,多捻转,明显的针感可放散至咽喉或舌根部,留针 20 分钟,期间行针 2 次,针感不显者可加 G-6805 治疗仪通电 20 分钟。结果 150 例中,痊愈 76 例,显效 56 例,有效 14 例,无效 4 例。有人并作了脑血流图变化的观察,发现针刺翳风对偏头痛患者的脑血流影响针中与针前、针后与针前对比有显著意义,并且有双相调节作用,在实验研究中,有人在家兔身上观察到电针双侧翳风时,动脉血压有明显变化,有上升、下降或双向反应,其变化幅度与针前比较均有非常显著差异($P < 0.01$)。证明翳风穴与心血管活动有关,并且这种关系主要为脑中枢效应所致,与迷走神经的外周作用无关。关于针刺深度,有人报道了针刺翳风穴引起呼吸心跳停止 1 例,由此得出翳风穴针刺不可过深,如属必要,也要少提插,多捻转。

【古代文摘】

(1)位置

《素问》:耳后陷中。

《针灸甲乙经》:在耳后陷者中,按之引耳中。

《太平圣惠方》:在耳后尖角陷者中,按之引耳是也。

《循经考穴编》广注:耳下尖角,贴耳坠后骨下陷中,开口有空。

《针方集成》:在耳根后,距耳五分。

（2）主治

《针灸甲乙经》:痉不能言,口僻不正,失欠,口不开。

《外台秘要》:聋僻不正,脱颌。

《太平圣惠方》:耳鸣聋,暴喑不能言。

《铜人腧穴针灸图经》:颊肿,牙车急痛。

《针灸聚英》小儿喜欠。

（3）配伍

《针灸甲乙经》聋:翳风、会宗、下关。

《针灸资生经》暴喑不能言:翳风、通里。

附:手少阳三焦经备用穴

穴名	定位	操作	主治
关冲 Guanchong (SJ1)	在手环指末节尺侧,距指甲角0.1寸	浅刺 0.1～0.5寸,或点刺出血;可灸	头痛、目赤、耳聋、咽喉肿痛、热病、昏厥
液门 Yemen (SJ2)	在手背部,当第4、5指间,指蹼缘后方赤白肉际处	直刺 0.2～0.3寸;可灸	头痛、目赤、耳聋、咽喉肿痛、疟疾
阳池 Yangchi (SJ4)	在腕背横纹中,当指伸肌腱的尺侧缘凹陷处	直刺 0.2～0.3寸;可灸	目赤肿痛、耳聋、咽喉肿痛、疟疾、腕痛、消渴

穴名	定位	操作	主治
会宗 Huizong (SJ7)	在前臂背侧,当腕背横纹上3寸,支沟尺侧,尺骨的桡侧缘	直刺 0.3 ~ 0.5寸;可灸	耳聋、癫痫、上肢痹痛
三阳络 Sanyangluo (SJ8)	在前臂背侧,腕背横纹上4寸,尺骨与桡骨之间	直刺 0.3 ~ 0.5寸;可灸	耳聋、暴喑、齿痛、上肢痹痛
四渎 Sidu (SJ9)	在前臂背侧,当阳池与肘尖的连线上,肘尖下5寸,尺骨与桡骨之间	直刺 0.5 ~ 1.0寸;可灸	耳聋、咽喉肿痛、暴喑、齿痛、上肢痹痛
天井 Tianjin (SJ10)	在臂外侧,屈肘,当肘尖直上1寸凹陷处	直刺 0.3 ~ 0.7寸;可灸	偏头痛、耳聋、瘰疬、癫痫
清冷渊 Qinglengyuan (SJ11)	在臂外侧,屈肘,当肘尖直上2寸,即天井上1寸	直刺 0.3 ~ 0.5寸;可灸	头痛、上肢痹痛、目黄
消泺 Xiaoluo (SJ12)	在臂外侧,当清冷渊与臑会连线的中点处	直刺 0.3 ~ 0.6寸;可灸	头痛、齿痛、项强、肩背痛
臑会 Naohui (SJ13)	在臂外侧,当肘尖与肩髎的连线上,肩髎下3寸,三角肌的后下缘	直刺 0.5 ~ 0.7寸;可灸	瘿气、瘰疬、上肢痹痛

穴名	定位	操作	主治
肩髎 Jianliao (SJ14)	在肩部,肩髎后方,当臂外展时,于肩峰后下方呈现凹陷处	直刺 0.5 ~ 1.0 寸;可灸	肩臂挛痛不遂
天髎 Tianliao (SJ15)	在肩胛部,肩井与曲垣的中间,当肩胛骨上角处	直刺 0.5 ~ 0.8 寸;可灸	肩臂痛、颈项强急
天牖 Tianyou (SJ16)	在颈侧部,当乳突后方直下,平下颌角,胸锁乳突肌的后缘	直刺 0.5 ~ 0.8 寸;可灸	头痛、目痛、耳聋、瘰疬、项强
瘈脉 Chimai (SJ18)	在头部,耳后乳突中央,当角孙至翳风之间,沿耳轮连线的中、下三分之一的交点处	平刺 0.1 ~ 0.2 寸,或点刺出血;可灸	头痛、耳鸣、耳聋、小儿惊风
颅息 Luxi (SJ19)	在头部,当角孙至翳风之间,沿耳轮连线的上、中三分之一的交点处	平刺 0.1 ~ 0.2 寸;可灸	头痛、耳鸣、耳聋、小儿惊风
角孙 Jiaosun (JS20)	在头部,折耳廓向前,当耳尖直上入发际处	平刺 0.3 ~ 0.5 寸;可灸	颊痛、目翳、齿痛、项强

穴名	定位	操作	主治
耳门 Ermen (SJ21)	在面部,当耳屏上切迹的前方,下颌骨髁状突后缘,张口有凹陷处	张口,直刺0.3～0.5寸可灸	耳鸣、耳聋、聤耳、齿痛
耳和髎 Erheilao (SJ22)	在头侧部,当鬓发后缘,平耳廓根之前方,颞浅动脉的后缘	避开动脉,斜刺或平刺0.1～0.3寸;可灸	头痛、耳鸣、牙关紧闭、口㖞
丝竹空 Sizhukong (SI23)	在面部,当眉稍凹陷处	平刺0.1～0.3寸;可灸	头痛、齿痛、目赤肿痛,眼睑瞤动、癫狂痫

11. 足少阳胆经

足少阳胆经起于目外眦角(瞳子髎),向上经过手少阳经的和髎穴,到头角部位与足阳明经交会于头维穴,再向下到耳后,与手少阳经交会于角孙穴,沿头颈行至手少阳经前,与手太阳经交会于天容穴,到肩上后又退回,交出手少阳经之后,向后和督脉交会于大椎穴,经过手太阳经的秉风穴,进入缺盆,向下至腋下,沿胸侧,经过季胁,与足厥阴经交会章门穴后,又与足太阳经的上髎、下髎穴相交,经髋关节再向下,沿着大腿外侧,出膝外侧,下经腓骨前面,直下达

395

腓骨下端,沿足背进入第4趾外侧端(足窍阴)。其耳部分支,从耳后经过手少阳经的翳风穴进入耳中,又浅出行于耳前,经手太阳经的听宫穴、足阳明经的下关穴,到眼外眦后。外眦部支脉,从外眦角分出,向下到达大迎穴部位,在会合手少阳三焦经后,向下经颊车部位到达颈部,与直行经脉相会于缺盆,而后进入胸中,在深部经过足厥阴经的天池穴,通过横膈,络于肝,属于胆,沿胁肋内侧,出少腹部,环绕阴毛部,横行进入股骨大转子部,与直行者相会。足背部的支脉从足背分出,沿第1、2跖骨之间,出于大趾端,回过来到趾甲后的毫毛部(大敦),与足厥阴肝经相接。

本经腧穴起于瞳子髎,止于足窍阴,总计44穴,治疗侧头、耳、目、咽喉和神志病、热病,以及经脉循行部位的其他病证。本经常用腧穴:听会、风池、环跳、风市、阳陵泉、悬钟、丘墟。

听会 Tinghui(GB2)

【出处】 《针灸甲乙经》。

【别名】 听呵、后关《针灸资生经》)、听诃(《针灸大全》)。

【释名】 会,指会聚。穴在耳前陷中,主治耳聋,耳鸣,针此可使听觉会聚,因名听会。

【类属】 交会穴之一,手太阳、手足少阳之会(《针灸甲乙经》)。

【位置】 在面部,当耳屏间切迹的前方,下颌骨髁状

396

突的后缘,张口时呈凹陷处取穴(图28)。

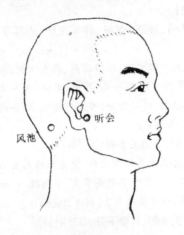

图28

【取法】 正坐仰靠或侧伏,于屏间切迹前方,下颌骨髁状突后缘,张口时呈凹陷处取穴。

【局解】

(1)组织层:皮肤→皮下组织→腮腺囊→腮腺。

(2)神经、血管:浅层布有耳颞神经和耳大神经;深层有颞浅动、静脉和面神经丛等结构。

【操作】 张口,直刺0.3~0.5寸;可灸。

【功效】

(1)平补平泻法:疏经活络。

(2)补法:开窍聪耳,健固关节。

（3）泻法:清热散结,宣通耳窍。

【主治】

（1）耳鸣、耳聋、聋哑、聤耳流脓、内耳疼痛、内耳性眩晕。

按:举凡肝胆火旺、肝经湿热、痰火上扰、风热上炎,或阴虚火旺等均可引起耳鸣、耳聋、聋哑、聤耳流脓、内耳疼痛、内耳性眩晕,针刺听会,可宣窍通络,聪耳消壅,因此可治疗上述耳部疾患。

（2）齿痛、下颌关节炎、下颌脱臼。

按:风火上炎或阴虚火旺,熏蒸蜥络则齿痛;少阳经气郁闭或经络亏虚可致下颌关节炎、下颌脱臼,针取听会,泻可清热散结,补可健固关节,因治上述病证。

（3）牙关紧闭、口噤不开、口眼㖞斜。

按:少阳经筋拘急,可致牙关紧闭、口噤不开;经筋弛缓,可致口眼㖞斜,针取听会,泻可开关通络,补可活络荣筋,因治经脉拘急或弛缓之病证。

（4）中风、眩仆、吐沫、狂走、瘛疭。

按:肝胆火炽,挟痰上扰,蒙闭心神,则可中风、眩仆、吐沫、狂走、瘛疭,针泻听会,可宣泄少阳,疏利经气,因治肝胆痰火上扰,心神被蒙之证。

【配伍应用】

（1）听会、行间、太冲、丘墟,可清泄肝胆,宣通耳窍,治疗肝胆火旺之耳鸣、耳聋、耳内疼痛、聤耳流脓。

（2）听会、内庭、丰隆,功能清泄少阳、阳明邪热,化痰通窍,治疗少阳、阳明痰火上扰而致耳鸣、耳聋、齿痛、聋哑、内耳性眩晕。

(3)外关、中渚、听会,功能泄热降火,清宣少阳,治疗温邪上攻的耳鸣、耳聋。

(4)听会、关元、三阴交、足三里,可培元聪耳,治疗气血虚弱不能上奉之耳鸣、耳聋。

(5)下关、颊车、合谷、听会,功能疏风清热,通络止痛,治疗风火上攻之牙痛。

(6)翳风、哑门、廉泉、听会,可清热散邪,通络宣窍,治疗经气郁闭,清空失聪之聋哑。

(7)下关、颊车、听会、合谷、足三里,功能壮筋补虚,健固关节,治经筋弛缓,下颌关节脱臼。

(8)听会、合谷、太冲、大椎,功能祛风解痉,开关启闭,治破伤风引起的牙关紧闭、口噤不开。

(9)人中、内关、间使、听会,可理气开窍,治暴怒伤肝之气厥病。

(10)曲池、丘墟、翳风、听会,功能疏风清热,泻火散结,治肝胆火旺,热毒凝滞的外耳道炎、下颌关节炎。

【古代文摘】

(1)位置

《针灸甲乙经》:在耳前陷者中,张口得之,动脉应手。

《太平圣惠方》:在耳前陷中,上关下一寸,动脉宛宛中,张口得之。

《医宗金鉴》:耳前起骨上面下一寸,耳珠下动脉宛宛中,开口有空,侧卧张口取之。

（2）主治

《针灸甲乙经》:寒热头不痛,喘喝,目不能视,目泣出。聋,耳中颠溲,颠溲者,若风。

《千金翼方》:耳聋,耳中如蝉鸣,牙车急疼痛,不得嚼食,牙车脱臼。

《外台秘要》:头痛,耳中颠飕风,齿龋痛。

《医学心悟》:狂、惊、瘛疭、眩仆、喑不能言,羊鸣吐沫。

（3）配伍

《针灸资生经》耳蝉鸣:听会、听官。

《针灸大成》耳红肿痛:听会、合谷、颊车。

《标幽赋》耳聋:听会、阳池。

《百症赋》耳聋气闭:听会、翳风。

风池 Fengchí（GB20）

【出处】　《灵枢·热病》。

【别名】　热府（《灵枢·热病》）。

【释义】　位在颞颥后发际陷中,穴处凹陷似池,为治风之要穴,故名风池。

【类属】　交会穴之一,手、足少阳与阳维之会（《针灸甲乙经》）。

【位置】　在项部,当枕骨之下,与风府相平,胸锁乳突肌与斜方肌上端之间的凹陷处（见图28）。

【取法】　正坐或俯伏,于项后枕骨下两侧凹陷处,当斜方肌上部与胸锁乳突肌上端之间取穴。

【局解】

(1)组织层:皮肤→皮下组织→斜方肌和胸锁乳突肌之间→头夹肌→头半棘肌→头后大直肌与头上斜肌之间。

(2)神经、血管:浅层布有枕小神经和枕动、静脉的分支或属支;深层有枕下神经等结构。

【操作】 针0.3~1寸,针尖应朝向鼻尖方向,避免进针过深和手法过重伤及椎动脉,留针20分钟,捻转运针,其针感分别走至耳后、耳内、上眼眶、眼球、额颞、侧头、头顶部,有少数走达半边脑部;可灸。

【功效】

(1)平补平泻法:疏筋活络,通利官窍。

(2)补法:健脑明目,壮筋补虚。

(3)泻法:疏风清热,聪耳明目,潜降肝阳,醒脑安神。

【主治】

(1)感冒、头痛、眩晕、耳鸣、耳聋、头项强痛。

按:肾水不足,水不涵木,肝阳偏亢,上扰清空而致眩晕、头痛、耳鸟、耳聋;或外感风邪,侵袭头部而致感冒、头项强痛,针泻本穴,息风潜阳,疏散风邪,通络止痛,清脑利窍,本穴为治风要穴,因对外风、内风引起的病证均有良好效果。

(2)目赤肿痛、青盲、夜盲、青光眼、斜视、近视。

按:胆足少阳之脉,起于目外眦,因肝胆风热、肝阳上亢、肝热阴虚、肝肾阴虚等所致目赤肿痛、青盲、夜盲、青光眼、斜视、近视等证，针取本穴，虚补实泻，既补虚明目，又疏风清热、潜降肝阳，因治多种原因引起的眼病。

（3）鼻衄、鼻渊。

按：风热袭肺，上熏清窍，可致鼻衄；肝胆炎旺，上犯清窍，可致鼻渊。风池为胆经与阳维之会，针泻本穴，既可疏风清热，又可清泻肝胆，因治鼻衄、鼻渊。

（4）牙疼、咽喉肿痛、吞咽困难、失语。

按：风热外袭，郁于阳明，循经上炎，或肺肾阴虚，火炎于上，可致牙疼、咽喉肿痛、吞咽困难、失语，针刺本穴，疏风清热，故对上述病证有效。

（5）面瘫、面痛、面肌痉挛。

按：足少阳之筋，直者，循耳后，上额角，交颠上，下走颔，上结于烦。支者，结于目眦为外维，外感风热毒邪或少阳经筋不利，弛缓则面瘫，拘急则面痛、痉挛，针取风池，虚补实泻，祛风清热解毒，舒筋活络，可治少阳经脉弛缓、不利诸证。

（6）失眠、健忘、神经衰弱、老年痴呆。

按：肾虚髓海不足而致失眠、健忘、神经衰弱、老年痴呆，针补风池，可健脑安寐。

（7）狂证、癫证、痫证、瘛证、闭塞性脑动脉炎、中风、舞蹈病。

按：肝胆火旺，循经上扰；胃阳化风，上扰清空；内热炽盛，邪热上攻；风火痰浊，上蒙清窍，可致狂证、癫证、痫证、瘛病、闭塞性脑动脉炎、中风、舞蹈病，针取本穴，息风潜阳，清泻肝胆,安定神志,因治上述疾患。

(8)落枕、肩周炎、腰背痛、半身不遂。

按:外感风寒湿热之邪,阻滞经络,气血运行不畅,而致落枕、肩周炎、腰背痛、半身不遂,针取本穴,疏通经络,壮筋补虚,故治经络闭阻不通而引起的上述病证。

(9)荨麻疹、丹毒。

按:外感风热邪毒,火邪侵及血分,热毒郁于肌肤而发荨麻疹、丹毒,针取本穴,可收疏风清热之效。

【配伍应用】

(1)风池、太冲、复溜,功能平肝潜阳,滋阴息风,主治肾阴不足,肝阳上亢之头痛、眩晕、耳鸣、耳聋、子痫、面肌痉挛。

(2)风池、合谷、外关、曲池,功能疏散风热,通络止痛,主治风热侵袭之头痛、感冒。

(3)风池、合谷、睛明,功能疏风清热明目,主治风热上攻之目赤痛、斜视。

(4)风池、百会、大椎,功能息风清脑,通督解痉,主治热极生风之痫证、头项强痛。

(5)风池、肝俞、曲泉、肾俞、复溜,功能滋补肝肾,清热明目,主治肝肾阴虚之青盲、夜盲、青光眼、斜视、近视。

(6)风池、上星、印堂、迎香,功能祛风散热,通利鼻窍,主治风热上扰之鼻渊、鼻衄。

(7)风池、合谷、颊车、外关,功能疏风清热止痛,主治风火上扰之牙痛。

（8）风池、少商、少泽、太溪，功能滋阴降火，清利咽喉，治阴虚火旺之咽喉肿痛。

（9）风池、地仓、颊车、合谷，功能祛风解毒，舒筋活络，主治风热毒邪上扰，少阳经筋受损之面痛、面瘫。

（10）风池、完骨、天柱、三阴交、太溪、复溜，功能补肝肾，益脑髓，治肾虚不足之失眠、健忘、神经衰弱、老年痴呆。

（11）风池、丰隆、内庭、太冲、丘墟，功能平肝潜阳、清热息风、化痰醒脑，治疗肝阳上亢，痰火上扰之狂证、癫证、痫证、瘛证、闭塞性脑动脉炎、中风、舞蹈病。

（12）风池、外关、大椎、肩髃、阿是穴，功能疏风清热，通络止痛，治经络闭阻之落枕、肩周炎、腰背痛、半身不遂。

（13）风池、大椎、曲池、血海，功能清热凉血，祛风解毒，治风热邪毒郁于肌肤的荨麻疹、丹毒。

（14）风池、关元、太溪、阴陵泉，功能补虚明目，治脾肾阳虚之青盲。

（15）内池、神门、三阴交，功能补益心脾，清脑安神，治心脾血亏之失眠、痫证。

（16）风池、太阳、丘墟，功能清宣少阳经气，通络止痛，治肝胆之火循经上扰之头痛、目赤痛、耳鸣、耳聋、面肌痉挛。

（17）风池、风门、肺俞、列缺，功能祛风散寒，宣肺止咳，治外感风寒，肺失宣肃之感冒、咳嗽、哮喘。

【现代研究】　本穴的临床观察与实验研究报道较多。有人以风池、上天柱（天柱穴上5分）为主穴，行导气法；足三里、三阴交、行补法,对治疗内分泌性突眼症有一定疗效,并对突眼症的瘀血状态、微循环、血液流变学、血流动力学的检查,针后都有明显改善。有报道,针刺风池,对胃液有调整作用,使胃酸及胃蛋白酶高者降低,低者升高。单用本穴或以本穴为主可以治疗多种疾病。有人治疗上呼吸道感染,以鱼腥草和板蓝根注射液 1～2 毫升混合后双侧风池穴注射,隔日 1 次,并与常规用药组对照,两组总有效率无大差别。有人治疗血管性偏头痛 35 例,取患侧风池、丝竹空透率谷、双侧金门,风池向对侧眼睛方向或对侧风池深部横刺 1.5 寸,提插捻转直至患侧出现酸、麻、胀感,各穴均留针 30 分钟,每 5 分钟加强刺激 1 次。结果治愈 23 例,显效 9 例,好转 3 例。针刺风池(针尖向颧骨方向渐次进入 1.2～1.5 寸)治疗脑震荡后的头昏头痛、偏正头痛等取得满意疗效。也有人报道,用维生素 B_{12} 500 毫克,加注射用水或 10% 的葡萄糖 1～2 毫升,风池穴位注射,治疗 82 例头痛,治愈 45 例,好转 33 例,无效 4 例。针刺双侧风池,指压合谷,并令患者活动头颈,治疗落枕有效。有人报道针刺双侧风池,治疗颈源性眩晕(椎动脉型颈椎病、椎基底动脉供血不足)33 例,结果治愈 23 例,有效 7 例,无效 3 例。治疗美尼尔氏综合征亦多获良效。有人认为风池、哑门穴药物注射对中风偏瘫、失语有独特的疗效。有人以风池穴为主治疗动脉硬化型脑梗塞 105 例,疗效较为满意。有人用风池配太冲治疗原发性高血压,头痛剧者加刺太阳,伴热盛面赤者加合谷,降压总有效率为 91%。另外,也有人以风池穴治疗足跟痛 216 例,包括跟骨骨刺、跟部滑囊炎、跟腱炎、跟垫炎、跟骨骨折及症状性足跟痛等,单侧痛用直刺法,双侧痛用透刺法(透向对侧风池穴),结果治愈 134 例,显效 43 例,好转 22 例,无效 17 例,总有效率为 92.1%。以风池配曲池、血海,用灸法,治荨麻疹亦有效果,一般针刺深度在 1.0~1.5 寸以内,向鼻尖平耳垂水平略斜向下刺。有人认为针刺风池穴尚可治癫痫、眼疾、耳鸣耳聋、鼻渊、神经衰弱失眠症、胃酸过多等。

关于本穴的针刺深度和方向,学者多有争鸣,报道亦颇多,如有人提出不同的针刺角度、深度对不同的疾病有较好的治疗效果。①如针尖斜向内上,针向对侧眼窝,超过 8 分即可触及颈椎,将针退至皮下稍向外侧,紧靠颈椎深刺(可达 2 寸以上),针尖所达相当于眼窝下 3 厘米,治疗头部疾患效果较好。得气后头痛、头晕、头沉、目眩、耳塞、目不明等症减轻或消除。②针尖向同侧鼻旁平直刺入,紧靠颈椎,可深达 2 寸以上,针尖所达相当于眼窝下 7 厘米,除治疗头部疾患外,也可治疗肢体疾患,如脑血栓形成偏瘫或半侧肢体麻木等。③针尖向同侧口角下方刺入,过颈椎,深度可达 2~3 寸,针尖所达相当于眼窝下,治疗躯干、颈项、上下肢以及喉部等疾病疗效较佳。此三种刺法均采取原地捻针加强针感,禁用提插手法,对老年人尤应注意。随着针刺的加深,可出现第 2 次针感(深刺),较第 1 次针感(浅刺)更为强烈。但较多的人认为风池穴不可深刺,其针刺的方向亦应有所限制。有人提出风池穴进针方向有三:①向鼻尖刺入 0.5~1.2 寸;②向同侧颧骨或眼窝,不可向对侧刺;③沿皮刺左风池透右风池,或右风池透左风池。有人据对五具尸体的解剖和标本仔细观察,认为"针向对侧眼球"的方向最易刺入颅腔,这一方向恰与椎动脉及延髓下段所在部位相对应。而针尖向鼻尖方向进针时,针尖可达环椎后突,则避免与上述部位相对应。关于针刺的深度,经测量,其最大值为48.5 mm,最小值为41.6 mm,表明安全深度为40 mm以内,不超过1.5寸。如针刺时,针下有坚硬感时,已达环椎后膜,不可再进针;若针尖疼痛,并有轻搏动时,有可能伤及椎动脉及其分支;若有触电感传向四肢,伴惊叫,呼吸心跳骤停时,要及时抢救。在此项报道之前,曾有人报道过1例刺右侧风池2寸深时,针尖刺入枕大孔,又捻转幅度过大,刺破椎动脉或刺伤延髓下段,致蛛网膜下隙出血,而致死亡,应引为教训。

【古代文摘】

(1)位置

《针灸甲乙经》:在颞颥后发际陷者中。

《备急千金要方》:在顶后两辕动筋外发际陷中。

《素问》王注:在耳后陷者中,按之引于耳中。

《太平圣惠方》:在项后发际陷者中。

《针灸资生经》:在脑空后发际陷中。

《医宗金鉴》:从脑空下行,耳后下发际陷中,大筋外廉,按之引于耳中。

(2)主治

《外台秘要》:寒热,癫疾僵仆,温热病汗不出,头眩痛,疟疾,欠气多,气发耳塞不明,喉痹,伛偻引项。

《医学心悟》:狂。

《太平圣惠方》肺风,面赤,目视眈眈,面肿,皮软,脑底痛。

《针灸聚英》:伤寒、温病汗不出,基偏正头痛,腰背俱痛,大风中风,气寒涎口不语,昏危,瘈气。

(3)配伍

《备急千金要方》目痛不能视:风池、脑户、玉枕、风府、上星。

《针灸资生经》寒热癫仆:风池、听会、复溜。

《针灸大成》风痫疾,发则躺仆在地:灸风池、百会。偏正头风:风池、合谷、丝竹空。

环跳 Huantiao(GB30)

【出处】 《针灸甲乙经》。

【别名】 枢中(《素问·缪刺论》)、髀枢(《素问·气府论》王注)、髋骨(《针灸大全》)、髋骨、分中(《针方六集·神照集》)、髀厌(《人镜经》)。

【释名】 环,指环曲;跳,指跳跃。穴在髀枢中,侧卧伸下足,屈上足取之,因其屈膝屈髋呈环曲,如跳跃状,故名环跳;又说因跳跃时,本穴形成半环形之凹陷而得名。

【类属】 交会穴之一,足少阳、太阳二脉之会(《素问·气穴论》王注)。

【位置】 侧卧屈股,在股骨大转子最高点与骶骨裂孔的连线上,当外 1/3 与中 1/3 的交点处(图 29)。

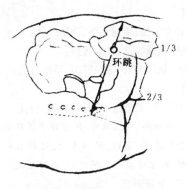

图 29

【取法】 侧卧,于大转子后方凹陷处,约当股骨大转子与骶骨裂孔连线的外中 1/3 交点处取穴。或侧卧,伸下腿,屈上腿成 90 度,以。拇指关节横纹按在大转子头上,拇指指脊柱,当拇指尖止处是穴。

【局解】

(1)组织层:皮肤→皮下组织→臀大肌→坐骨神经→股方肌。

(2)神经、血管:浅层布有臀上皮神经;深层有坐骨神经、臀下神经、股后皮神经和臀下动、静脉等。

【操作】 侧卧位屈上腿伸下腿,直刺 2 ~ 2.5 寸,治髋关节疾患,宜向髋关节直刺,使针感走达关节内;治下肢疾

409

患,可在环跳穴上一寸刺针,略向下方刺入,使针感沿本经走达下肢;可灸。

【功效】

(1)平补平泻法:疏通经络,调畅经气。

(2)补法:温通经脉,补益虚损。

(3)泻法:祛风驱邪,温散寒湿,活血行滞。

【主治】

(1)髋关节痛、腰髋痛、坐骨神经痛、痹证。

按:因气滞血瘀、气血双亏、风湿侵袭等所致髋关节痛、腰髋痛、坐骨神经痛、痹证,针取本穴,可驱散外邪,宣通气血,补益虚损,故上述病证无问虚实,皆可治之。

(2)痿证、半身不遂。

按:气虚血瘀或气血双亏、肝肾不足而致痿证、半身不遂,针取本穴,虚则壮筋补虚,实则疏筋活络,故可治痿证、半身不遂。

(3)风疹、荨麻疹、脚气、水肿。

按:外感风寒、风湿或风热邪毒,郁于经脉肌肤,引起风疹、荨麻疹、脚气、水肿,针泻环跳,可祛风散邪,疏通经脉,故对上述病证有效。

【配伍应用】

(1)环跳、三阴交、阴陵泉,功能调气血,通经脉,主治气血不足,筋骨失养之髋关节痛、腰髋痛、坐骨神经痛、痹证、痿证、半身不遂。

(2)曲池、阴陵泉、环跳,功能祛风除湿散寒,主治风寒湿邪侵袭所致的髋关节痛、坐骨神经痛、痹证、风疹、荨麻疹、脚气、水肿。

（3）环跳、太冲、复溜、太溪、肾俞，功能补益肝肾，治疗肝肾不足之腰髋痛、坐骨神经痛、痹证、痿证、半身不遂。

（4）丰隆、三阴交、环跳，功能祛痰散瘀、驱邪通络，主治痰瘀闭阻之坐骨神经痛、痹证。

（5）环跳、委中、昆仑，功能通畅经脉，驱邪散滞，治气滞血瘀型腰髋痛、坐骨神经痛、痹证、痿证、半身不遂。

【现代研究】　本穴为临床常用穴。有人研究，环跳对胃液分泌功能有一定调整作用，可使胃酸及胃蛋白酶高者降低，低者升高。有实验报道，用甲状腺粉或硫氧嘧啶分别引起小白鼠甲状腺功能亢进或减退后，电针坐骨神经或环跳穴，可使甲状腺功能获得调整。环跳穴有较好针麻效应，电针动物双环跳穴，可以使痛阈明显升高，同时使纹状体及下丘脑亮—脑腓肽、甲—脑腓肽明显增加。有实验表明，电针足三里、环跳穴可减弱丘脑中央中核（CM）神经元对伤害性刺激的反应。环跳穴有抗炎退热作用，减少炎症渗出，电针家兔坐骨神经（环跳穴）可使人工感染的腹膜炎渗出减少或停止。

有人治疗腰痛 100 例，均为急性腰肌软组织损伤，用 1.5～3 寸毫针快速刺入环跳穴，进针 1 寸左右，患者有针感后，行强刺激 1 分钟，留针 10～15 分钟，期间行针 1～2 次，若还有余痛或痛不减者，加刺委中放血如绿豆大。经 1～10 次治疗，治愈 82 例，显效 11 例，无效 7 例。又有人撰文介绍心得，认为环跳穴为治疗腰胯疼痛、下肢痿痹、半身不遂、挫闪腰痛、下肢乏力不能转侧等病症的常用要穴。有人以环跳穴为主，酌配他穴治疗多种疾病，如坐骨神经痛常用处方为：①环跳配肾俞、阳陵泉、委中；②环跳配足三里、委中、内庭；③环跳配阳陵泉、风市、足三里、伏兔。治疗下肢瘫痪，环跳配阳陵泉、风市、足三里、伏兔。治疗腰痛，环跳配肾俞、委中、昆仑。治疗脚气，环跳配足三里、三阴交、绝骨。治疗半身不遂，环跳配阳陵泉、合谷、曲池。治疗风疹，环跳配曲池、血海、合谷。

【古代文摘】

（1）位置

《针灸甲乙经》：在髀枢中，侧卧伸下足屈上足取之。

《素问》王注：在髀枢后。

《循经考穴编》广注：法须令侧卧，屈伸上下足，取髀枢骨尖后一指许，摇按之当有深陷。

（2）主治

《素问》：邪客于足少阳之络，令人留于枢中痛，髀不可以举。

《针灸甲乙经》：腰胁相引痛急，髀筋瘈，胫痛不可屈伸，痹不仁。

《太平圣惠方》：冷痹，风湿，偏风，半身不遂，腰胯疼痛。

《铜人腧穴针灸图经》：风疹。

《神应经》：中风身体不遂，血凝气滞，浑身腰腿风寒湿痹，生疮，肿癞。

412

（3）配伍

《针灸资生经》髀枢中痛不可举：环跳、束骨、交信、阴交、阳谷。胫痛不可屈伸：环跳、内庭。脚不能行：环跳、阳陵泉、巨虚下廉、阳辅。

《针灸大成》膝以上病：灸环跳、风市。

《胜玉歌》腿股转酸难移步：环跳、风市、阴市。

《长桑君天星秘诀歌》冷风湿痹：环跳、阳陵泉。

《杂病穴法歌》腰痛：环跳、委中。

风市 Fengshl（GB31）

【出处】　《肘后方》。

【别名】　垂手（《医学原始》）。

【释名】　市，指市集，集聚。该穴主治中风腿膝无力，身痒麻痹诸般风证，为祛风要穴，故而得名。

【位置】　在大腿外侧，腘横纹上 7 寸处，股外侧肌与股二头肌之间（图 30）。

【取法】　直立，两手自然下垂，当中指尖止处是穴；或侧卧，于股外侧中线，距腘横纹 7 寸处取穴。

【局解】

（1）组织层：皮肤→皮下组织→髂胫束→股外侧肌→股中间肌。

（2）神经、血管：浅层布有股外侧皮神经，深层有旋股外侧动脉降支的肌支和股神经的肌支。

【操作】　直刺 1.0～1.5 寸，局部酸胀，并可向下放散；

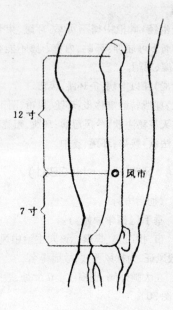

12 寸

7 寸

●风市

图 30

可灸。

【功效】

(1)平补平泻法:疏通经络,调和气血。

(2)补法:壮筋补虚。

(3)泻法:祛风散寒,除湿行滞,活络止痛。

【主治】

(1)中风半身不遂、下肢麻木、痿证。

414

按:肝肾不足,气血虚弱,络脉空虚,而致中风半身不遂、下肢麻木、痿证,针取风市,补虚祛邪,强壮筋脉,故治因虚而致的上述诸证。

(2)腰腿痛、坐骨神经痛、髋股痛、痹证。

按:外邪侵袭,闭阻脉络,或气血瘀滞,痰湿停着,经络不通引起腰腿痛、坐骨神经痛、髋股痛、痹证,针泻风市,可以驱邪散滞,行血通络,故可治疗经络痹阻不通之证。

(3)荨麻疹、遍身瘙痒、脚气。

按:风客肌肤,或湿热郁于肌腠,所致荨麻疹、遍身瘙痒;若湿热下注,所致脚湿气,针泻本穴,疏风散热利湿,故可治疗风湿热邪引起的荨麻疹、遍身瘙痒、脚气属风湿热邪所致者。

(4)疝气、肠鸣。

按:肝胆经脉绕阴器,过少腹,寒凝肝脉则病疝;木横侮土可致肠鸣,针取风市,舒经活络,调和气血,故治表里经病疝气、肠鸣。

(5)下肢痉挛、舞蹈病。

按:少阳经筋拘挛可致下肢痉挛、舞蹈病,针取风市,既可舒解局部经筋,又调少阳经气,畅通气血,故治少阳经脉不利之下肢痉挛、舞蹈病。

【配伍应用】

(1)风市、间使、三阴交、风关、血海,可行气活血,疏通经络,治气血瘀滞不通之半身不遂、下肢麻木、腰腿痛、坐骨神经痛、髋股痛、痹证。

（2）阴陵泉、足三里、三阴交、风市，可清利湿热，主治湿热阻络之髀股痛、腰腿痛、坐骨神经痛、痹证、痿证。

（3）尺泽、内庭、风市、复溜，功能清肺润燥，养阴荣筋，治疗肺燥津伤之痿证。

（4）风市、曲池、合谷、阴陵泉、三阴交，可疏风祛湿，清热凉血，治风湿热邪侵袭肌表，遍身瘙痒、荨麻疹。

（5）蠡沟、关元、三阴交、大敦、风市，功能疏通经脉调理气血，治疗寒凝厥阴之疝气。

（6）风市、阳陵泉，可舒缓经筋，治疗经筋拘挛所致的下肢痉挛、舞蹈病。

【现代研究】 有人选择足少阳胆经所过之实证如头痛、眩晕、耳鸣、耳聋、寒热往来、胁肋疼痛及外邪阻滞所致循行部位疼痛麻木不仁等为治疗对象，观察风市穴的治疗作用。只选患侧风市，3寸针直刺，至股骨后上提3分，缓慢捻转行针5～10分钟，使针感上下传导气至病所而止。观察症状改善情况，发现风市穴对本经病变有明显的治疗作用。同时对非少阳经的病变，针刺后可通调气血，亦有治疗作用。

【古代文摘】

（1）位置

《太平圣惠方》：在膝外两筋间，平立舒下两手著腿，当中指头陷者宛宛中。

《玉龙歌》：在膝外廉上七寸，垂手中指尽处是穴。

（2）主治。

《备急千金要方》:两膝挛痛,引胁拘急,𤸷躄或青或焦或枯或𤻤如腐木;缓纵痿痹,胻肠疼痛不仁。

《太平圣惠方》:冷痹,脚胫麻,腿膝酸痛,腰尻重,起坐难。

《医学入门》:病风疮,中风,腿膝无力,浑身瘙痒,麻痹。

《循经考穴编》:中风瘫痪,顽麻冷痹,一切股膝足酸疼肿重,动履艰难之疾。

(3)配伍

《全生指迷方》痹证始觉脚弱:速灸风市、犊鼻、足三里。

《针灸资生经》脚弱:风市、犊鼻、足三里、绝骨。

《针灸大成》腰疼难动:风市、委中、行间。腿痛:风市、阴市。

《玉龙赋》腿脚乏力:风市、阴市。

阳陵泉 Yanglingquan(GB34)

【出处】 《灵枢·邪气脏腑病形》。

【别名】 阳之陵泉(《灵枢·本输》)、筋会(《难经·四十五难》)、阳陵(《神应经》)。

【释名】 外侧为阳;陵,指高处;泉指凹陷处。因本穴在下肢外侧,当腓骨小头前凹陷处,故名阳陵泉。

【类属】 五输穴之一,本经合穴(《灵枢·本输》);在五行属土(《难经·六十四难》);八会穴之一,为筋会(《难经·四十五难》)。

【位置】 在小腿外侧,当腓骨小头前下方凹陷处(图

31）。

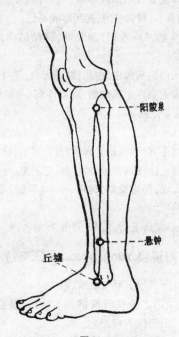

图31

【取法】　正坐或仰卧,拇指指横纹按腓骨小头上,指向其前下方,指端所达处即本穴。

【局解】

（1）组织层:皮肤→皮下组织→腓骨长肌→趾长伸肌。

（2）神经、血管:浅层布有腓肠外侧皮神经;深层有胫前返动、静脉,膝下外侧动、静脉的分支或属支和腓总神经分支。

【操作】 直刺1~1.5寸,局部有酸胀感,可循经传导,治下肢痹证,可斜向下刺0.6~1寸,有麻木感向足部传导;可灸。

【功效】

(1)平补平泻法:疏通经脉,和解少阳。

(2)补法:强健腰膝,壮筋补虚。

(3)泻法:疏肝利胆,清利湿热,疏筋活络。

【主治】

(1)头痛、眩晕、颈项强痛、高血压等。

按:胆足少阳之脉,起于目外眦,上抵头角,下耳后,生于头侧面。外感六淫,侵及少阳经,或肝胆火热之邪挟风上扰清窍,可致头痛、眩晕高血压;少阳经脉不利可致颈项强痛。泻阳陵泉,可疏通少阳经气,清泻火热之邪,因此可治疗上述病证。

(2)胁肋痛、呕吐、口苦、黄疸、便秘等肝胆疾患。

按:足少阳经循胁肋,过季胁,属胆,络肝。湿热蕴结肝胆,或肝胆气郁,疏泄不利,均可导致胁肋痛、呕吐、口苦、黄疸、便秘等肝胆疾患。针拨本穴,既可清利湿热,又可疏肝利胆,因此可治疗上述肝胆疾患。

(3)痿证、舞蹈病、痉病、破伤风等筋病。

按:肝主筋,肝热筋痿,可致痿证;外邪侵袭,邪壅经络,或肝风内动,筋脉挛急,可致舞蹈病、痉病、破伤风等。取筋会阳陵,既可壮筋补虚,又可疏筋活络,故可治疗上述筋病。

(4)咳嗽

按:肝脉通于肺,肝郁化火,木火刑金,肺失宣肃所致咳引胁痛,取阳陵泉可清泻肝胆,使火不烁金,咳嗽自平。

(5)缠腰火丹、脚气、臁疮。

按:肝胆湿热,循经流注而发为缠腰火丹、脚气、臁疮等病,循经取本穴,施泻法,可清利湿热,因此可以治疗因湿热而发的上述病证。

(6)下肢麻木、半身不遂、痛风、痹证、膝部扭伤、外伤性截瘫。

按:气血不足,筋脉失养,下肢麻木;气虚血滞,或风痰阻络,半身不遂;风寒湿邪痹阻经脉筋骨,可致痹证、痛风,以及膝部扭伤,或外伤性截瘫等,取筋会阳陵泉,可强健腰膝,壮筋补虚,因此可治上述病证。

【配伍应用】

(1)阳陵泉、太阳、率谷、风池,功能疏风和络,主治少阳头痛和风阳上扰头痛。

(2)阳陵泉、印堂、行间、太溪,功能清泻肝胆,平肝潜阳,治风阳上扰之眩晕、高血压。

(3)阳陵泉、支沟,功能和解少阳,清利湿热,主治湿热胁痛;加内关,可宽胸理气,活血止痛,治瘀血留滞胸胁疼痛。

(4)太冲、上脘、阳陵泉、内关,功能疏肝和胃,治疗肝气犯胃,胃气上逆之呕吐。

（5）阳陵泉、至阳、内庭、太冲，功能疏肝利胆，清化湿热，治疗湿热内蕴，疏泄失常的黄疸、口苦、便秘等肝胆疾患。

（6）阳陵泉、内庭、侠溪，功能清泻少阳、阳明邪热，治疗痿证胃热筋伤者；若气血虚弱，可加足三里、三阴交，补益脾胃，生化气血。

（7）阳陵泉、身柱、筋缩，功能解痉止搐，治疗筋脉失养的舞蹈病、痉病、破伤风等。

（8）阳陵泉、阴市，功能疏通下肢气机，调和气血，治疗下肢气血不畅而致麻木。

（9）曲池、肩髃、环跳、阳陵泉、昆仑，功能活血通络，疏筋利脉，主治痹证、中风半身不遂。

（10）阳陵泉、鹤顶、膝眼，可疏利局部经脉，治膝部扭伤。

（11）阳陵泉、承山，功能柔筋和络，治霍乱转筋疼痛。

（12）阳陵泉、大杼、绝骨、肾俞，功能补髓壮骨养筋，治疗外伤性截瘫。

【现代研究】　本穴近年临床观察与实验研究报道较多。有人在实验中看到，针刺阳陵泉不仅可使胆囊收缩，而且还会促进胆汁分泌，对奥狄氏括约有明显的解痉作用和良好的镇痛作用；又有人通过电镜观察，电针阳陵泉、蠡沟时，胆总管立即出现蠕动，频率从每分钟 4 次上升至每分钟 5 次，奥狄氏括约肌开始开放，胆汁节律性通过，其后总胆管的蠕动率稳定在每分种 8～9 次。因此认为电针阳陵泉、

421

蠡沟可作为排石手段之一,对慢性胆囊炎、结石症有很好治疗效应。有人以针刺阳陵泉治疗缺血性中风取得了良好疗效。其作用机制通过实验研究发现,在于针刺本穴可使脑血流增加,脑血管阻力降低。电针足三里、阳陵泉,可以抑制下丘脑乳头上区及乳头和乳头前区,对电刺激臀神经,及自然痛刺激所呈现放电增加的兴奋反应。有人取双阳陵泉,双手同时进针,直刺 1.5~2 寸,紧提慢按及龙虎交战,反复交替进行,并嘱患者同时活动颈项,治疗落枕 95 例,治愈率 100%。有人以阳陵泉为主,配用条口、肩髃、曲池等,治疗肩周炎 14 例,阳陵泉略向上刺入,使得气感向上传导时针退至皮下,令患者在长吸气的同时抬高患肢到最高限高,术者捻转进针到 3 寸深,然后令患者徐徐呼气渐渐放下患肢,术者退针至皮下。如此操作 2~3 次后起针,一般即可止痛。并有人报道在治疗肩周炎、腰扭伤及筋脉挛痛等症时,选常用穴不效,加刺阳陵泉,常可效果满意。有人针刺或点压阳陵泉治疗注射后引起臀部疼痛,可使疼痛缓解。临床亦有人报道以本穴治疗胆绞痛 11 例,双侧同时进针。疼痛较久者,加双侧足三里,结果 10~15 分钟疼痛明显缓解或消失者 7 例,疼痛减轻仍有压痛者 4 例。

【古代文摘】

(1)位置

《灵枢·邪气脏腑病形》:在膝外陷者中。

《针灸甲乙经》:在膝下一寸,䯒外廉陷者中。

《神应经》:在膝下一寸,次外廉陷中,膝下外尖骨前六分。

《医宗金鉴》：从阳关下行一寸，外廉陷中，尖骨前，筋骨间，蹲坐取之。

(2) 主治

《灵枢·邪气脏腑病形》：胆病者，善太息，口苦，呕宿汁，心下澹澹恐人将捕之，嗌中吩吩然，数唾，在足少阳之本末，亦视其脉之陷下者，灸之。其寒热者，取阳陵泉。

《针灸甲乙经》：胆胀，胁下支满，呕吐逆，髀痛引膝股外廉不仁，筋急。

《备急千金要方》：头面肿。

《千金翼方》：胆咳。

《太平圣惠方》：喉中鸣。

《铜人腧穴针灸图经》：膝伸不得屈，冷痹脚不仁，偏风半身不遂，脚冷无血色。

《针灸资生经》：筋病。

(3) 配伍

《针灸资生经》偏风、半身不遂：阳陵泉、环跳、曲池。喉鸣：阳陵泉、天池、膻中。

《针灸大成》腹胁满：阳陵泉、三里、上廉。足缓：阳陵泉、冲阳、太冲、丘墟。

悬钟 Xuanzhong（GB39）

【出处】 《针灸甲乙经》。

【别名】 绝骨（《备急千金要方》）、阳维（《脉经》）、髓孔(《灸法图残卷》)。

【释名】 悬,指悬挂;钟,聚也。穴为足少阳脉气聚注之处,又为八会穴之髓会,位在外踝上三寸,未及于足,犹如悬挂之状,故曰悬钟。有说昔时小儿常于此处悬响铃似钟,所以称悬钟。

【类属】 八会穴之一,髓会绝骨(《难经·四十五难》)。

【位置】 在小腿外侧,当外踝尖上 3 寸,腓骨前缘与腓骨长、短腱之间凹陷处(见图 31)。

【取法】 正坐或侧卧,于外踝尖上 3 寸,腓骨后缘取穴。

【局解】

(1)组织层:皮肤→皮下组织→趾长伸肌→小腿骨间膜。

(2)神经、血管:浅层布有腓肠外侧皮神经;深层有腓深神经和腓动脉属支分布;再深层穿透小腿骨间膜有腓动、静脉干经过。

【操作】 直刺 0.5~0.8 寸,针略向下斜刺,针感可行至足部,略向上斜刺,在不断捻转运针时,针感可沿本经循行传至胁、腋、肩及颈项部,甚至走至头目;可灸。

【功效】

(1)平补平泻法:疏通经络,通畅少阳经气。

(2)补法:强筋健骨,填精益髓。

(3)泻法:清热通便,理气止痛,驱邪散滞。

424

【主治】

(1)偏头痛、颈项强痛、落枕。

按:胆足少阳之脉,循行于侧头部及颈项部,少阳邪热循经上攻,或少阳经气不利,气血阻滞所致偏头痛、颈项强痛、落枕,针泻悬钟,宣散邪热,通经止痛,故可治疗少阳经气不利之证。

(2)咳嗽、喉痹、鼻衄、鼻渊。

按:肝胆火盛,上壅清窍可致喉痹、鼻衄、鼻渊;木火刑金,肺失肃降,则咳嗽,针取本穴,可清泻少阳邪热,故治上述病证有效。

(3)腰痛、髀枢痛、坐骨神经痛、痹证。

按:风寒湿邪外袭,或气滞血瘀经气不畅,抑或气血虚亏,经脉失养导致腰痛、髀枢痛、坐骨神经痛、痹证,针取本穴,可通经活络,补益虚损,故治腰痛、髀枢痛、坐骨神经痛、痹证,无问虚实,均可选用。

(4)半身不遂、痿证、舞蹈病。

按:气虚血瘀,筋脉不利,或气血双亏,肝肾不足,筋脉失养,可致半身不遂、下肢痿软无力及舞蹈病,针取本穴,可舒经和络,强筋健骨。

(5)胁痛、脚气、瘰疬、腹痛、便秘、臁疮。

按:少阳失和,肝气郁滞,挟湿热、痰血阻滞经脉,可致上述病证,针到本穴,可理少阳,调气机,因治与本经有关的胁痛、脚气、瘰疬、腹痛、便秘、臁疮。

(6)足内翻、足外翻。

按：足内翻或足外翻，多由少阳经筋拘急，或弛缓不收而致。针取悬钟，可调经气，理经筋，故治足内翻、足外翻。

（7）肾炎、淋证。

按：肾者主水，肾气不足，开合不利，可致小便不利、淋证。针取本穴，可益肾气，调气机，故可治肾虚所致上证。

【配伍应用】

（1）太阳、风池、外关、悬钟，功能清热解表，宣通少阳，治疗少阳邪热上攻之偏头痛。

（2）风池、中渚、悬钟，可疏风化瘀，通络止痛，主治局部经气不利所致颈项强痛、落枕。

（3）悬钟、太冲、风池、尺泽、丰隆，可清泻肝胆，降火化痰，治疗风热上扰之咳嗽、喉痹、鼻衄、鼻渊。

（4）环跳、风市、委中、阳陵泉、悬钟、昆仑，功能通经化瘀，治疗经络闭阻的腰痛、髀枢痛、坐骨神经痛、痹证。

（5）悬钟、阳陵泉、肝俞、肾俞，可通经络，养筋脉，治疗肝肾不足，筋骨失养之半身不遂、痿证、舞蹈病及足内翻、足外翻。

（6）阳陵泉、血海、丰隆、悬钟、行间，可行气血，除痰湿，治疗因湿热、痰血壅滞经脉之胁痛、脚气、瘰疬、腹痛、便秘、臁疮。

（7）肾俞、复溜、膀胱俞、悬钟，功能补肾气，助气化，治疗肾虚引起的肾炎、淋证。

（8）悬钟、大杼、三阴交、太溪，可益精血，强筋骨，治疗精血亏损，筋骨肌肉失养的痿证、半身不遂、脚弱、坐骨神经痛。

【现代研究】 悬钟是治疗贫血的常用穴,有人认为此穴与红细胞生成有关,也是嗜酸性白细胞的敏感穴,对嗜酸性白细胞有特异性。对高血压也有降压作用,特别是Ⅲ期高血压,效果较好。有实验证明,针刺悬钟,可使病人肌电幅度升高($P < 0.05$),从针后 5 分钟开始,持续 30 分钟。也有人报道悬钟配三阴交等穴,可使孕妇子宫收缩。有人研究针刺悬钟,治疗落枕,留针 15 ~ 30 分钟,捻转运针同时嘱患者活动头颈部,结果均 1 次治愈或明显好转;而有人先刺患侧悬钟,针尖向上斜刺,用泻法,使针感向上传导,然后在患部或压痛点上拔火罐 1 ~ 3 罐,以局部皮肤瘀血呈紫红色为宜,每次治疗 20 分钟,在留针过程中,每隔 5 分钟捻针 1次,出针时摇大针孔,每日 1 次,结果 28 例中,1 次治愈 18例,2 次 7 例,3 次 3 例。有人取患侧悬钟,治疗久治不效偏头痛,施平补平泻手法,一针而愈。也有人以灸双侧绝骨治疗多方治疗无效头痛,5 次而愈。还有人报道针刺悬钟,使针感放散至腰部,可治疗急性腰扭伤。取悬钟,配阳陵泉、关元、中极,施捻转补法,治疗脊髓炎有效。

【古代文摘】

(1)位置

《针灸甲乙经》:在足外踝上三寸,动者脉中。

《针灸大成》:足外踝上三寸,动脉中,寻摸尖骨者是。

《医宗金鉴》:从阳铺上行三寸,外踝骨尖内动脉中,寻按取之。

427

（2）主治

《脉经》：动苦两胫腰重，少腹痛，癫疾；肠鸣，足痹痛酸，腹满不能食，得之寒温。

《针灸甲乙经》：腹满，胃中有热，不嗜食；小儿腹满，不能饮食。

《急备千金要方》：五淋，病热欲呕；风劳身重，湿痹，流肿，髀筋急瘛，胫痛；髀枢痛，膝胫骨摇，酸痹不仁，筋缩诸节酸折；瘰，马刀腋肿。

《千金翼方》：风身重，心烦，足胫疼；冷痹，胫膝疼；腰脚挛急，足冷气上不能久立，有时厌厌嗜卧，手脚沉重，日觉羸瘦，此名复连病，令人极无情也，常然不乐，健忘，嘻嘻，有如此侯，即宜灸之。

《太平圣惠方》：腹满，中焦客热，不嗜食，兼腿胯连膝胫痹麻，屈伸难；膝胫连腰痛，筋挛急，足不收履，坐不能起。

《云岐子保命集》：百节疼痛实无所知。

《神应经》：伤大热无汗，心疼，腹胀，中焦寒热，减食，吐水，腰胯急痛，寒热，遍身疥疮，脚气。

（3）配伍

《针灸大成》心腹胀满：绝骨、内庭。疟，先寒后热：绝骨、百会、膏盲、合谷。

《长桑君天星秘诀歌》足缓难行：绝骨、条口、冲阳。

《杂病穴法歌》两足难移：悬钟、条口。

丘墟 Qiuxu(GB40)

【出处】 《灵枢·本输》。

【别名】 丘虚(《素问·气穴论》)、邱墟(《神灸经论》)。

【释名】 丘,指土丘;墟,丘之大者。因穴在足外踝下,前之凹陷中,其处似大丘,故而得名。

【类属】 五输穴之一,本经原穴(《灵枢·本输》)。

【位置】 在足外踝的前下方,当趾长伸肌腱的外侧凹陷处(见图31)。

【取法】 正坐垂足着地或侧卧,于外踝前下方,趾长伸肌腱外侧,距跟关节间凹陷处取穴。

【局解】

(1)组织层:皮肤→皮下组织→趾短伸肌→距骨跟骨外侧韧带→跗骨窦。

(2)神经、血管:布有足背浅静脉,足背外侧皮神经,足背中间皮神经,腓浅神经分支;外踝前动、静脉。

【操作】 直刺1.5～2.0寸,局部有酸胀感,可透照海,治足内翻,针尖略向内踝下;可灸。

【功效】

(1)平补平泻法:疏通经脉,通利少阳。

(2)补法:壮筋补虚。

(3)泻法:疏肝利胆,清热行滞,活络化瘀。

【主治】

（1）头痛、眩晕、耳鸣、耳聋、高血压、鼻渊。

按：肝胆火旺，循经上冲，或肝阳上亢，挟痰上扰，可致头痛、眩晕、耳鸣、耳聋、高血压、鼻渊等。针泻本穴，可清少阳之火，疏肝利胆，故治肝胆火旺，或肝阳上亢诸证。

（2）目赤肿痛、目翳、视物不明。

按：肝胆火盛，上熏目窍，则目赤肿痛、目翳、视物不明。盖目为肝窍，肝胆互为表里，且胆经循行于目部，针泻本穴，既清利肝胆之火，又通调少阳经气，故治肝胆火旺引起的上述病证。

（3）感冒、外耳疖肿、痄腮、瘰疬、缠腰火丹。

按：外感风热邪毒，壅滞少阳经脉，可致感冒、外耳道疖肿、痄腮、瘰疬、缠腰火丹。针泻本穴，可宣泄风热，疏利经气，故治风热毒邪壅滞少阳引起的上述诸证。

（4）胸胁胀满疼痛、善太息、咳逆气息。

按：胆经循行于胸胁部，胆经经气不利则胸胁胀满疼痛、善太息、咳逆喘气。本穴可疏通经络，通利少阳气机，故可治少阳气机不利之证。

（5）颈项强痛、胁肋痛、腋下肿。

按：少阳经脉局部阻滞不通，气滞血壅，可致颈项强痛、胁肋痛、腋下肿。本穴有疏通少阳经气，清热行滞，活络化瘀之效，故可治本经气血壅滞之证。

（6）狂证。

按：痰火素盛，复因暴怒气逆，肝阳挟痰火上扰神明，引起狂证。针取本穴，清火化痰，疏利肝胆，故对本证有效。

430

（7）痿证、中风、脚气、踝关节软组织损伤、腱鞘囊肿。

按：因气虚血瘀、气滞血瘀、肝肾阴虚引起的痿证、中风、脚气以及踝关节软组织损伤、腱鞘囊肿，取本穴可补虚壮筋，活血通络。

（8）腰胯痛、髀枢膝胫酸痛、痹症、坐骨神经痛。

按：因风寒湿外袭，或气滞血瘀、气血双亏所致腰胯痛、髀枢膝胫痛、痹证、坐骨神经痛，本穴可化瘀散滞，通经活络，补益虚损，故上证无问虚实，均可选用。

（9）足内翻、足外翻、足下垂、小腿痉挛。

按：少阳经筋弛缓或拘挛引起足内翻、足外翻、足下垂、小腿痉挛，针取本穴，可疏调少阳经筋，活血通络，壮筋补虚，故治少阳经筋不利引起的上述病证。

（10）疝气、小腹痛、黄疸。

按：肝胆互为表里，二者共同调节胆汁的生产、输布，以助消化，若肝胆失和，胆汁失于疏泄，可致黄疸，本穴可疏肝利胆，故可治黄疸；肝胆二经绕阴器，过小腹，若肝胆经气不利，而致疝气、小腹痛，本穴可调理肝胆经气，故可治疝气、小腹痛。

【配伍应用】

（1）丘墟、行间、阴陵泉，功能清泄肝胆之火，治疗肝胆火旺，循经上扰所致头痛、眩晕、耳鸣、耳聋、高血压。

（2）丘墟、风池、太冲、百会，功能息风潜阳，治疗风阳上扰之头痛、眩晕、高血压。

（3）丘墟、丰隆、听宫、听会，功能清降痰火，宣通耳窍，治疗痰火上扰之耳鸣、耳聋。

(4)丘墟、外关、翳风、中渚,功能泄热降火,通利少阳,治疗少阳蕴热,循经上扰的耳鸣、耳聋、外耳道疖肿、痄腮、感冒、瘰疬。

(5)丘墟、太阳、风池、太冲,功能可清热泻火,散风明目,治疗肝胆风火,上熏目窍所致之目赤肿痛、目翳、视物不明。

(6)丘墟、风池、迎香,功能清泻少阳,宣通鼻窍,治疗胆热上移,熏蒸清窍所致鼻渊。

(7)丘墟、内关、支沟,功能疏畅少阳、厥阴经气,宽胸理气,治疗少阳经气不利,胸胁胀满疼痛、善太息、咳逆喘气。

(8)丘墟、行间、极泉、章门,功能行气活血通络,治疗气血瘀滞之胁肋痛、腋下肿。

(9)丘墟、劳宫、上脘、水沟,功能平肝清心,豁痰开窍,治疗痰火扰乱神明之狂证。

(10)丘墟、悬钟、阿是穴,功能祛瘀行血,舒筋活络,治气血瘀滞引起的踝关节软组织损伤。

(11)丘墟、解溪、下廉、中封,功能健壮经筋,补益虚损,治疗足少阳、阳明、足厥阴经筋弛缓所致的足下垂。

(12)丘墟、承山、太溪、昆仑,功能舒筋活络,治疗足少阳、足太阳二经经筋拘急出现的足下垂、小腿痉挛。

(13)丘墟、照海、昆仑,功能舒筋活络,壮筋补虚,主治经筋不利引起的足内翻、足外翻。

（14）丘墟、阳陵泉、日月、胆俞、太冲，功能舒肝利胆，主治肝胆郁热型黄疸。

（15）丘墟、大敦、气海、阴市，功能疏调经脉，行气化滞，主治肝脉不利之疝气。

【现代研究】　有人研究针刺丘墟穴可使胆囊收缩及胆总管规律性收缩明显加强，对慢性胆囊炎有较好治疗效应。又有人发现，对慢性胆瘘的狗，针刺丘墟可使胆汁的分泌明显增加。有人采用丘墟透照海治疗胆绞痛，施较强捻转提插手法，留针 15～30 分钟，出针时摇大针孔，勿按压。两侧均施术，共治 108 例，均 1 次而痛止。

【古代文摘】

（1）位置

《灵枢经》：外踝之前下陷者中也。

《备急千金要方》：在足外踝如前陷者中，去临泣三寸。

《医宗金鉴》：从悬钟行外踝下，斜前陷中。

（2）主治

《针灸甲乙经》：目视不明，振寒，目翳，瞳子不见，腰两胁痛，脚酸，转筋，寒热颈肿，天疝腹里；胸满善太息，胸中膨膨然；痿厥，寒，足腕不收，躄，坐不能起，髀枢脚痛。

《千金要方》：脚急肿痛，战掉不能久立，跗筋足挛；疟振寒。

《外台秘要》：腋下肿，狂疾。

《神应经》：麻木补之，如脚背红肿，出血甚妙；头项痛，胸满腹胀，上气喘促，霍乱转筋，草鞋风。

《针灸大成》：胁痛。

（3）配伍

《备急千金要方》水肿：丘墟、阳跷。

《针灸资生经》目中翳膜：丘墟、瞳子髎。

《针灸大成》卒疝：丘墟、大敦、阴市、照海。足不能行：丘墟、行间、昆仑、太冲。

附：足少阳胆经备用穴

穴名	定位	操作	主治
瞳子髎 Tongzhiliao （GB1）	在面部，目外眦旁，当眶外侧缘处	平刺 0.3 ～0.5寸，或点刺放血	头痛、目赤肿痛、目翳、青盲
上关 Shangguan （GB3）	在耳前，下关直上，当颧弓的上缘凹陷处	直刺 0.2 ～0.5寸；可灸	偏头痛、耳鸣、耳聋、口眼㖞斜、齿痛、口禁
颔厌 Hanyan （GB4）	在头部鬓发上，当头维与曲鬓弧形连线上的上四分之一与下四分之三交点处	平刺 0.3 ～0.7寸；可灸	偏头痛、目眩、耳鸣、齿痛、癫痫
悬颅 Xuanlu （GB5）	在头部鬓发上，当头维与曲鬓弧形连线的中点处	平刺 0.5 ～1.0寸；可灸	偏头痛、目赤肿痛、齿痛
悬厘 Xuanli （GB6）	在头部鬓发上，当头维与曲鬓弧形连线的上四分之三与下四分之一交点处	平刺 0.3 ～0.5寸；可灸	偏头痛、目赤肿痛、耳鸣

穴名	定位	操作	主治
曲鬓 Qubin (GB7)	在头部,当耳前鬓角发际后缘的垂线与耳尖水平线交点处	平刺 0.5 ~ 0.8寸;可灸	头痛、齿痛、牙关紧闭、暴喑
率谷 Shuaigu (GB8)	在头部,当耳尖直上入发际1.5寸,角孙直上方	平刺 0.3 ~ 0.5寸;可灸	偏头痛、眩晕、小儿急慢惊风
天冲 Tianchong (GB9)	在头部,当耳根后缘直上入发际2寸,率谷后0.5寸处	平刺 0.2 ~ 0.3寸;可灸	头痛、癫疾、牙龈肿痛
浮白 Fubcii (GB10)	在头部,当耳后乳突的后上方,天冲与完骨的弧形连线上的中三分之一与上三分之一点处	平刺 0.2 ~ 0.3寸;可灸	头痛、耳鸣、耳聋、目痛、瘿气
头窍阴 Touqiaoyin (GB11)	在头部,当耳后乳突的后上方,天冲与完骨的中三分之一与下三分之一交点处	平刺 0.2 ~ 0.3寸;可灸	头痛、耳鸣、耳聋
完骨 Wangu (GB12)	在头部,当耳后乳突的后下方凹陷处	斜刺 0.2 ~ 0.3寸;可灸	头痛、颈项强痛、齿痛、口喎、疟疾、癫痫

穴名	定位	操作	主治
本神 Benshen （GB13）	在头部,当前发际上0.5寸,神庭旁开3寸,神庭与头维连线的内三分之二与外三分之一的交点处	平刺 0.2 ~0.3寸;可灸	头痛、目眩、癫痫、小儿惊风
阳白 Yanbai （GB14）	在前额部,当瞳孔直上,眉上1寸	平刺 0.2 ~0.3寸;可灸	头痛、目痛、视物模糊、眼睑𥆧动
头临泣 Toulinqi （GB15）	在头部,当瞳孔直上入前发际0.5寸,神庭与头维连线的中点处	平刺 0.2 ~0.3寸;可灸	头痛、目眩、流泪、鼻塞、小儿惊痫
目窗 Muchuang （GB16）	在头部,当前发际上1.5寸,头正中线旁开2.25寸	平刺 0.2 ~0.3寸;可灸	头痛、目赤肿痛、青盲、鼻塞、癫痫、面浮肿
正营 Zhengying （GB17）	在头部,当前发际上2.5寸,头正中线旁开2.25寸	平刺 0.2 ~0.3寸;可灸	头痛、目眩、唇吻前急、齿痛
承灵 Chenling （GB18）	在头部,当前发际上4寸,头正中线旁开2.25寸	平刺 0.2 ~0.3寸;可灸	头痛、眩晕、目痛、鼻塞、鼽衄

436

穴名	定位	操作	主治
脑空 Naokong （GB19）	在头部,当枕外隆凸的上缘外侧,头正中线旁开2.25寸,平脑户	平刺 0.2 ~ 0.3寸;可灸	头痛、目眩、癫狂痫、颈项强痛
肩井 Jianjing （GB21）	在肩下,前直乳中,当大椎与肩峰端连线的中点上	直刺 0.3 ~ 0.5寸;不可向内斜刺和直刺过深	头项强痛、肩背疼痛、上肢不遂、难产、乳痛、乳汁不下、瘰疬
渊腋 Yuanye （GB22）	在侧胸部,举臂,当腋中线上,腋下3寸,第4肋间隙中	斜刺或平刺0.2 ~ 0.3寸;可灸	胸满、胁痛、上肢痹痛
辄筋 Zhejin （GB23）	在侧胸部,渊腋前1寸,平乳头,第4肋间隙中	斜刺或平刺0.2 ~ 0.3寸;可灸	胸满、胁痛、喘、呕吐吞酸
日月 Riyue （GB24）	在上腹部,当乳头直下,第7肋间隙,前正中线旁开4寸	斜刺或平刺0.3 ~ 0.5寸;可灸	呕吐、吞酸、胁肋疼痛、呕逆、黄疸
京门 Jingmen （GB25）	在侧腰部,章门后1.8寸,当第12肋骨游离端的下方	直刺 0.5 ~ 1.0寸;可灸	小便不利、水肿、腰痛、胁痛、腹胀、泄泻

穴名	定位	操作	主治
带脉 Daimai (GB26)	在侧腹部,章门下1.8寸,当第11肋骨游离端下方垂线与脐水平线的交点上	直刺 0.5～1.0寸;可灸	腹痛、闭经、月经不调,带下、疝气、腰胁痛
五枢 Wushu (GB27)	在侧腹部,当髂前上棘的前方,横平脐下3寸处	直刺 0.5～1.0寸;可灸	腹痛、疝气、带下、便秘、阴挺
维道 Weidao (GB28)	在侧腹部,当髂前上棘的前下方,五枢前下0.5寸	直刺 0.5～0.8寸;可灸	腹痛、疝气、带下、阴挺
居髎 juliao (GB29)	在髋部,当髂前上棘与股骨大转子最凸点连线的中点处	直刺 0.8～1.5寸;可灸	腰痛、下肢痿痹、疝气
中渎 Zhongdu (GB32)	在大腿外侧,当风市下2寸,或腘横纹上5寸,股外侧肌与肌二头肌之间	直刺 0.5～1.0寸;可灸	下肢痿痹
膝阳关 Xiyangguan (GB33)	在膝外侧,当阳陵泉上3寸,股骨外上髁上方的凹陷处	直刺 0.3～0.8寸;可灸	膝腘肿痛挛急、小腿麻木
阳交 Yangjiao (BG35)	在小腿外侧,当外踝尖上7寸,腓骨后缘	直刺 0.3～0.6寸;可灸	胸胁胀满、下肢痿痹、癫狂

438

穴名	定位	操作	主治
外丘 Waiqiu (GB36)	在小腿外侧,当外踝尖上7寸,腓骨前缘,平阳交	直刺 0.3 ~ 0.6寸;可灸	胸胁胀满、下肢痿痹、癫狂
光明 Guangming (GFB7)	在小腿外侧,当外踝尖上5寸,腓骨前缘	直刺 0.3 ~ 0.8寸;可灸	目痛、夜盲、下肢痿痹、乳房胀痛
阳辅 Yanfu (GB38)	在小腿外侧,当外踝尖上4寸,腓骨前缘稍前方	直刺 0.3 ~ 0.5寸;可灸	偏头痛、目外眦痛、瘰疬脚气、腋下肿痛、咽喉肿痛、胸胁胀痛、下肢痿痹
足临泣 Zulinqi (GB41)	在足背外侧,当足4趾本节(第4跖趾关节)的后方,小趾伸肌腱的外侧凹陷处	直刺 0.3 ~ 0.5寸;可灸	目赤肿痛、胁肋疼痛、月经不调、遗溺、乳痛、瘰疬、疟疾、足跗疼痛
地五会 Diwuhui (GB42)	在足背外侧,当足4趾本节(第4跖趾关节)的后方,第4、5跖骨之间,小趾伸肌腱的内侧缘	直刺 0.1 ~ 0.3寸;可灸	头痛、目赤、耳鸣、胁痛、乳痛、内伤吐血、足背肿痛
侠溪 Xiaxi (GB43)	在足背外侧,当第4、5趾间,趾蹼缘后方赤白肉际处	直刺 0.2 ~ 0.3寸;可灸	头痛、目眩、耳鸣、耳聋、目赤肿痛、胁肋疼痛、热病、乳痛
足窍阴 Zuqiaoyin (GB44)	在足第4趾末节外侧,距趾甲角0.1寸	浅刺 0.1 ~ 0.2寸;可灸	头痛、目赤红痛、耳聋、咽喉肿痛、胁痛、热病失眠、咳逆、月经不调

12. 足厥阴肝经

足厥阴肝经起于足大趾上毫毛部(大敦),向上沿着足背(行间、太冲)到达内踝前一寸处(中封),上行小腿内侧,于内踝上八寸处交出足太阴脾经的后面,直至膝内侧(曲泉),沿着大腿内侧,进入阴毛中,绕过阴部,到达小腹部,走向胃旁,属于肝脏,联络胆腑(章门、期门),再向上通过膈肌,分布于胁肋部,沿着气管、喉咙的后面,向上进鼻咽部,连接于"目系"(眼球连系于脑的部位),再向上出于前额,与督脉会合于巅顶。"目系"的分支,从眼球后分出,下行颊里,环绕唇内;肝部的分支,从肝分出,通过横膈,向上流注于肺,与手太阴肺经相接。

本经腧穴起于大敦,止于期门,共 14 穴。主要治疗肝病、妇科病、前阴病,以及经脉循行部位的其他病证。本经常用穴:太冲、行间、章门、期门。

行间 Xingjian(LR2)

【出处】 《灵枢·本输》。

【释名】 行,循行。穴在第1、2趾间缝纹端,因喻脉气行于两趾间,而入本穴,故名行间。

【类属】 五输穴之一,本经荥穴(《灵枢·本输》);五行属火(《难经·六十四难》)。

【位置】 在足背侧,当第1、2趾间,趾缘的后方,赤白肉际处(见图10)。

【取法】　正坐垂足,于足背第1、2趾趾缝端凹陷处取穴。

【局解】

(1)组织层:皮肤→皮下筋膜→足背筋膜→骨间背侧肌。

(2)神经、血管:布有腓深神经的趾背神经和趾背动、静脉。

【操作】　斜刺0.5~0.8寸,其针感沿本经上行,循阴器至小腹,从小腹走至中脘,或继续歧行于期门、章门穴处,甚至从小腹直上巅顶;可灸。

【功效】

(1)平补平泻:宣通经气,疏肝理气。

(2)泻法:疏肝利胆,清肝潜阳。

【主治】

(1)头痛、眩晕。

按:本经上走巅顶,若肝胆火旺,或肝阳上亢,上扰清空而致头痛、眩晕,针泻本穴,可以清肝泻火,潜阳息风,故可治疗肝火旺盛和肝阳上亢之头痛、眩晕。

(2)青盲、夜盲、青光眼、目痛。

按:肝开窍于目,其经脉上连目系;肾藏精,精之窠为瞳子,肝肾同源,精血互化,目失滋养,瞳神失濡,则可致青盲、夜盲、青光眼、目痛,针刺本穴,可调经脉,补肝肾,益精血,故可治疗上述目疾。

(3)耳鸣、耳聋、脓耳。

按:因肝与胆互为表里,胆脉从耳后入耳中,若因肝胆火旺,或肝阳上亢,上扰清窍而致耳鸣、耳聋;或因肝胆风热上壅耳窍所致脓耳,本穴属火,针之可清泻肝胆,宣通耳窍,故可治疗上述病证。

(4)面部痉挛、面瘫。

按:肝主筋,肝脉之支脉下行颊里,环绕唇内,若脉络空虚,风寒乘袭,经气阻滞,经筋失养,可致面肌痉挛、面瘫,针刺本穴,可以疏调经脉,故可治疗面部痉挛、麻痹之证。

(5)胁痛、少腹痛。

按:足厥阴之脉抵少腹,布胁肋,若肝气郁滞,木失条达,气血阻滞则胁痛、少腹痛,针泻本穴,可以疏肝理气,和络止痛,而治肝气郁滞,气血不畅之胁痛、少腹痛。

(6)胃痛、呕吐、呃逆、腹胀、洞泄。

按:肝气郁滞,横犯脾胃,若胃失和降,则胃痛、腹胀、呕吐、呃逆;脾失转输,水谷混杂,下走大肠,则洞泄,针泻本穴,可以疏肝解郁,理气和中,因此可以治疗肝气横犯脾胃之证。

(7)乳痈、乳癖。

按:肝脉布胸胁,乳房归肝所主,若乳络不通,积乳化热.可病发乳痈;或气郁挟痰阻滞乳房,可病发乳癖。针刺本穴,既属局部取穴以疏通乳络,又属循经取穴以疏肝解郁,理气和血,故对乳房病证有效。

(8)咳嗽、咳血、鼻衄。

442

按:肝郁化火,木火刑金灼络,则咳嗽,甚则咳血、鼻衄,针泻本穴,可以清肝肃肺,因此本穴可治木火刑金之证。

(9)癫证、狂证、痫证、厥证。

按:忧愁思虑,肝脾气结,湿聚成痰,气郁挟痰,内扰神明,或为郁证,或为癫、狂、痫证;亦或气血逆乱而成气厥、血厥。针泻本穴,可以调气机,降逆气以醒神,因此可治上述神志失常之证。

(10)阴痒、带下、尿血、淋证、遗精。

按:肝脉绕阴器抵少腹,若肝经湿热流注下焦,膀胱气化不利,血络受伤,可致尿血、淋证;精室被扰,则遗精;湿热注于胞中则带下,流于前阴则阴痒。针泻本穴,可以清泻肝经湿热,故对上述肝经湿热下注之证有效。

(11)崩漏、月经不调。

按:肝藏血,冲任为肝所主,若肝疏泄失常,冲任不调,则月经可先后不定,量或多或少;若肝郁化火,冲任被扰,血海不宁,则崩中漏下。针本穴,可条达肝气,清泻火热,故可治疗上述月经病证。

(12)中风、痿证。

按:若肝阳暴涨,化火生风,挟痰上扰,闭阻清窍,流窜经络,则病中风,取本穴可以息风潜阳,豁痰开窍,故可治本病。又肝主筋,若肝经湿热,"小筋软短",或肝肾亏损,筋失所养,均可病痿,针刺本穴,可以清肝濡筋,而治痿证。

(13)痉病、破伤风、急惊风。

按:"诸暴强直,皆属于风",痉病、破伤风、急惊风均见于风动筋急之证。而肝主筋，为风之脏，针刺本穴，可以平肝潜阳，息风止痉，故可治疗上述与肝风有关的疾病。

(14)膝部肿痛、脚气、趾缝肿烂。

按:肝主筋，膝为筋之府，肝经沿足跗过内踝，上行膝内侧，若湿热自下浸淫，流注经脉，可致膝肿疼痛、脚气、趾缝肿烂，针刺本穴，可以清泻肝经湿热，故可治疗上述病证。

【配伍应用】

(1)风池、行间、丘墟、阴陵泉、复溜，针用泻法，功能滋阴潜阳，清肝泄火，治疗肝阳上亢之头痛、眩晕、耳鸣、耳聋。

(2)翳风、听会、行间、太溪，针用泻法，功能清泻肝胆，宣通耳窍，治疗肝胆火旺之耳鸣、耳聋。

(3)行间、尺泽、肺俞，针用泻法，功能平肝肃肺，降逆止咳，治疗肝火犯肺之咳嗽、咳血。

(4)行间、内庭、合谷，可用泻法，功能泻肝火，清胃热，治疗肝火犯胃，胃络受伤之吐血。

(5)行间、复溜、神门，针用平补平泻法，功能清肝益肾，宁心益志，治疗肝肾阴虚，相火偏亢之遗精。

(6)神门、内关、丰隆、中脘、行间，可用平补平泻法，功能理气解郁，化痰开窍，治疗痰气郁结，蒙蔽清窍之癫、狂、痫、厥证。

(7)行间、合谷、丰隆，施泻法，功能息风潜阳，豁痰宣窍，治疗肝阳暴涨，阳亢风动，清窍闭塞之中风。

【现代研究】 临床上有人针刺行间、人中、后溪等穴，治疗因血钙降低所致的手足抽搐症，可使症状消失，血钙增

444

高,认为可能与促进甲状腺功能有关。还有人发现,于行间穴采用强刺激手法可降眼压,使不同代偿功能的原发性青光眼的眼压在短时间内下降 0.667～3.07 千帕。其机理推测为暂时改善了眼压代偿功能的缘故。有人报道以行间治疗鼻衄 30 例,用泻法强刺激,深寸许,留针 3～5 分钟,左鼻出血针右足行间,右鼻出血针左足行间,双侧出血针双侧。结果显效 24 例,有效 5 例,无效 1 例。还有人取行间治疗癔病性黑蒙 1 例,轻度捻转刺激,15 秒后自觉视力有所恢复,40 秒后恢复正常。

【古代文摘】

(1)位置

《针灸甲乙经》:在足大趾间动脉(应手)陷者中。

《针灸图翼》:在足大趾次趾歧骨间,上下有筋,前后有小骨,言其穴正居陷中,有动脉应手。

《针灸集成》:大趾次趾合缝后五分。

(2)主治

《针灸甲乙经》:善惊,悲不乐,厥,胫足下热,面尽热,渴;尿难痛,白浊,卒疝,少腹肿,咳逆,卒阴跳,腰痛不可以俯仰,面黑热,腹中膜满,身热,厥痛;腹痛上抢心,心下满,癃,茎中痛,怒膜不欲视,泣出,长太息;癫疾,短气,呕血,胸背痛;喉痹,气逆,口喎,喉咽如灸状;月事不利,见血而有身,反败阴寒。

《备急千金要方》:面苍黑;心痛,色苍苍然如死灰状,终日不得太息;腹痛而热上柱心,心下满。

《铜人腧穴针灸图经》:寒疝,四肢逆冷,烦渴,瞑不欲视。

《外台秘要》:咳逆上气,唾沫,肝心痛,嗌干。

《玉龙歌》:水蛊胀满,咳逆吐血,脚气红肿。

《针灸聚英》:洞泻遗尿,消渴,嗜饮,善怒,四肢满,转筋,胸胁痛,七疝,中风,肝积,肥气,发痎疟,妇人小腹肿,面尘脱色,经血过多不止,崩中,小儿急惊风。

《医宗金鉴》:治小儿急慢惊风,及妇人血蛊癥瘕,浑身肿,单腹胀等证。

(3)配伍

《灵枢·厥病》厥心痛:行间、太冲。

《针灸甲乙经》腰痛:京门、行间。咳逆上气,唾:天容、行间。

《备急千金要方》嗌干善渴:行间、太冲。

《百症赋》消渴肾竭:行间、涌泉。雀目:睛明、行间。

《杂病穴法歌》腰连脚痛:环跳、行间、风市。

太冲 Taichong(LR3)

【出处】 《灵枢·本输》。

【别名】 大冲(《太平圣惠方》)。

《释名》太,大也;冲,指冲盛。穴为肝经之原,当冲脉之支别处。肝主藏血,冲为血海,肝与冲脉,气脉相应合而盛大,故名太冲。

【类属】 五输之一,为本经输穴(《灵枢·本输》)、原

446

穴(《灵枢·九针十二原》),五行属土(《难经·六十四难》)。

【位置】 在足背侧,当第1跖骨间隙的后方凹陷处(图10)。

【取法】 正坐垂足,于足背第1、2跖骨之间,跖骨底结合部前方凹陷处,当𧿹长伸肌腱外缘处取穴。

【局解】

(1)组织层:皮肤→皮下筋膜→足背筋膜→𧿹长伸肌腱与趾长伸肌腱之间→𧿹短伸肌腱的外侧一第1趾骨间背侧肌。

(2)神经、血管:浅层布有足背静脉网、足背内侧皮神经等;深层有腓深神经和第1趾背动、静脉。

【操作】 直刺0.5～0.8寸,其针感可沿足厥阴经上行,循阴器至小腹,从小腹上行至中脘、上脘穴处,或从上腹部歧行于期门、章门穴处,亦有从小腹直上巅顶者;可灸。

【功效】

(1)平补平泻:疏通经脉,调畅气机。

(2)泻法:疏肝理气,清热平肝,息风潜阳。

(3)补法:养血调肝。用灸法,能暖肝散寒。

【主治】

(1)头痛、眩晕。

按:肝脉上达巅顶,而肝与胆相表里,足少阳胆经上抵头角,若肝胆火肝,或肝阳上亢,风阳火热上扰清空,可致头痛、眩晕,针泻本穴,清泻肝胆,潜降风阳,故可治疗上述之头痛、眩晕。

(2)耳鸣、耳聋。

按:肝与胆相表里,足少阳之脉上抵头角,下耳后入耳中,针泻本穴,可以清泻肝胆,治疗肝胆火旺之耳鸣、耳聋,此乃上病下取之。

(3)夜盲、青盲、暴盲、目痒、目痛、流泪证。

按:足厥阴肝经连目系,目为肝之外窍,若肝经风热循经上扰,或肝肾精血不足,无以上荣,可致上述多种眼部疾患,针刺本穴,补之养肝明目,泻之清肝泻热,可随病证虚实而施术,治疗多种目疾。

(4)瘿瘤。

按:肝脉沿喉咙后上入鼻咽,若因郁生痰,痰气郁结颈部,可致瘿瘤,针泻本穴,可以疏肝理气,消痰散结,故可治疗本病。

(5)痉病、破伤风、惊风、面肌痉挛、面瘫、肢体震颤。

按:肝主筋,为风木之脏,而痉病、破伤风、惊风、面肌痉挛、面瘫、肢体震颤等病证,均与风动、筋急有关,针本穴可收息风解痉,疏筋缓急之功,故可治疗上述各病。

(6)胃痛、呃逆、呕吐、泄泻、便秘。

按:肝脉挟胃,若郁怒伤肝,横逆犯胃,可使气机郁滞,和降失常,而致胃痛、呃逆、呕吐、便秘;若脾胃素虚,肝木乘之,运化失常,可致泄泻。针刺本穴,可以疏肝和胃理脾,故可治疗上述肝胃不和,脾胃不调之病证。

(7)胁痛、积聚、少腹痛、疝气。

按:本穴为足厥阴肝经之原穴,主治本经本脏病证,若

448

因湿热蕴结，或气血、砂石阻滞肝胆，可致胁肋疼痛，甚则积聚内停，取本穴可以疏肝利胆，调气行血，故可治疗上述病证；而本经绕阴部，抵少腹，经脉所过，主治所及，针刺本穴，可疏通经脉，调畅气机，故可以治疗少腹痛、疝气。

(8)月经不调、崩漏。

按：肝藏血，冲任为肝所主，若肝气郁滞，冲任不调，或肝火旺盛，冲任被扰，则可致月经不调，甚至崩中漏下，针本穴可调肝而理冲任，清肝火而宁血海，故对肝疏泄失常，或肝火旺盛之月经病治之有效。

(9)乳痈、乳癖。

按：肝脉布胸胁，乳房为肝所主，针本穴可疏肝调气，和血通络，故可治疗乳痈、乳癖等病。

(10)尿血、遗精、阴痒。

按：肝脉入阴毛中，绕阴部，若肝经湿热下注，膀胱气化不利，血络受灼，则尿血；精室被扰，则遗精；湿热流注外阴则阴痒。针泻本穴可清肝胆湿热，因此可以治疗尿血、阴痒、遗精等证。

(11)痫、狂、厥证。

按：痫、狂、厥证，其病因虽多，但总属风阳升动，气逆挟痰，壅闭经络，阻塞清窍，心神被蒙之证，针泻本穴，可以平肝息风，降逆豁痰，因而可治上述诸病。

(12)下肢关节酸痛。

按：经脉所过，主治所在，本经起于足大趾，沿足跗上内踝，行膝内侧，针刺本穴，疏通下肢气血，因而治疗经脉循行部位的下肢疼痛。

【配伍应用】

（1）太冲、风池、百会，针用泻法，功能平肝清热，潜阳息风，治疗肝阳上亢之眩晕、头痛；若肝肾阴虚，加复溜、太溪，育阴潜阳。

（2）太冲、肝俞、三阴交、睛明，施补法，功能养肝明目，治疗肝阴不足之眼病；若属肝肾阴虚，加复溜、太溪，以滋水涵木；若属肝胆火旺，加丘墟、阴陵泉、太阳，针用泻法，可清肝明目。

（3）太冲、天突、阿是穴（向肉瘿核心刺泻二三针），针用泻法，功能疏肝解郁，消痰散结，治疗痰气郁结之瘿瘤。

（4）太冲、风池、丘墟、合谷、丰隆，针用泻法，功能清肝化痰，息风解痉，治疗风火痰盛之痉病、破伤风、惊风、面肌痉挛等。

（5）太冲、血海、三阴交，施补法，功能养血息风，治疗血虚生风之痉病、面肌痉挛、眼球震颤、手指及下肢震颤。

（6）太冲、丰隆，用平补平泻法，功能豁痰宣窍，息风定痫，治疗肝气失调，风阳升动，积痰上逆，心神被蒙之痫症。

（7）太冲、期门，针用平补平泻法，功能理气通络，治疗气滞胁痛；若气滞血瘀，加三阴交、血海，行血祛瘀；若病久肝血不足，加复溜或太溪，施补法，滋阴调肝。

（8）中脘、足三里、太冲，施泻法，功能行气散滞，和胃降逆，治疗肝气犯胃之胃痛、呕吐、呃逆。

（9）太冲、阴陵泉、天枢，施泻法，功能抑肝扶脾，治疗

450

肝木乘脾之泄泻。

(10)太冲、丘墟、胆俞、阳陵泉、中脘、足三里,针用泻法,功能清肝利胆,和中除湿,治疗肝胃不和,湿热内蕴之肝炎。

(11)太冲、阴陵泉、足三里、章门、水分,针用平补平泻法,功能疏肝理气,除湿散满,治疗肝脾不和,气滞湿阻之肝硬变。

(12)太冲、气海、归来(使针感走至阴囊)、大敦,针用泻法,功能疏肝理气,治疗肝郁气滞之气疝、狐疝;针后加灸,可温肝散寒,治疗寒凝肝脉之寒疝。

【现代研究】 临床单取太冲穴治病较为多见,有人发现针刺太冲有较好的降压作用。太冲对嗜酸性白细胞的调解作用很敏感。有报道针刺太冲、内关等穴,对呼吸功能衰竭者有较好的疗效。有人治眶上神经痛,取患侧太冲,直刺5分钟,得气后用震颤法行气1～3分钟,以出现足背方向的感传为佳,痛不止再针健侧太冲。还有人治疗巅顶头痛,症属肝郁化火,火邪上扰清窍,取双太冲,中等刺激,得气后继续捻转提插1分钟,共5次而愈。也有人治疗肝火上冲,迫血妄行之鼻衄,左侧出血针左太冲,施泻法,10分钟后血止。有人以注射用水注射双侧太冲,每穴2.5毫升,每3日注射1次。治疗甲亢15例,痊愈10例,有效4例,无效1例。有人治疗胆绞痛,取双太冲直刺或向上斜刺约1寸,连续提插捻转约1分钟,留针30～40分钟,刺激量略超过患者的耐受量。还有人治疗梅核气,证属情志抑郁伤肝,刺双

451

侧太冲,嘱患者做吞咽动作,得气后留针20分钟,每5分钟提插捻转10下。有人治疗呃逆不止,以两手拇指端分别按压太冲穴,强刺激,以能耐受为度,约1分钟,呃逆减轻,5分钟后停止。有人以太冲透涌泉为主,酌情配合其他穴位,治疗癫狂、痿证、疝气、昏迷、昏厥等病证,疗效较好。针刺时,针尖向涌泉方向缓缓刺入,左手拇、示指贴于涌泉穴上,有触电感即停进针,不能穿透。对急性、实证者,刺激强度大而强;慢性、虚证者刺激强度小且弱。一般留针15~30分钟,也可1~2小时,起针缓,轻揉其穴。也有人以太冲透涌泉为主,针刺1~1.5寸,不透过涌泉表皮,留针20~30分钟,每5~10施提插手法,每日1次,10次为1疗程,并酌情加用其他穴位,治疗不射精症、癔病性瘫痪、胃溃疡术后、呃逆症,以及遗尿、遗精、面痛、面瘫、小儿惊风、中风下肢瘫、神志病等。

【古代文摘】

(1)位置

《灵枢·本输》:行间上二寸陷者之中也。

《针灸甲乙经》:在足大趾本节后二寸,或曰一寸五分陷者中。

《外台秘要》:在足趾本节后二寸半,或一寸半陷者中。

(2)主治

《针灸甲乙经》:痓,互引善惊;呕,厥寒,时有微热,胁下支满,喉痛,嗌干,膝外廉痛,淫泺胫酸,腋下肿,马刀瘘,肩肿,吻伤痛;环脐痛,阴骞,两丸缩,坚痛不得卧;暴胀,胸

452

胁支满，足寒，大便难，而唇白，时呕血；腰痛，少腹满，小便不利如癃状，羸瘦，噫恐惧，气不足，腹中泱泱；狐疝，飧泄；黄瘅，热中，善渴；男子精不足，女子疝及少腹肿，溏泄，癃，遗尿，阴痛，面尘黑，目下眦痛，女子漏血。

《备急千金要方》：马黄，瘟疫；淋病，不得小便，阴上痛；膝内、踝前痛。

《千金翼方》：产后出汗不止；上气，冷发，腹中雷鸣转叫，呕逆不食；肝咳；不得尿；虚劳浮肿。

《外台秘要》：肝胀，心痛，色苍苍然如死状，终日不得太息者，肝心痛。

《太平圣惠方》：卒疝，小腹痛，小便不利如淋状，月水不通。

《百症赋》：唇㖞。

（3）配伍

《针灸甲乙经》乳痈：太冲、复溜。

《备急千金要方》大便溏泻，痢泻下血：太冲、曲泉。胫酸：太冲、涌泉。疝精不足：太冲、中封、地机。虚劳浮肿：灸太冲、肾俞。

《千金翼方》马黄急疫：灸太冲七壮，又灸风府、肺俞、心俞、肝俞、脾俞、肾俞。

《针灸大成》疝：太冲、大敦（加灸）、绝骨、三阴交。横生死胎：太冲、合谷、三阴交。女人漏下不止：太冲、三阴交。腹痛引腰痛：太冲、太白。阴疝：太冲、大敦。溏泄：太冲、神阙、三阴交。阴挺出：太冲、少府、照海、曲泉。

《玉龙歌》行步艰难：太冲、足三里、中封。

《标幽赋》拘挛者，筋脉之拘束。闭塞者，气血之不通。八邪者，所以候八风之虚邪，疾有挛闭，必驱散八风之邪也。寒者，身作颤而发寒也。热者，身作潮而发热也。四关者，六脏有十二原，出于四关，太冲、合谷是也。

《杂病穴法歌》赤眼：迎香、临泣、太冲、合谷。鼻塞、鼻痔、鼻渊：合谷、太冲。七疝：大敦、太冲。

《席弘赋》手连肩脊痛：合谷、太冲。指头麻木、咽喉肿痛：百会、太冲、照海、三阴交。

章门 Zhangmen(LR13)

【出处】　《脉经》。

【别名】　长平、胁髎(《针灸甲乙经》)、脾募(《千金翼方》)、胁廓(《太平圣惠方》)、季胁(《针灸大全》)。

【释名】　章，意指彰盛；门，指出入要地。穴为脾之募，又为脏会。足厥阴脉行此，与五脏之气盛会，为脏气出入之门户，故名章门。

【类属】　脾之募穴；八会穴之脏会；交会穴之一，为足厥阴、少阳之会(《针灸甲乙经》)。

【位置】　在侧腹部，当第11肋游离端的下方(图32)。

【取法】　侧卧，在腋中线上，上肢下垂，合腋屈肘，当肘尖所止处是穴。

【局解】

(1)组织层：皮肤→皮下筋膜→腹部深筋膜→腹外斜

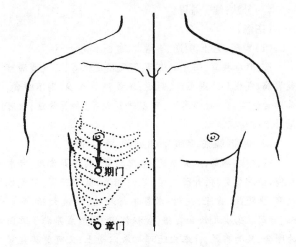

图 32

肌→腹内斜肌→腹横肌→腹横筋膜→腹膜下筋膜。

(2)神经、血管:浅层布有第 10 及第 11 胸神经前支的外侧皮支,胸腹壁浅静脉的属支;深层有第 10 及第 11 胸神经和肋间后动、静脉的分支或属支。

【操作】 直刺 0.8~1 寸,局部有酸麻胀感;可灸。注意:此穴不宜深刺,如果过深,右侧章门穴可刺中肝右叶前缘,左侧章门穴可刺中脾脏的下端。

【功效】

(1)平补平泻:疏通经络,疏肝利胆。

(2)泻法:舒筋活络,消痞散结。

（3）补法：健脾益胃。

【主治】

（1）胃痛、呕吐、呃逆、不嗜食、食积不化。

按：肝脉挟胃，若气郁伤肝，肝气横逆犯胃，胃气壅滞可致胃痛；气失和降则呕吐、呃逆；不能腐热水谷，则不嗜食，甚则食积不化。针泻本穴，可以疏肝理气，和胃降逆，故可治疗上述诸病。

（2）腹痛、腹胀、肠鸣、小儿疳积、泄泻、便秘。

按：情志怫郁，木失条达，乘犯脾胃，或脾胃素虚，肝木乘侮，使脾胃更伤，升降失常，清浊相混，乱于肠胃，若气机壅滞，则腹痛、腹胀、便秘；水谷不得转输，下流大肠，则肠鸣、泄泻。若小儿饮食自倍，食积伤中，则渐成疳积。章门为脏会，又为脾募，针本穴既可抑木以崇土，又可健脾益胃理肠，因此可治疗上述病证。

（3）胁肋痛、黄疸、疟母、积聚痞块。

按：因肝脉布胸胁，若肝气不舒，肝络失和；或瘀血、砂石阻滞肝胆，脉络不通；或湿热蕴结中焦，熏蒸肝胆，可致胁肋疼痛、黄疸、胁下积聚痞块，以及疟邪久踞，假血依痰，结聚胁下所致疟母，针本穴既属患哥取穴，又属循经取穴，以疏肝利胆，调气行血；而收通络止痛，消积除痞之效。

（4）郁证、厥证。

按：情怀抑郁，肝气郁结，脾气不伸，气滞痰阻，病发郁证；或因暴怒伤肝，气机逆乱，上壅心胸，阻塞神明所致气厥，针泻本穴，可以疏肝降逆，和中化痰，以收开郁苏厥

456

之功。

(5)淋证、癃闭、转胞不得小便等。

按:七情内伤,肝气郁结,疏泄不及,以致三焦决渎失职,水道通调受阻,引起气淋、癃闭、妇人转胞不得小便;或因气血结聚,阻碍尿路,尿液不得畅行,所致淋证、癃闭,针本穴可疏肝调气,助三焦气化;且可疏通少腹、阴器气血,以利小便,故可治疗上述病证。

(6)咳嗽、短气、喘息。

按:肝脉其支者上注于肺,肝郁化火,上逆侮肺,肺失肃降,以致咳、喘、短气,针泻本穴,可疏郁泄火,降逆肃肺,故可治疗木火刑金之证。

【配伍应用】

(1)章门、期门、中脘、足三里,针用平补平泻法,功能疏肝利胃,理气止痛,治疗肝气犯胃所致胃痛。

(2)章门、中脘、太冲;或章门、内关、公孙,针用平补平泻法,功能疏肝和胃,降逆止呕,治疗肝胃不和,所致呕吐、呃逆。

(3)章门、间使、内关,施泻法,功能疏肝理气,通络止痛,治疗肝气郁结,气滞胁络所致之胁痛。

(4)章门、间使、三阴交、膈俞,施泻法,功能疏肝理气,活血散瘀,治疗气血瘀滞之胁肋痛。

(5)章门、间使、神门、通里,可用泻法,功能疏肝降逆,苏志醒神,治疗肝气郁滞,气机逆乱,所致郁证、气厥。

(6)章门、行间、阳陵泉、内庭、足三里,针用平补平泻法,功能疏肝利胆,化湿清热,治疗胆囊炎或胆石症。

(7)章门、痞根、承满、间使、三阴交,可用泻法,功能理气行血,化痰散结,治疗久疟不愈而成疟母。

【现代研究】 有人报道,电针家兔双侧足三里、章门穴,有显著对抗组织胺作用,使组织胺引起的血管通透性增加,比对照组减少 17.4% ~51%,色素渗出量减少 66.6% ~75%.表明针刺具有明显的抗组织胺作用,这可能是针刺治疗过敏性疾病的作用机理之一。还有人用章门配期门注射5% 麝香注射液 2 毫升(含生药 100 毫克),每周 1 次,4 周为1 疗程,治疗慢性肝炎和早期肝硬化,可使症状消失,肝脾回缩,退黄及肝功恢复。本穴现代常用于治疗肝脾肿大、肝炎、肠炎、呕吐、腹胀、消化不良、胸胁痛、腹膜炎、黄疸、高血压等。

【古代文摘】

(1)位置

《针灸甲乙经》:在大横外,直脐,季肋端。……侧卧,屈上足,伸下足,举臂取之。

《神应经》:在脐上二寸,两旁各六寸。

《针灸图翼》在脐上一寸八分,两旁各八寸半,季肋端。

(2)主治

《针灸甲乙经》:奔豚,腹胀肿;腹中肠鸣盈盈然,食不化,胁痛不得卧,烦热,中不嗜食,胸胁支满,喘息而冲膈,呕,心痛及伤饱,身黄疾,骨羸瘦;腰痛不得转侧;腰清脊强,四肢懈堕,善怒,咳,少气郁然不得息,厥逆,肩不可举,马刀

458

瘰，身瞤。

《脉经》：关脉缓，其人不欲食，此胃气不调，脾胃不足，宜服平胃丸、补脾汤，针章门补之。

《千金翼方》：积聚坚满痛。

《外台秘要》：石水，胃胀。

《类经图翼》：主一切积聚痞块。

《景岳全书》：疝病痞成难消。

(3)配伍

《针灸甲乙经》石水：章门、然谷。

《备急千金要方》贲豚上气：章门、石门、阴交。胁痛不得卧，胸满呕无所出：胆俞、章门。寒中洞泄不化：肾俞、章门。

《针灸大成》大便秘结不通：章门、太白、照海。贲豚气：章门、期门、中脘、巨阙、气海(百壮)。

期门 Qimen(LR14)

【出处】 《伤寒论》。

【释名】 期，指周期；门，指出入要地。十二经气血之运行，始出手太阴肺经云门，终入足厥阴肝经期门，如是循环无端，周而复始，穴当气血归入之门户，故名期门。

【类属】 本经募穴；交会穴之一，为足太阴、厥阴、阴维之会(《针灸甲乙经》)。

【位置】 在胸部，当乳头直下，第6肋间隙，前正中线旁开4寸(图32)。

【取法】 仰卧,从第4肋间隙与乳中线交点处(即乳头处)直下2肋(第6肋间)处为本穴。妇女则应以锁骨中线的第6肋处定取。

【局解】

(1)组织层:皮肤→皮下筋膜→胸部深筋膜→腹外斜肌→肋间外膜→肋间内肌→胸横肌→胸内筋膜。

(2)神经、血管:浅层布有第6肋间神经的外侧皮支,胸腹壁静脉的属支;深层有第6肋间神经和第6肋间后动、静脉的分支或属支。

【操作】 斜刺或平刺0.5~0.8寸,局部有酸麻胀感;可灸。因右侧期门穴下是肝脏右叶前缘,故进针时宜用指切押手法,使针尖沿爪甲缓慢刺入。

【功效】

(1)平补平泻:通经活络,疏肝理气。

(2)泻法:清肝利胆,理气和中,祛瘀散滞。

【主治】

(1)胃痛、呕吐、呃逆、吞酸、腹胀。

按:胃以和降为顺,而肝脉挟胃,若抑郁伤肝,木郁不达,横逆犯胃,胃失和降,气机郁滞,可致胃病、腹胀、呕吐、呃逆、吞酸等,刺期门可以疏肝理气,和胃止痛,即所谓"治肝以安胃",故可治疗以上各病。

(2)胁肋胀满疼痛。

按:肝脉布于胸胁,胆附于肝,举凡气血瘀滞、湿热熏蒸、砂石阻结,脉络不畅,均可导致胸胁胀满疼痛,针泻本

460

穴,既是治标(穴位所在)、又是治本(肝之募穴),收到清肝利胆,通络止痛之功,因此可以治疗肝胆疾病,如传染性肝炎、肝硬变、急性胆囊炎、胆石症等所致胁肋胀满疼痛。

(3)乳痈、乳癖、缺乳。

按:肝脉布乳房,若肝气郁滞,乳络不通,则乳房虽胀而乳汁量少;乳积化热,或复感外邪,蒸腐血肉,则成乳痈,红肿热痛;若肝郁气滞,挟痰挟瘀,阻滞乳房,则成乳癖,肿块胀痛,针泻本穴,可疏肝解郁,通乳散结,因此可以治疗因肝气郁滞所导致的乳房疾患。

(4)郁证、厥证。

按:情志不遂,肝气不舒,心脾气结,所致郁证;或暴怒伤肝,气机逆乱,上壅心胸,痰塞气道,蒙闭神明,而致厥证,针刺本穴,可以疏肝解郁,理脾宁神,治疗以上神志病。

(5)咳嗽、气喘。

按:本经其支者向上流注于肺,若肝失条达,气郁化火,气火循经上逆犯肺,肺气不得肃降,可致咳嗽、气喘,针泻本穴,可以平肝肃肺,降气平喘,因此可治木火刑金之咳嗽、气喘。

(6)癃闭、遗尿、小便难。

按:三焦者决渎之官,水道出焉,若肝气郁结,疏泄不及,影响三焦气化不利,决渎失司,可致癃闭、遗尿、小便难等,针刺本穴,可以调气机,利水道,因此治疗以上诸病。

【配伍应用】

(1)期门、间使,针用平补平泻法,功能疏肝理气,通络

461

止痛,治疗气机郁结,肝络失和之胁痛,加三阴交、血海、膈俞,可活血化瘀,治气滞血瘀胁痛;加日月,可利胆排石,治疗胆结石;加阴陵泉、内庭、丰隆,可清化湿热,治湿热熏蒸肝胆之胁痛。

(2)期门、中脘、公孙、太冲,施泻法,功能疏肝理气和中,治疗肝气犯胃之胃痛、腹胀、呕吐、呃逆、吞酸等。

(3)期门、间使(或膻中)、少泽,针用泻法,功能疏肝解郁,通络行乳,治疗肝气郁结,乳络阻滞之缺乳、乳痈、乳癖。

(4)合谷、人中、期门、间使,针用泻法,功能疏肝解郁,开窍醒志,治疗气机逆乱,蒙闭神明之气厥。

【现代研究】 有人发现针刺期门穴对慢性肝炎、早期肝硬变有一定疗效,并从病理组织学方面证实,灸动物期门穴,对药源性早期肝硬变有疗效。针刺期门穴,也能引起白细胞数量的增高。针刺动物期门、日月有调整胆汁分泌的效应。针刺胆石症患者的日月、期门,在胆道造影中显示胆囊显著收缩,可促进胆汁排空。针刺期门,可见胆管口括约肌紧张收缩,停止时松弛,并有助于胆囊运动。有人取患者右侧期门、日月治疗胆石症,进针得气后接 G－6850 电针仪,用疏密波通电 60 分钟,电流大小以患者最大耐受量为度,日 1 次(严重者可 2 次),起针后口服 33% 硫酸镁 40 毫升。还有报道针刺期门治疗原发性痛经,伴严重战栗者,取其双侧期门穴,常规针刺,得气后即感诸症悉除。对膀胱运动亦有影响,当捻针时,膀可引起膀胱收缩,内压升高,捻针停止时,膀胱变为松弛,内压下降。有文献报道,本穴现代常用治疗肋间神经痛、肝炎、肝肿大、胆囊炎、胸膜炎、腹膜炎、心肌炎、胃肠神经官能症、肾炎、高血压等。

【古代文摘】

（1）位置

《针灸甲乙经》：在第二肋端，不容旁各一寸五分，上直两乳。

《备急千金要方》：在乳下两肋间。

《铜人腧穴针灸图经》：在不容旁一寸五分，直乳第一肋端。

（2）主治

《伤寒论》：伤寒，腹满，谵语，寸口脉浮而紧，此肝乘脾也，名曰纵，刺期门；伤寒发热，啬啬恶寒，大渴，欲饮水，其腹心满，自汗出，小便利，其病欲解，此肝乘脾也，名曰横，刺期门；妇人中风，发热恶寒，经水适来，得之七八日，热除而脉迟身凉，胸胁下满，如结胸状，谵语者，此为热入血室也，当刺期门，随其实而泻之；阳明病，下血谵语者，此为热入血室，但头汗出者，刺期门，随其实而泻之，濈然汗出则愈。

《针灸甲乙经》：痉，腹大坚，不得息；咳，胁下积聚，喘逆，卧不安席，时寒热，奔豚上下；伤食，胁下满，不能转展反侧，目青而呕；癃，遗尿，鼠鼷痛，小便难而白；霍乱泄注；喑不能言；妇人产余疾，食饮不下，胸胁支满，眩目，足寒，心切痛，善噫闻酸臭，胀癃，腹满，少腹尤大，期门主之。

《席弘赋》：期门穴主伤寒患，六日过经犹未汗。

《肘后歌》：伤寒痞结胁积痛，宜用期门见深功。

（3）配伍

《针灸甲乙经》心下大坚：肓俞、期门、中脘。

《备急千金要方》胸中热，息贲胁下气上：期门、缺盆。小腹满，小便难，阴下纵：横骨、大巨、期门。心痛短气：期门、长强、天突、侠白、中冲。饮食不下：阳纲、期门、少商、劳官。

《百症赋》伤寒项强：温溜、期门。

《针灸大成》伤寒发狂：期门、气海、曲池。胸连胁痛：期门、章门、丘墟、行间、涌泉。

《天星秘诀歌》伤寒过经不出汗：期门、通里。

附：足厥阴肝经备用穴

穴名	定位	操作	主治
大敦 Dadun （LR1）	在足大趾末节外侧，距趾甲角0.1寸	斜刺0.1～0.2寸，或点刺出血	疝气、遗尿、闭经、崩漏、阴挺、癫痫痛
中封 Zhongfeng （LR4）	在足背侧，当足内踝前，商丘与解溪连线之间，胫骨前肌腱的内侧凹陷处	直刺0.3～0.5寸；可灸	疝气、遗精、小便不利、腹痛
蠡沟 Ligou （LR5）	在小腿内侧，当足内踝尖上5寸，胫骨内侧面的中央	平刺0.3～0.5寸；可灸	小便不利、遗尿、月经不调、带下、下肢痿痹

穴名	定位	操作	主治
中都 Zhongdu (LR6)	在小腿内侧,当足内踝尖上7寸,胫骨内侧面的中央	平刺 0.3 ~ 0.5寸;可灸	疝气、崩漏、腹痛、泄泻、恶露不尽
膝关 Xiguan (LR7)	在小腿内侧,当胫骨内上髁的后下方,阴陵泉穴后1寸,腓肠肌内侧头的上部	直刺 0.4 ~ 0.8寸;可灸	膝部肿痛
曲泉 Ququan (LR8)	在膝内侧,屈膝,当膝关节内侧面横纹内侧端,股骨内侧髁的后缘,半腱肌、半膜肌止点前缘凹陷处	直刺 0.5 ~ 1.0寸;可灸	腹痛、小便不利、遗精、阴痒、膝痛、月经不调、痛经、带下
阴包 Yinbao (LR9)	在大腿内侧,当股骨内上髁上4寸,股内肌与缝匠肌之间	直刺 0.6 ~ 1.2寸;可灸	腹痛、遗尿、小便不利、月经不调
足五里 Zuwuli (LR10)	在大腿内侧,当气冲直下3寸,大腿根部,耻骨结节的下方,长收肌的外缘	直刺 0.5~1.2寸;可灸	小腹痛、小便不通、阴挺、睾丸胀痛、嗜卧、瘰疬
阴廉 Yinlian (LR11)	在大腿内侧,当气冲直下2寸,大腿根部,耻骨结节的下方,长收肌的外缘	直刺 0.5 ~ 1.0寸;可灸	月经不调、带下、小腹痛

穴名	定位	操作	主治
急脉 Jimai (LR11)	在耻骨结节的外侧，当气冲外下方腹股沟股动脉搏动处，前正中线旁2.5寸	直刺0.5～1.0寸;可灸	小腹痛、疝气、阴挺

13. 任　脉

　　任脉起于小腹内，向下出于会阴部，与督脉、冲脉交会于会阴穴，向上行于阴毛部，沿着腹内向上，与足三阴经交会于关元穴，再沿腹部和胸部正中线直上抵达咽喉，再上行环绕口唇，经过面部，进入目眶下，与足阳明胃经交会于承泣穴。

　　本经腧穴起于会阴，止于承浆，总计24穴，主治腹、胸、颈、头面的局部病证及相应的内脏器官疾病，少数腧穴有强壮作用或可治疗神志病。本经常用腧穴：中极、关元、气海、神阙、下脘、中脘、上脘、膻中、天突、廉泉。

中极 Zhongji(RN3)

　　【出处】　《素问·骨空论》。

　　【别名】　玉泉、气原(《针灸甲乙经》)、气鱼(《蝦蟆经》)、膀胱募《圣济总录》)、气腺(《西方子明堂灸经》)。

　　【释名】　中，指中点;极，指尽头处。穴当一身上下长

466

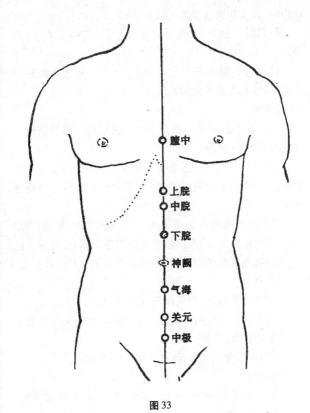

膻中

上脘
中脘

下脘

神阙

气海

关元

中极

图 33

度之中点,又当躯干尽头处,散名中极。

【类属】 交会穴之一,任脉与足三阴经之会(《针灸甲乙经》);足太阳膀胱经募穴(《脉经》)。

【位置】 在下腹部,前正中线上,当脐中下 4 寸(图 33)。

【取法】 仰卧,于脐与耻骨联合上缘中点连线的下 1/5 与上 4/5 的交点处取穴。

【局解】

(1)组织层:皮肤→皮下组织→腹白线→腹横筋膜→腹膜外脂肪→壁腹膜。

(2)神经、血管:浅层主要分布髂腹下神经的前皮支和腹壁浅动、静脉的分支或属支;深层主要有髂腹下神经的分支。

【操作】 直刺 0.5～1.0 寸,穴下酸胀;治疗尿道、阴茎疾病,略向下斜刺,针感循腹里走至阴道阴茎处;可灸。注意:在膀胱充盈时,中极穴不能深刺,孕妇不宜刺灸。

【功效】

(1)平补平泻法:通调冲任,疏理下焦。

(2)补法:补益冲任,固摄下元,温阳化气;灸之可壮阳暖宫,散寒止痛。

(3)泻法:化气行水,通利小便,清下焦湿热。

【主治】

(1)小便不利、遗尿、癃闭、尿频、尿血、水肿、肾盂肾炎、膀胱炎合并尿道炎。

按:"膀胱者,州都之官,津液藏焉,气化则能出矣"。如肾阳不足,肺脾气虚,使膀胱失约,则可致小便不利、遗尿；若肺热气壅，中焦湿热郁阻，下焦湿热，或中焦气虚，下焦阳衰，使膀胱气化不利，则可致癃闭；若湿热下注膀胱，热伤血络则致尿血、肾盂肾炎、膀胱炎合并尿道炎等。本穴为膀胱募穴，针之可约束膀胱，通利小便，清泻湿热，故可治膀胱不约及不利之证。

（2）遗精、阳痿、早泄、尿浊、疝气。

按：肾虚精关不固，或肝脾二经经气郁滞，湿热下注，热扰精室，均可导致遗精、阳痿、早泄、尿浊等证；厥阴肝经及任脉郁热下注可成疝气。中极为任脉与足之三阴经交会穴，补之可补益冲任、滋养肾精、固摄下元，故可治以上肾虚之证；泻之可清下焦湿热、疏通肝脾二经，则可治湿热下注之证。

（3）月经不调、痛经、闭经、崩漏、带下、产后腹痛、子宫脱垂、积聚、阴痒。

按：肾气不足，下元虚冷，精血亏少或肝气郁结，胞脉阻滞，可致月经不调、痛经、闭经、崩漏、产后腹痛等证，久之气血瘀滞可为癥瘕积聚；若肾虚带脉失约或湿热下注可致黄白带下；脾肾气虚，提举无力则子宫脱垂；湿热下注则为阴痒。补或灸本穴可补益肾气，散寒逐瘀，治疗以上肾虚寒凝血瘀之证；泻之既可疏肝气、畅冲任，又可清泻下焦湿热，治疗以上肝气郁结、湿热下注之证。

（4）黄疸、身目尽黄、小便黄。

按："黄家所得，从湿得之"，阳黄多由湿热蕴蒸中焦，阴黄多因寒湿阻遏脾阳所致，泻本穴可通利小便，清化湿热而治阳黄;泻灸本穴化气行水而治阴黄。

(5)鼓胀、腹胀如鼓。

按:黄疸日久或酒食不节,情志不遂,导致肝、脾、肾三脏受损,气、血、水瘀积腹内而成鼓胀。泻膀胱之募穴可通利小便,随证配伍可治疗鼓胀的不同类型。

(6)痰饮,水走肠间,沥沥有声,水入即吐。

按:"水走肠间,沥沥有声,谓之痰饮"。轻者食欲不振,重则水入即吐。病由脾肾阳虚,气不化水所致。灸补本穴,辨证配伍可温阳化饮而治痰饮病。

(7)伤寒蓄水证。

按:伤寒表证,发汗太过,外邪入里,膀胱气化不行,水蓄下焦则可致蓄水证,表现为脉浮,小便不利,微热消渴。泻膀胱募穴可化气行水,似五苓散之功效而治太阳蓄水证。

(8)舌疮。

按:舌为心之苗,心有热则舌生疮,泻本穴可清利小便,釜底抽薪,使热从小便而去,故治舌疮。

【配伍应用】

(1)中极、肾俞、膀胱俞、大赫,施补法,功能益肾缩泉,治肾虚小便频数、遗尿。

(2)中极、膀胱俞,俞募配穴,施泻法,功能清利膀胱湿热,治湿热尿频、尿血、尿闭、淋证等。

(3)中极、三阴交、阴陵泉,施泻法,功能清热利尿,治水热互结之癃闭。

(4)中极、太溪、太渊,施补法,功能补益肺肾,化气行

470

水,治肺肾气虚,气化不足之癃闭。

（5）中极、阴陵泉、水道,施泻法,功能分利湿热,治湿热互结,水道不利之水肿、鼓胀。

（6）中极、关元、太溪、阴陵泉,施补法,功能温补脾肾,化气行水,治脾肾阳虚之水肿、鼓胀。

（7）中极、肾俞、命门,补而加灸,功能壮元阳、补肾气,治肾阳不足之遗精、阳痿、早泄、尿浊。

（8）中极、太冲、阴陵泉,施泻法,功能清宣下焦湿热,治湿热疝气、黄白带下。如补阴陵泉或太白,可疏肝理脾化湿,治肝郁脾虚湿盛之鼓胀。

（9）中极、地机、血海,施泻法,功能活血理气,通调冲任,治实证痛经、闭经。

（10）中极、阴陵泉、足三里,针用泻法,功能清热利湿,主治阳黄;针用补法加灸,功能健脾和胃,温化寒湿,主治阴黄。

（11）中极、关元、太溪、阴陵泉、天枢、中脘,施补法,功能温阳化气,利水行湿,治脾肾阳虚,饮留胃肠之痰饮。

（12）中极、通里,施泻法,可清心火、利小便,治舌疮。

【现代研究】 现代研究证明,针刺中极、曲骨,采用泻法,可使紧张性的膀胱张力下降,而使松弛性的膀胱张力增高,对神经系统疾患而伴有膀胱功能障碍的病人有调整作用。有人筛选对膀胱功能影响最有效的穴位,按引起膀胱收缩大小次序排列依次是膀胱俞、次髎、曲泉、中极与关元。取膀胱俞、次髎、中极治疗下肢轻瘫患者,并与三阴交、阴陵泉、阴谷对照,结果前组穴位使残余尿量显著减少。也有人以本穴艾卷回旋灸,治疗尿道综合征,患者下腹部不适感会逐渐减轻,灸40分钟后,症状可明显缓解或消失。另外,针刺中极、归来、血海穴,有促进垂体—性腺功能的作用,可使继发闭经的病人出现激素撤退性出血现象。动物实验也证实,针刺上述穴位,可见卵巢间质细胞增生与肥大,卵泡腔扩大,周围多层颗粒细胞增殖,其中有新鲜黄体生成现象。同样针刺中极、关元、大赫等穴,也能引起血浆黄体生成素、卵泡刺激素水平发生变化,可改善迟发排卵。对男性性功能障碍也有一定疗效,有人针刺中极、关元治疗100例遗精患者,75例自觉症状消失,遗精现象不再发生。还有报道,针刺中极等穴,可预防心脏病患者人工流产综合反应。

【古代文摘】

(1)位置

《脉经》:横骨上一寸,在脐下五寸前陷者中。

《针灸甲乙经》:在脐下四寸。《千金要方》、《外台秘要》、《铜人腧穴针灸图经》、《类经图翼》、《医宗金鉴》同。

《素问》王注:在关元下一寸。《十四经发挥》同。

(2)主治

《针灸甲乙经》:脐下疝绕脐痛,冲胸不得息;奔豚上抢心,甚则不得息,忽少气,尸厥,心烦痛,饥不能食,善寒中腹胀,引膜而痛,小腹与脊相控暴痛,时窘之后;丈夫失精;女子禁中痒,腹热痛,乳余疾,绝不足,子门不端,少腹苦寒,阴痒及痛,经闭不通。

472

《备急千金要方》：拘挛，腹疝。

《千金翼方》：崩中带下，因产恶露不止，妇人断绪，妊不成，数堕落，癫卵偏大。

《针灸大成》：卒中尸厥，恍惚不醒人事，血淋下瘕，小便赤涩，失精梦遗，脐腹疼痛，结如盆杯，男子阳气虚惫，疝气水肿，奔豚抢心，气急而喘……赤白妇人带下。

(3)配伍

《针灸甲乙经》恍惚，尸厥烦痛：中极、仆参。

《针灸资生经》阴痒：中极、阴跷、腰尻交、阴交、曲泉。

《针灸大成》胎衣不下：中极、肩井。阴茎虚痛：中极、太溪、复溜、三阴交。经事不调：中极、肾俞、气海、三阴交。血崩漏下：中极、子宫。

关元 Guanyuan(RN4)

【出处】 《灵枢·寒热病》。

【释名】 下纪(《素问·气穴论》)、三结交(《灵枢·寒热病》)、次门(《针灸甲乙经》)、丹田、大中极(《针灸资生经》)、脬门(《太平圣惠方》)、大海、溺水、太涸、昆仑、持枢、五城(《难经·六十六难》杨玄操注)、脖胦、子处、血海、命门、血室、下肓、气海、精露、利机、子户、胞门、子宫、子肠、产门、肓之原(《经脉发挥》)。

【释名】 穴在脐下三寸，为人身元阴元阳关藏之处，故名关元。《采艾编》记载："关元，小肠募，三阴任脉之会，言元气之关会也。"《会元针灸学》说："关元者，膀胱下口之

473

关窍,关乎元气。《内经》曰:卫气出于下焦,而行于表,元阴元阳之交关,故名关元。"

【类属】 交会穴之一,任脉与足三阴经之会(《针灸甲乙经》);手太阳小肠经募穴(《针灸甲乙经》)。

【位置】 在下腹部,前正中线上,当脐中下 3 寸(图 33)。

【取法】 仰卧位,于脐与耻骨联合上缘中点连线的下 2/5 与上 3/5 的交点处取穴。

【局解】

(1)组织层:皮肤→皮下组织→腹白线→腹横筋膜→腹膜外脂肪→壁腹膜。

(2)神经、血管:浅层主要有第 12 胸神经前支的前皮支和腹壁浅动、静脉的分支或属支;深层主要有第 12 胸神经前支的分支。

【操作】 直刺 0.5~1.0 寸,斜刺 0.8~1.2 寸;治疗下腹部疾病时,针尖向下,其针感沿任脉循腹里走至耻骨、阴茎、阴道部;可灸。注意:膀胱充盈时,关元穴不能深刺。孕妇不宜刺灸。

【功效】

(1)平补平泻法:调畅任脉,通利气血。

(2)补法:调补冲任,益气固摄,壮肾益火,分清泌浊;灸之可大补元气,回阳固脱,温养冲任,祛寒止痛。

(3)泻法:局部可通经行血,消积散滞,配艾灸或烧山火可温通阳气,逐寒散结。

【主治】

(1)遗尿、癃闭、小便频数、尿浊、劳淋、水肿。

按:肾阳不足,命门火衰,膀胱不约,则小便频数,甚则遗尿;膀胱气化不利,溺不得出而为癃闭。脾肾阳虚,不能升清降浊,脂液趋于下焦而为尿浊、劳淋;水失温化,泛滥横溢,则成水肿。关元为任脉与足三阴交会穴,补之可温肾暖脾,化气行水,故治肾阳不足、脾肾阳虚之小便频数、遗尿、癃闭、尿浊、劳淋、水肿等证。

(2)月经不调、痛经、闭经、崩漏、带下、产后腹痛、恶露不绝、不孕、瘕瘕、子宫脱垂。

按:任脉起于胞中,主妊胞胎;肾藏精,主生殖发育;肝藏血,主调畅气机。女子以血为用,以肝为先天。若肾阳不足,冲任失养,胞宫蓄溢失常,则月经不调、崩漏;肾阳不足,肝气郁结,寒凝、气滞、血瘀于胞脉,则为痛经、闭经、产后腹痛、瘕瘕;肾气不足,冲任不固,带脉失约,则带下、子宫脱垂、产后恶露不绝;肾阳不足,精血亏少,胞宫失养,不能摄精成孕,可致不孕。补本穴可补肾阳、益精血、调理冲任,治疗肾阳不足、精血亏少、冲任失调之月经不调、崩漏、带下、不孕等;泻本穴可行气逐瘀、散寒止痛,治疗肝气郁结、寒客胞脉之痛经、闭经、产后腹痛等证。

(3)遗精、阳痿、早泄、疝气。

按:遗精、阳痿、早泄、疝气皆可由肾阳不足,下元虚冷,不能固摄所致。补本穴可温肾阳、益肾气而治以上诸证。

(4)泄泻、便秘、腹痛。

按:肾阳不足,脾失温煦,运化不及,水谷混杂,下走大肠则泄泻;阳虚寒盛,大肠气机凝滞则便秘;腹中阳虚,阴寒内盛,寒主收引而腹痛。灸本穴可温补脾肾,扶阳逐寒而治脾肾阳虚之泄泻、便秘、腹痛。

(5)霍乱吐泻、痢疾。

按:霍乱吐泻易伤人体津气,如吐泻过度可致气随津脱。针补本穴益气固脱,可治霍乱吐泻之重症。痢疾日久,脾肾虚寒,关门不固则成虚寒痢,灸本穴可温补脾肾,兼以固脱,故可治虚寒痢疾。

(6)反胃之朝食暮吐、暮食朝吐。

按:真火式微,胃寒脾弱,不能消谷,故朝食暮吐、暮食朝吐,发为反胃。补本穴可温补脾肾,和胃健中,故治疗胃反之证。

(7)虚劳羸瘦。

按:虚劳羸瘦乃人体气、血、阴、阳亏虚所致,关元为元气聚集之处,元气是人体生命活动的原动力。本穴为强壮要穴,补之、灸之可使元气充,气充则血足,阴平阳秘而虚劳得复。

(8)消渴。

按:消渴当责之肺、胃、肾,阴虚燥热是其基本病理。治疗时应三者兼顾,肾脏内寄元阴,为人体阴液之本,任脉为阴脉之海,补关元穴可滋肾阴,肾阴足则肺胃得养,阴液复则燥热自消,故本穴可治消渴肾阴不足之证。

(9)中风脱证。

按:中风脱证,系人体气血阴阳虚脱所致,而有形之血不能速生,无形之气所当急顾。灸补关元可益气回阳,复脉固脱,故为治疗脱证的要穴。

(10)多寐、头痛、眩晕。

按:"阳气者,精则养神",若元气不足,则脑神失养,可为多寐易睡,或为头痛、眩晕。补本穴可补元气、滋肾精,使脑神得养而除以上元气不足之证。

(11)伤寒水气凌心、四肢厥逆。

按:伤寒真阳虚衰,阴寒内结可致水气凌心,四肢厥逆。以本穴为主,辨证取穴,可温阳行水、逐寒救逆,故可治上证。

(12)慢惊风、慢脾风。

按:肝属木,脾属土,脾阳虚弱,则土虚木旺而生风;脾肾阳衰,虚极亦可生风,而致慢惊风、慢脾风。补关元随证配伍,可温阳益脾,回阳固脱,而治脾阳虚弱型慢惊风、慢脾风。

(13)疮疡久溃不敛。

按:正气不足,不能托毒外出,则疮疡久溃不敛。灸本穴可大补元气,温阳扶正,有助于疮面愈合。

【配伍应用】

(1)关元、三阴交,针用补法,功能益气固摄,约束膀胱,治疗肾虚遗尿、小便频数。

(2)关元、百会,针用补法,或百会加灸,功能升清降浊,助膀胱气化,治疗虚寒性尿闭,加曲泉,用补法,温阳养

477

筋,可治疝气。

（3）补关元、肾俞、太溪,泻中极,功能温阳补肾,利水消肿,治肾阳虚衰之水肿。

（4）关元、太溪、阴陵泉,针用补法,功能温补脾肾,化气行水,治脾肾阳虚之水肿。

（5）关元、血海、三阴交,针用补法,功能益气生血,调补冲任,治疗肾虚冲任不足之月经不调、闭经。

（6）关元、隐白,针用灸法,功能调补冲任,固本止崩,治疗肾虚冲任不固之崩漏。

（7）关元、足三里、三阴交,针补加灸,功能补气温阳,祛寒止痛,治疗肾虚寒凝之痛经、腹痛、泄泻。

（8）关元、三阴交、气海、归来、太冲,功能调气行血,治气滞血瘀之痛经、闭经、产后腹痛。

（9）关元、带脉、肾俞、三阴交,针用补法,功能补冲任、固带脉,治疗肾虚带下。

（10）关元、肾俞、太溪、气海、中极,针用补法,并可加灸,功能温肾暖胞,治肾虚宫寒之不孕症。

（11）关元、志室,针用补法,功能补肾固精,治疗肾虚遗精。

（12）关元、肾俞,针补加灸,功能温肾兴阳,治疗肾虚阳痿。

（13）关元、阴陵泉、太溪、足三里,针用补法,加灸神阙,功能温肾暖脾止泻,治脾肾阳虚或脾胃虚寒之泄泻。

（14）关元、肾俞、太溪、归来,归来用泻法,余穴均补,功

478

能补肾壮阳,治肾阳不足之便秘。

(15)关元、足三里、中脘,关元、足三里针加灸,功能温胃健中,治命门火衰,脾胃阳虚之反胃。

(16)关元、足三里,针补加灸,功能温阳益气、固本培元,治疗虚痨羸瘦,亦可强身延年。

(17)关元、百会、气海、合谷,针用补法,加灸神阙,功能大补元气,回阳复脉,治中风脱证。

(18)关元、百会、足三里、三阴交,功能补气升清降浊,治元气不足,脑神失养之多寐。

(19)关元、太溪,针用补法,功能补元气,益肾精,治元气不足,髓海失养之头痛、眩晕。

(20)关元、阴陵泉,先泻后补,功能温阳化水,治伤寒水气凌心之证。

(21)关元、足三里、太冲,太冲用泻法,余穴用补法,功能温补脾阳、息风镇惊,治脾阳虚弱之慢惊风。

(22)关元、合谷、足三里、气海,针用补法,加灸神阙,功能温阳救逆,益气固脱,治脾肾阳衰之慢脾风。

(23)关元、合谷、足三里、三阴交,针用补法,关元加灸,功能气血双补,培补正气,治正气不足,疮疡久溃不愈。

【现代研究】 本穴为临床常用穴,实验研究证实关元穴对垂体—性腺功能有促进作用,针刺关元、中极、大赫等穴可引起血浆黄体生成素、卵泡刺激素水平发生变化,改善迟发排卵,对男子精子缺乏症也有一定的疗效。关元穴对膀胱张力有双向调整作用,且与手法有关,捻针时可引起膀胱收缩,捻针停止则膀胱松弛、内压下降。另外针灸关元穴可以提高肌体免疫机能,并具有抗癌作用,组织学观察,艾灸关元穴可使肿瘤组织坏死程度减轻,细胞分化程度较好,淋巴浸润较多,有抑制肿瘤细胞生长的作用,并可延长接种HAC(小鼠腹水型肝癌细胞)后的小鼠存活期。艾灸关元穴,可使溶血空斑形成细胞增加,免疫反应增强。针刺癌肿动物的关元、足三里,与对照比较,血清滴度平均增高 10～32 倍。艾灸关元穴,能使老年小鼠的 MΦ 细胞毒活性和NK 细胞毒活性增强。从另一侧面证实了艾灸关元穴确能改善老年动物的免疫状态,提高免疫能力,从而产生抗衰老作用。艾灸关元穴对失血性休克动物的血流动力学和动脉血氧运输量有影响,施灸后心脏收缩力增强,心脏每搏指数稳定增加,因而心脏指数和平均动脉压也呈稳定增加,动脉血每分氧运输指数和混合静脉血氧分压也呈相应增加。有人用艾炷直接灸关元治疗阳痿 12 例,每次 100～200 壮,每周1 次,3 次为 1 疗程,疗程间隔 1 周,治愈 7 例,显效 3 例,有效 2 例。有人以关元、三阴交相配治疗遗尿、尿频、尿潴留、痛经共 810 例,收到一定效果,关元穴针尖向下,三阴交针尖向上,针感向阴部传导,遗尿、尿频者用温针,痛经者用隔姜灸 20 分钟,以皮肤红润为宜。有人针刺关元治疗婴幼儿腹泻 18 例,根据病情配足三里、内关、三阴交等,均用快速针刺法,浅刺不留针,施用不同的补泻手法或平补平泻法。按摩关元穴减肥是近年来的发展,有人主张自我用手指或手掌在关元穴上进行有节律的按摩,用力不宜过重,速度以每分钟 100 次为宜,每次 10 分钟,早、晚各 1 次。此法可使纤维素在肠道内停留的时间缩短,抑制体内的糖转化为脂肪,使脂肪难以堆积,从而促进脂肪的消耗与利用。而且此法对一些慢性病如消化不良、肠功能紊乱、水肿、腹水、急慢性胃炎、高血压、遗尿、慢性子宫疾病等均有效。有人治一出血性休克、一青霉素过敏性休克,均以大艾炷灸关元穴,20 分钟后四肢渐温,意识渐清,再灸数壮而愈。有人观察到艾灸关元穴可使休克患者(失血性休克 7 例,感染性休克 23 例)的血压、指温明显回升,说明本法不仅有升压效应,而且对周围组织毛细血管血流灌流不足有改善作用。

【古代文摘】

(1)位置

《灵枢·寒热病》:脐下三寸。

(2)主治

《灵枢·寒热病》:身有所伤,血出多及中风寒,若有所堕坠,四肢懈惰不收。

《针灸甲乙经》:奔豚寒气入小腹,时欲吐,伤中溺血,小便数,背脐痛,引阴腹中,窘急欲凑,后泻不止;石水引胁下胀,头眩痛,身尽热;胞转不得溺,少腹满;暴疝,少腹大热;女子绝子,衃血在内不下。

《肘后备急方》:绕脐痛急。

《备急千金要方》:妇人绝嗣不生,胞门闭塞;男阴卵偏大,癞病;寒气入腹,胞闭寒,小便不通,劳热石淋;石淋,脐下三十六疾,不得小便;伤中尿血。

《千金翼方》：断续，产道冷。

《外台秘要》：脐下绞痛，流入阴中，发作无时；气癃，尿黄。

《席弘赋》：小便失禁。

（3）配伍

《针灸甲乙经》气癃溺黄：关元、阴陵泉。

《备急千金要方》石淋：灸关元三十壮，又灸气门三十壮。

《针灸资生经》妇人奔豚：关元、中极、阴交、石门、四满、期门。

《三因极一病证方论》阴毒：灸脐下丹田、气海。

《扁鹊心书》伤寒太阴证：关元、命关。

《针灸大成》大便不禁：丹田、大肠俞。肾胀偏坠；关元（灸三十壮）、大敦（灸七壮）。

气海 Qihai（RN6）

【出处】 《脉经》。

【别名】 脖胦（《灵枢·九针十二原》）、肓原（《脉经》）、下肓（《针灸甲乙经》）、丹田（《本事方》）。

【释名】 本穴为先天元气汇集之处，主治"脏气虚备，真气不足，一切气疾久不差"，故名气海。《采艾编》记载："气海，生气之海，凡百病以为主。"《医经理解》记载："气海，一名下肓，在脐下一寸半宛宛中，肓之原，生气之海。"

【类属】 肓之原（《灵枢·九针十二原》）。

【位置】 在下腹部,前正中线上,当脐中下 1.5 寸(图33)。

【取法】 仰卧,先取关元,当脐中与关元连线之中点处是穴。

【局解】

(1)组织层:皮肤→皮下组织→腹白线→腹横筋膜→腹膜外脂肪→壁腹膜。

(2)神经、血管:浅层主要布有第 11 胸神经前支的前皮支和脐周静脉网;深层主要有第 11 胸神经前支的分支。

【操作】 直刺 0.8~1.2 寸。注意:妇女月经期不宜深刺,孕妇不宜刺灸。

【功效】

(1)平补平泻法:疏导任脉,调一身之气。

(2)补法:培补元气,调补冲任,益气固摄,配艾灸或烧山火,能温阳散寒,回阳救逆。

(3)泻法:疏导气机,行滞止痛。

【主治】

(1)头痛、眩晕、神经衰弱。

按:气血亏虚,髓海不足所致头痛、眩晕证,或阳气不足,神失所养而致神经衰弱等,补本穴可大补元气,气充则血旺,脑神得养则以上诸证自除。

(2)失音

按:失音有舌喑与喉喑之分,喉为肺之门户,足少阴脉入肺,上达喉咙,挟舌本,若肺肾气虚,咽喉、舌体失养则为失音。补本穴，可补益肺肾之气，使肺肾气充则声音复常。

（3）哮证、喘证。

按：哮与喘虽有冷热虚实之分，但总属呼吸不利之证，盖肺主呼气为气之主，肾主纳气为气之根，所以病变主要涉及肺肾。本穴为治气病要穴，补之可益肺肾之气，复其吐纳之职；泻之可疏导气机，调畅一身之气，故本穴随针刺手法不同，可治哮喘诸证。

（4）呃逆、呕吐、胃下垂、胃脘痛、寒疝腹痛、泄泻、便秘、痢疾、脱肛。

按：脾主升，胃主降，为人身气机升降之枢，若脾气不升，脏器下垂则致胃下垂、脱肛；清气在下，则飧泄。胃气不降或虚气上逆则呃逆、呕吐；浊气在上则生膜膜胀。若脾胃阳气不足，阴寒凝滞则寒疝腹痛、胃脘痛；推动失职则便秘。痢久脾虚中寒，正虚邪恋，可致虚寒痢、休息痢。补本穴可补中益气，升提固摄，既治胃下垂、脱肛、泄泻之脾虚下陷之证，又治元气衰败、虚气上逆之呃逆、呕吐；若加灸则温阳散寒，调理振奋腹中阳气，治脾胃阳虚之腹痛、便秘、痢疾；泻之可疏利气机，行滞止痛，治呃逆、呕吐、胃脘痛之实证。

（5）遗尿、癃闭、淋证、水肿。

按：肺、脾、肾三脏气虚，膀胱气化不利，开合失常则导致遗尿、癃闭；若气不化水，水液泛滥则为水肿；气淋病关肝脾，若肝气郁结，膀胱气化不利，则为实证，若中气不足，气虚下陷则为虚证。补本穴可补益肺、脾、肾三脏之气，气化水行以治遗尿、癃闭、气淋、水肿之气虚证；泻本穴可利气通淋,治气淋之实证。

(6)遗精、阳痿、疝气。

按:气有温煦、固摄之功,如肾命火衰,心脾气虚,中气下陷,冲任不固则导致遗精、阳痿、疝气。灸补本穴可大补元气,温壮肾命,益气固摄而治以上诸证。

(7)月经不调、痛经、闭经、崩漏、带下、产后恶露不绝、产后腹痛、不孕、子宫脱垂、癥积。

按:妇女以血为用,气血互化,若肾虚冲任气血不足,胞宫失养则月经不调、痛经、闭经、崩漏、带下、产后恶露不绝、产后腹痛、不孕等证;若肝郁冲任气血郁滞,胞宫脉络不通亦可导致以上诸证,气滞血瘀日久则腹中结块而致癥积;若脾虚中气下陷,冲任不固可致子宫脱垂。补本穴可调补冲任,补益气血而治以上肾虚、脾虚诸证;泻或平补平泻本穴,可疏导任脉气机,行滞止痛,而治以上肝郁之证。

(8)奔豚气。

按:冲任之脉同起于下焦,肾阳不足,下焦寒气随冲气上逆;或惊恐或情志不遂,肝气随冲脉之气上逆,均可发生奔豚,而见气从少腹上冲咽喉,发作欲死之证。补本穴壮肾阳,温暖下焦,泻之可调畅肝气,俾冲任气和,浊气自降则奔豚之证可愈。

(9)脱证。

按:脱证有气、血、阴、阳之分,病因多端,病机为气血逆乱,阴阳离绝。灸补本穴可大补元气,回阳固脱,而为治疗脱证的常用穴。

（10）虚劳羸瘦。

按：虚劳羸瘦是由于脏腑气血阴阳的亏虚，而导致的多种慢性衰弱性证候，本穴为保健要穴，补之、灸之可补益元气，振奋元阳，气充则血旺，阴平则阳秘，故有利于虚劳的恢复。

（11）外伤性截瘫、腰痛。

按：腰痛、外伤性截瘫久卧伤气，而气耗又不利于疾病的恢复，补本穴可补益元气，通调气机，配合局部取穴，有助于腰痛等证的恢复。

【配伍应用】

（1）气海、百会、关元、三阴交，功能补益元气，充养脑髓，主治气血不足之头痛、眩晕、神经衰弱。

（2）气海、太渊、太溪、肾俞、肺俞，功能补肺益肾，主治肺肾气虚之失音、哮证、喘证。

（3）气海、太溪、肾俞，功能补肾纳气，治肾不纳气之哮、喘，以及肾气不足，膀胱气化不利之遗尿、癃闭。

（4）中脘、膻中、气海，平补平泻，功能疏利上中下焦气机，主治呃逆、呕吐、胃脘痛、腹痛属实者。

（5）合谷、足三里、气海、关元，功能益气固摄，治疗呃逆、呕吐属虚气上逆者；加灸神阙回阳固脱，治疗脱肛。

（6）气海、合谷、足三里，功能补中益气，治疗中气不足，气虚下陷之胃下垂；加针子宫、提托治子宫脱垂；加补长强治脱肛；加泻太冲治疝气；加补太溪、肾俞又可治疗中焦气虚，下焦温化失常之遗尿、癃闭、淋证。

（7）脾俞、足三里、气海、天枢，功能补气升清，治疗清气在下之泄泻、脾虚日久之虚寒痢、休息痢。

（8）气海、神阙，针用灸法，可温通下焦阳气，治虚寒便秘。

（9）气海、中极、行间，针用泻法，功能疏肝理气，清热通淋，治疗气淋属实者。

（10）中极、阴陵泉、气海，功能益气行水，使气行水行，治水肿之证。

（11）气海、关元、肾俞或命门，温针灸，功能大补元气，温肾壮阳，治疗肾虚、命门火衰之遗精、阳痿。

（12）气海、三阴交，针用补法，功能益气养血，调补冲任，治疗气血虚弱之月经不调、痛经、闭经、崩漏、产后恶露不绝、产后腹痛、不孕等证。

（13）气海、太冲、三阴交、归来，功能行气活血，逐瘀止痛，治疗气滞血瘀之痛经、闭经、产后恶露不绝、产后腹痛瘕积。

（14）气海、中极、内关、公孙，功能温阳行水，理气降逆，治疗水寒之气上逆之奔豚。

（15）气海、太冲、照海、公孙，功能平冲降逆，治疗肝肾之气上逆之奔豚。

（16）气海、足三里、肾俞，针用补法，功能大补先、后天之气，强壮身体，治疗虚劳羸瘦。

【现代研究】　现代研究表明，针刺气海穴能提高肌体的免疫机能，可使急慢性肠炎、菌痢、泄泻、便秘等各种症状减轻,存活率提高,康复加快,提示对肠功能具有良好的调整作用。动物实验表明,针刺实验性菌痢猴的气海、关元、足三里,与对照组比较抗体产生早4天,凝集效价高2倍有余。临床报道,针刺急性菌痢患者的气海、天枢穴,免疫球蛋白(IgG、IgA、IgM)均有不同程度升高,针后3天,增高极显著。针刺本穴对垂体—肾上腺功能有一定影响,浅刺温针气海、关元穴,可使尿17-羟类固醇含量增加,嗜酸性白细胞减少。针刺本穴对肾脏功能的改善较明显,可使肾炎患者的泌尿功能增强,酚红排出时较针前增多,尿蛋白减少,高血压下降,这种效就一般可维持2～3小时,个别可达数日。也有报道,隔姜灸气海穴,对精子缺乏症有治疗效应。近年来有人治疗咽部异感症,把1号羊肠线埋入气海穴下,用纱布块包扎伤口。共治33例,痊愈19例,显效5例,好转4例,无效5例。

【古代文摘】

(1)位置

《针灸甲乙经》:在脐下一寸五分。《备急千金要方》、《外台秘要》、《十四经发挥》、《针灸大成》、《类经图翼》同。

《铜人腧穴针灸图经》:阴交下五分。

(2)主治

《针灸甲乙经》:少腹疝,卧善惊。

《备急千金要方》:妇人水泄痢,遗尿,小腹绞痛。

《千金翼方》:奔豚上气,胀满,瘕聚滞下疼,血淋,小儿遗尿。

《太平圣惠方》：冷病，面黑，肌体羸瘦，四肢力弱，小腹积聚，奔豚腹坚，脱阳欲死，不知人，五脏气逆上攻。

《铜人腧穴针灸图经》：脐上冷气上冲，心下气结成块，状如覆杯，小便赤涩，妇人月事不调，带下崩中，因产恶露不止，绕脐疠痛；治脏虚惫，真气不足，一切气疾久不差。

《备急灸法》：男子遗精，白浊。

《黄帝明堂经》：小儿深秋冷痢不止。

(3)配伍

《脉经》尺脉迟，下焦有寒：气海、关元。

《针灸资生经》崩中漏下：气海、石门。瘕聚：气海、天枢。

《扁鹊心书》元气将脱：灸气海、丹田、关元各三百壮。

《针灸大成》月经不调：气海、中极、带脉(一壮)、肾俞、三阴交。单蛊胀：气海、行间、足三里、内庭、水分、食关。妇女赤白带下：气海、中极、白环俞、肾俞。

《神灸经纶》胁痛：气海、关元、期门、窍阴。

《类经图翼》遗溺：气海、关元、阴陵泉、大敦、行间。

《行针指要歌》虚证：气海、丹田、委中。

《席弘赋》五淋：气海、足三里。

《灵光赋》五淋：气海、血海。

神阙 Shenque(RN8)

【出处】　《外台秘要》。

【别名】　脐中、气舍(《针灸甲乙经》)、环谷(《太素》

杨上善注)、维会(《针方六集·神照集》)、气合(《圣济总录》)。

【释名】 阙,原指门楼、牌楼、官门,神阙即神气通过之门户。穴当脐中,胎儿赖此从母体获取营养而具形神,喻为元神之阙门,故而得名。《会元针灸学》记载:"神阙者,神之所舍其中也。上则天部,下则地部,中为人部,两旁有气穴、肓俞,上有水分、下脘,下有胞门、横户,脐居正中,如门之阙,神通先天。父母相交而成胎时,先生脐带形如荷茎,系于母之命门。天一生水而生肾,状如未敷莲花,顺五行以相生,赖母气以相转,十月胎满,则神注于脐中成人,故名神阙。"

【位置】 在腹中部,脐中央(图33)。

【取法】 仰卧,于肚脐正中取穴。

【局解】

(1)组织层:皮肤→结缔组织→壁腹膜。

(2)神经、血管:浅层主要布有第10胸神经前支的前皮支和腹壁脐周静脉网;深层有第10胸神经前支的分支。

【操作】 禁针刺,可灸。

【功效】 既可大补元气,回阳复脉,温暖下元,祛寒止痛;又可调理肠胃,导滞消胀。

【主治】

(1)脱证。

按:脱证为脏腑气血津液损伤,阴阳衰竭之危象,举凡中风真气衰微,阳气暴脱;霍乱吐泻过剧,伤津耗气;中暑汗

490

出过多,阴损及阳;伤寒少阴病,真阳衰败均可视为脱证。灸本穴可回阳固脱,复脉救逆,故为治此病的常用穴。

(2)厥逆之四肢厥冷,不醒人事。

按:厥证是由多种因素导致脏腑气机突然逆乱、升降乖戾、气血运行失常所致,既有气、血、痰、食的不同,又有虚实之别。本穴所治为气厥、血厥之虚证,可补养气血,回阳救逆。

(3)呃逆、呕吐、反胃。

按:元气虚衰,脾胃虚寒,虚气上逆则可产生呃逆、呕吐、反胃之证。灸本穴可温阳和中,治疗以上诸证属虚、属寒者。

(4)腹痛、腹满。

按:脾阳不振,阴寒内盛;或恣食生冷,损伤脾胃,均可致寒凝气滞,引起腹痛、腹满,灸本穴功能温中散寒,故可治中焦阳虚寒凝之证。

(5)泄泻、便秘、痢疾。

按:肾阳虚衰,脾胃虚弱,水谷不化,清浊不分,混杂而下则成泄泻;若阴寒凝结,阳气不通,津液不行则致便秘;若久痢伤阳,寒湿留滞则成虚寒痢,正虚邪恋则成休息痢。灸本穴可温阳益脾,复肠胃运化之职而治以上阳虚寒凝之证。

(6)霍乱。

按:寒湿秽浊之气壅滞中焦,损伤阳气,清浊混淆可致霍乱吐泻,甚则气随津脱而致脱证。灸本穴可温振中阳,复其升降之职,故可治霍乱属寒者。

(7)痰饮、水肿、癃闭。

按：痰饮、水肿、癃闭均可因脾肾阳虚，水液无以蒸化输布而致，灸本穴可温阳行水，治阳虚水停之证。

(8)奔豚气。

按：下焦阳虚，水寒之气上逆可致脐下悸动、奔豚证。灸本穴可温阳行水，理气降逆，治疗奔豚之水寒上逆证。

(9)月经不调、痛经、不孕、带下。

按：肾阳不足，胞宫失煦，不能摄精成孕，可致不孕；阳虚寒凝，气血运行不畅，可致月经不调、痛经；肾失封藏，阴液滑脱，可致带下清冷。灸本穴可温阳散寒，治以上肾阳不足，寒凝胞宫之证。

(10)慢惊风、慢脾风。

按：脾阳虚弱，土虚木盛而成慢惊风；若失治误治，慢惊风后期，或损及肾阳，阳气虚弱，虚极生风，而成慢脾风之危重证候。灸本穴既可温补脾阳，息风镇惊，又可温阳救逆，固本培元，而治慢惊风、慢脾风。

(11)伤寒太阴证。

按：伤寒太阴证属脾胃阳虚，寒湿内盛之候，表现为腹满而吐，食不下，自利，时腹自痛等证，灸本穴可温阳益脾，散寒行湿，故可治伤寒太阴证。

【配伍应用】

(1)关元、气海、足三里、神阙，功能益气回阳固脱，治疗各类脱证，气虚、血虚之厥证，元气虚衰之呃逆及脾肾阳虚型慢脾风。

492

（2）灸关元、神阙、中脘、足三里,施补法,功能温阳补脾、和胃降逆,主治脾胃虚寒之呃逆、呕吐、反胃。

（3）神阙、气海、关元,功能温阳补虚,散寒止痛,治疗虚寒型腹痛、腹满。

（4）下脘、气海、天枢、神阙、太冲、公孙,功能温阳逐寒,降逆止痛,主治阴寒凝滞之腹痛、腹满。

（5）命门、脾俞、肾俞、水分、足三里、神阙,功能温肾阳,益脾阳,畅中止泻,治疗脾肾阳虚之泄泻。

（6）肾俞、关元、归来、神阙,功能温阳散寒,调理肠胃,治疗阳虚寒凝之便秘、痢疾。

（7）天枢、中脘、关元、神阙,功能温阳散寒,祛湿化浊,治疗寒霍乱。

（8）中极、关元、水分、神阙,功能温阳化气行水,治疗脾肾阳虚,气不化水之痰饮、水肿、癃闭。

（9）内关、中极、公孙、气海、神阙,功能温阳理气,祛寒止痛,治疗水寒之气上逆之奔豚证。

（10）神阙、关元、三阴交,功能温暖下元,祛寒止痛,治疗肾阳不足,寒客胞宫之月经不调、痛经、不孕、带下。

（11）足三里、太冲、神阙,功能温补脾阳,息风镇惊,治疗脾阳虚弱之慢惊风。

（12）中脘、神阙,功能温阳益脾,散寒行湿,治疗伤寒太阴病。

【现代研究】 动物实验表明,艾灸本穴,对小肠内容物的推进速度有抑制作用,这种作用不但出现在一般空腹状态,也出现在用不同的几种药物使小肠运动已经有所改变的状态。隔盐灸本穴可提高正常小鼠脾 NK 细胞活性水平。针灸本穴还可增强肌体的免疫功能。临床较多用于消化系统疾病及妇科疾病中,且使用不同药物灸本穴,治疗作用也不同。有人艾条温和灸,每日 1~3 次治疗小儿泄泻 52例,痊愈 46 例,好转 6 例。有人将鸡蛋尖端打一小孔,去尽蛋汁后覆于脐上,将厚纸张剪一洞套在蛋壳上,艾绒拌入少许麝香、冰片捏成宝塔糖状置于蛋壳上燃烧,1 天 3 次,1 次3 粒,治疗小儿腹痛、泄泻、脐风、呕吐等病。有人隔附子饼灸神阙治疗虚寒痢 100 例,每日 1 次,每次 7 壮,5 次 1 疗程。有人用生姜、附子、盐以及麝香等药用纱布包好放脐部,热水袋熨之或灸之,对寒性腹痛多可收立竿见影之效。也有人用麝香 0.3 克、血竭 1 克,或麝香 0.3 克、肉桂 1 克,研细末敷于脐部,以 4 厘米 ×4 厘米橡皮膏覆盖,治疗外伤性癃闭 15 例,治愈 9 例,有效 5 例,无效 1 例。还有人用隔姜灸治疗急性腰痛,隔盐灸或艾条熏灸治疗关节炎、漏肩风、坐骨神经痛等病。有人用吴茱萸、川芎各半制成药粉,取 5~10 克敷脐,治疗高血压效果显著。还有人以五倍子10 克,浮小麦 10 克,麻黄根 10 克,共研细末,加适量面粉煮熟,每晚睡觉时填压在肚脐上,外盖纱布敷料,胶布固定,治疗盗汗,1 次如不愈,可连续多次,则收效。

关于神阙穴的针刺问题,历代文献均将其列为禁针穴。今人有专以针刺神阙穴取效者,有人用天枢透神阙治疗急慢性肠炎、脱肛等,用气海透神阙治疗膀胱炎、痛经、遗精等,均持续缓慢捻针3~5分钟起针。由于脐窝因人而异,故透刺时针体与皮肤宜成30~45度角。有人针刺神阙治疗各类疾病500人次,未见1例事故,关键注意严格消毒,进针稳、准、快,针刺不宜过深,一般成人为1~1.5寸,有脐瘘管、脐疝者不宜针刺。

【古代文摘】

(1)位置

《针灸甲乙经》:脐中,神阙穴也。《铜人腧穴针灸图经》、《针灸大成》、《类经图翼》、《医宗金鉴》同。

(2)主治

《针灸甲乙经》:水肿大平脐,肠中时鸣,时上冲心;绝子灸脐中,令有子。

《肘后备急方》:霍乱。

《千金翼方》:妇人胞落癫,淋病,脱肛。

《外台秘要》:小儿脱肛;脐疝,绕脐痛,冲胸不得息。

《铜人腧穴针灸图经》:泄利不止,小儿奶利不绝,腹大绕脐痛,水肿,鼓胀,肠中鸣,状如流水声,久冷伤惫。

《备急灸法》:转胞小便不通,溺水。

《普济方》:中风不省。

(3)配伍

《针灸资生经》腹虚胀如鼓:神阙、公孙。

《针灸大成》肠鸣而泻:神阙、水分、三间。

《针灸聚英》五淋:隔盐灸脐中七壮,灸三阴交。

下脘 Xiawan(RN10)

【出处】 《灵枢·四时气》。

【别名】 幽门(《圣济总录》)、下管(《脉经》、《备急千金要方》)。

【释名】 脘,胃府也。穴在脐上两寸,当胃之下部,故名下脘。《经穴释义汇解》释曰:"脘,胃府也,又通管。穴在建里下一寸,脐上二寸。当胃之下口,故名下脘。"

【类属】 交会穴之一,任脉与足太阴经之会(《针灸甲乙经》)。

【位置】 在上腹部,前正中线上,当脐中上2寸(图33)。

【取法】 仰卧,于(胸)歧骨至脐孔连线的下1/4与上3/4的交点处取穴;或于水分穴直上1寸定取。

【局解】

(1)组织层:皮肤→皮下组织→腹白线→腹横筋膜→腹膜外脂肪→壁腹膜。

(2)神经、血管:浅层主要布有第9胸神经前支的前皮支和腹壁浅静脉的属支;深层有第9胸神经前支的分支。

【操作】 直刺0.5~1.0寸,针感多在穴下局部,或有肠转感或肠鸣;治疗上腹疾病,可向上斜刺,针感沿任脉循腹里逐渐向上走至中脘、巨阙穴处;治疗下腹疾病,可向下斜刺,针感沿任脉循腹里走至脐、脐下;可灸。

【功效】

（1）平补平泻法：疏通任脉，和畅胃气。

（2）补法：补中和胃；加灸可温胃散寒，理气止痛。

（3）泻法：和胃理肠，消食导滞，清热降逆。

【主治】

（1）胃痛、腹痛、腹胀、急性肠梗阻、腹内痞块。

按：寒客肠胃，中阳被戕，阴寒凝滞腹中，或木郁乘土，或饮食停滞，使胃肠气机郁滞，均可产生胃痛、腹痛、腹胀；气滞日久，瘀血停滞，气血瘀结腹中，可成痞块；若瘀血、食积、虫积阻于肠中，腑气闭结可致急性肠梗阻，针刺本穴可和胃导滞，通腹散结而治以上诸证。

（2）呕吐、反胃、消化不良、痞证。

按：呕吐之因虽多，而其病机不外胃失和降，气逆于上；反胃则由脾胃阳虚，水谷不得消磨而致；饮食不节，脾胃受伤，受纳、运化失职，可致消化不良；"无积不成痞"，积滞日久，脾胃虚弱，运化失常而致痞证。针刺或灸本穴可消食导滞、健脾和胃，以治上述诸证。

（3）泄泻、便秘、痢疾。

按："泄泻之本，无不由乎脾胃"，脾胃运化失常，小肠不能受盛化物，抑或大肠燥化失职，或为泄泻，或为便秘，或成痢疾。本穴为任脉与足太阴脾经之会，针之可健脾和中，调理胃肠而治泄泻、便秘、痢疾等证。

（4）尿血、小便赤。

按：中焦有热，移于下焦，阴络受伤则小便赤涩，甚或尿血。泻本穴可理肠清热，热清则小便赤涩、尿血之证自愈。

（5）月经不调、闭经。

按：脾胃虚弱，气血生化乏源，血海空虚，可致月经不调、闭经。针刺本穴可补脾胃，助运化而治气血不足之月经不调、闭经。

（6）头痛、眩晕。

按：脾胃虚弱，气血亏虚，不能上奉可致头痛、眩晕。补本穴，可调中和胃，以助化源，气血旺盛则诸证自除。

【配伍应用】

（1）下脘、天枢，加灸神阙，功能温阳散寒，通络止痛，治寒性胃痛、腹痛腹胀、腹内痞块、呕吐等证。

（2）下脘、气海、三阴交、太冲，功能理气散寒，通络止痛，治木郁乘土之胃痛、腹痛。

（3）下脘、中脘、足三里，功能消食导滞，调和脾胃，主治饮食停滞胃痛、呕吐、腹痛、泄泻。

（4）下脘、天枢、阴陵泉、足三里，用泻法，功能清热导滞，调理肠胃，治疗胃肠有热之泄泻、便秘、痢疾。

（5）下脘、足三里、关元，针灸并施，功能温阳益脾，暖胃和中，治疗脾胃阳虚之反胃。

（6）下脘、天枢、气海、足三里、太冲，用泻法，强刺激，功能理气祛瘀，驱虫通肠，治疗气血瘀滞，虫食停积之急性肠梗阻。

（7）脾俞、胃俞、足三里、下脘、四缝，功能健脾消积，治疗脾胃虚弱，积滞内停之消化不良、疳证。

（8）下脘、中极、阴陵泉，功能清热利尿，治疗小便赤

498

涩、尿血。

（9）下脘、足三里、三阴交、血海、关元,用补法,功能健脾生血,治脾虚气血不足之月经不调、闭经。

（10）下脘、足三里、血海、百会,功能健脾益气,补血升清,治脾虚气血不足型头痛、眩晕。

【现代研究】 实验表明,针刺下脘穴对肠胃功能有调整作用,使肠功能障碍患者恢复正常。可促进胃、十二指肠溃疡的愈合,胃液分泌虽保持高分泌状态,但胃液总酸度和自由酸度多趋于正常化。针刺本穴,还可提高肌体免疫功能。动物实验证明,针刺下脘、天枢、中脘、足三里,灸神阙5日,可提高急性菌痢模型犬红细胞内超氧化物歧化酶活性,至停止治疗后第3日已接近正常值。有人取下脘、气海穴治疗重度胃下垂,直刺下脘 1.5~2.5 寸,得气后,呼气时运针,再缓慢捻转提针至皮下,向下沿腹正中线与皮肤成45°角斜刺,得气后术者觉针下有拉力感,遂令患者做腹式深呼吸 5~6 次,呼气时缓慢捻转提针,提针至皮下,又分别向右左下腹斜刺,得气后再令患者做腹式深呼吸 5~6 次,运针方法同前,然后出针,再取气海穴,直刺得气后,即徐出针,用左手闭针穴而疾按之,不留针。

【古代文摘】

（1）位置

《针灸甲乙经》:在建里下一寸。《备急千金要方》、《外台秘要》等同。

《针灸入门》:鸠尾下五寸。

《医宗金鉴》：从水分上行，脐上二寸。

（2）主治

《针灸甲乙经》：食饮不化，入腹还出。

《太平圣惠方》：腹胃不调，腹内痛不能食，小便赤，腹坚硬癖块，脉厥厥动。

《铜人腧穴针灸图经》：腹痛，六腑之气寒，谷不转，不嗜食，脐上厥气动，日渐羸瘦。

《针灸聚英》：翻胃。

（3）配伍

《针灸资生经》羸瘦：下管、胃俞、脾俞、下廉。反胃：下管、足三里。

《神灸经纶》痢疾，里急后重：灸下脘、天枢、照海。

《百症赋》腹内肠鸣：下脘、陷谷。

中脘 Zhongwan（RN12）

【出处】 《难经·四十五难》。

【别名】 胃管、中管（《脉经》）、太仓（《针灸甲乙经》）、胃募（《备急千金要方》）、上纪、胃脘（《经穴汇解》）。

【释名】 脘，胃府也。穴在脐上四寸，当胃之中部，故名中脘。

【类属】 足阳明胃经募穴（《针灸甲乙经》）；八会穴之一，腑会中脘（《难经·四十五难》）；交会穴之一，任脉与足太阳、手少阳、足阳明经交会穴（《针灸甲乙经》）。

【位置】 在上腹部，前正中线上，当脐中上4寸（图

33)。

【取法】 仰卧,于(胸)歧骨与脐中连线的中点处取穴。

【局解】

(1)组织层:皮肤→皮下组织→腹白线→腹横筋膜→腹膜外脂肪→壁腹膜。

(2)神经、血管:浅层主要布有第8胸神经前支的前皮支和腹壁浅静脉的属支;深层主要布有第8胸神经的前支分支。

【操作】 直刺0.8～1.5寸,针感在穴周如掌大;胃气上逆,略向下斜刺,使针感由上而下行;食道疾患,宜略向上斜刺,针感沿任脉循腹里逐渐向上走达胸部,少数达天突穴处;可灸。

【功效】

(1)平补平泻法:疏导任脉,调和胃气。

(2)补法:调补中气,健胃消食,加灸可温中暖胃,散寒止痛。

(3)泻法:降气导滞,清胃散邪。

【主治】

(1)胃痛、腹痛、呃逆、呕吐、反胃。

按:胃痛、腹痛多因肠胃气机不利,呃逆、呕吐总属胃气上逆之候,其病因多端。本穴可理气和胃、温胃散寒,故适用于寒凝、食滞、脾胃虚弱之证。反胃多由下焦火衰,脾胃虚寒,胃不受纳所致。取胃之募穴,补而加灸,可温中健脾,

501

降气和胃,治疗脾胃虚寒型反胃。

(2)便秘、泄泻。

按:便秘、泄泻是大肠传导功能失常的病证,本穴可消食导滞,清热通便,多用于食滞闭阻、阳明热盛、肠胃热结之食秘、热秘;还可疏理肠胃气机而治多种原因导致的急慢性泄泻。

(3)霍乱。

按:饮食不慎,或感受时邪,脾胃受伤,气机升降失司,清浊相干,乱于肠胃,可致霍乱。取胃之募穴,可理肠胃气机,分清泌浊,故可治霍乱。

(4)疳证。

按:疳证是由于饮食不节,损伤脾胃,食积于中,气血不足所导致的病证。针本穴可健运脾胃,消食导滞,故可治疳证。

(5)肺痨吐血。

按:肺痨为慢性虚弱性疾患,病位在肺,涉及脾肾。因脾为肺之母、后天之本,培土可以生金,补后天可以养先天,取本穴可健脾胃,助生化之源,因而有利于肺痨的恢复。

(6)心悸、心痛。

按:脾胃虚弱,生化乏源,心失所养可致心悸;若脾失健运,聚湿生痰,痰阻胸阳可致心痛。本穴为胃之募穴,功能健脾胃、生气血、化痰浊,故可治疗心脾两虚之心悸及痰浊壅塞之心痛。

(7)失眠、头痛、眩晕。

按:经曰:"胃不和则卧不安",足阳明经别上通于心,若饮食停滞,积为痰热,胃气不和,上扰心神则失眠;若痰浊上扰清窍则头痛、眩晕。本穴为胃之募穴,泻之可消食和胃,化痰泻浊,故可治以上诸疾。

(8)癫、狂、痫证。

按:癫、狂、痫证或由痰气郁结,或因痰火上扰,或属风痰闭阻所致,病关乎痰。取本穴可健脾和胃,理气化痰,故可治疗以上病证。

(9)哮喘痰多。

按:哮喘证有多种,若属寒痰渍肺或痰浊壅肺而致肺气不降之哮喘实证,或属脾虚痰盛之哮喘虚证,治疗可选用本穴,因脾为生痰之源,取本穴健脾胃,化痰浊,故有平喘止哮之功。

(10)月经不调、闭经、子宫脱垂、缺乳。

按:脾胃虚弱,血源不裕,胞宫不能按时蓄积,可致月经不调、闭经等证;中气不足,升提无力,可致子宫脱垂;乳汁为血所化,脾胃虚弱,气血生化乏源,则,乳汁缺少。补本穴可补脾胃、助化源,故可治以上气血不足之证。

(11)荨麻疹。

按:荨麻疹多由禀赋不耐,感受外邪,或伤于饮食,风挟湿热,郁阻肌腠所致。本穴可祛风散邪,通腑泄热,主治胃肠湿热型荨麻疹。

(12)慢性咽炎、齿痛、慢性结膜炎。

按:气郁挟痰,阻滞咽喉,可致咽炎;脾胃虚寒,真火不升,浮火不降,可致齿痛、慢性结膜炎。本穴可理气化痰,温中暖胃,故可治痰气郁结之慢性咽炎及脾胃虚寒、虚火上浮之齿痛、慢性结膜炎。

【配伍应用】

(1)中脘、足三里,属合募配穴,补而加灸,可温中健脾,治疗胃痛、腹痛;加灸神阙,治中阳式微之反胃;若施泻法,可消食和胃,治疗上证属饮食停滞者;加间使,可理气和中,治疗肝气犯胃之胃痛、腹痛及痰气郁结之慢性咽炎;加神门、通里、大陵可和胃清心,治疗胃不和之失眠;加内关,可和中降逆,治疗饮食停滞,胃气上逆之嗳气、恶心、呕吐等。

(2)中脘、天枢、内庭,功能调理胃肠,消食导滞,清热通腑,治疗饮食停滞之泄泻、便秘、纳呆、消化不良。

(3)中脘、天枢、上巨虚、阴陵泉,功能调整理肠胃气机,治疗急性泄泻;加脾俞、足三里,可健脾止泻,治脾虚泄泻。

(4)中脘、公孙,功能健脾开胃,消食导滞,治疗脾胃虚弱、食积不化之纳呆、消化不良。

(5)中脘、天枢、公孙、阴陵泉、点刺曲泽或委中放血,功能清化湿热,逐秽化浊,治疗热霍乱。

(6)中脘、天枢、足三里、关元、神阙,泻而加灸,功能温中散寒、祛湿化浊,治疗寒霍乱。

(7)足三里、上脘、中脘、丰隆、神门,功能理气和胃,豁痰醒志,治疗痫证;加内庭、间使,可清热化痰,治疗癫、狂。

（8）膻中、中脘、丰隆、列缺、肺俞、定喘，功能降气化痰，止咳平喘，治疗痰浊壅塞之哮喘实证。

（9）中脘、足三里、丰隆、肺俞、脾俞，功能健脾益肺，化痰平喘，治疗肺脾气虚痰盛之哮喘。

（10）中脘、内关、膻中，功能理气化痰，治疗痰浊壅塞之心痛。

（11）足三里、中脘、关元、气海、三阴交，功能健脾和胃，益气生血，治疗脾胃虚弱、气血不足之月经不调、闭经等证。

（12）中脘、气海、百会、提托，功能健脾胃，益气升阳，治疗中气下陷之子宫脱垂。

（13）中脘、脾俞、足三里、乳根、膻中、少泽，功能健脾通乳，治疗脾胃虚弱之乳少。

（14）中脘、天枢、合谷、三阴交，功能祛风散邪，通腑泄热，治疗肠胃湿热型荨麻疹。

【现代研究】 实验表明，针刺中脘穴对胃肠功能有调整作用，并与原功能状态和针刺手法有关。如原处于软弱或中等度蠕动状态时，可使蠕动增强；原处于较强状态时，则不明显；电针动物中脘等穴，弱刺激促进胃运动，强刺激则抑制胃运动。针刺中脘穴对胃液分泌有一定作用，泻法针刺胃癌患者中脘、足三里穴，可增加分泌。针刺本穴可改善肺功能，增加肺安静通气量、耗氧量和最大通气量。对膀胱张力也有调整作用，当膀胱处于紧张状态可使张力下降，处于松弛状态使张力上升。对血液成分也有影响，可使白细胞总数和中性白细胞比例上升，对脾功能亢进而白细胞

505

减少者有治疗作用。艾灸中脘穴可提高肌体免疫能力,使巨噬细胞的吞噬活性增强。动物实验还提示,对实验性糖尿病家兔单灸中脘穴,可降低血糖和尿素氮。有人用指压中脘穴解除胃幽门痉挛,X线透视下可见全部病例点压后胃蠕动增强,94例的波频增加,波速加快,幽门痉挛解除,钡剂进入小肠,12例经反复点压并加推挤后钡剂通过幽门,4例未能通过。有人报道一女性因外伤昏迷,醒后受精神刺激突然大笑不止,经多方治疗无效,以中脘进针半寸,反复行针,留针2小时;针2次而愈。尚有个别报道以针中脘治愈头痛眩晕、剧烈呕吐;持续性右下腹剧烈疼痛,伴呕吐腹胀;停经3月阴道出血2天,突然项强、目上视、舌外伸;十二指肠球部溃疡出血;眩晕伴呕吐、耳鸣、重听等。有人取本穴治疗荨麻疹60例,一般1~2次即可见效。总有效率为95%。

有人根据中脘穴的局部解剖特点提出:刺针不宜入胃,入胃不宜反复提插,防止胃内容物带入腹腔,引起腹膜炎。另外正常肝脏可延至剑突下3~5厘米,故不可针向上进入,尤其肝大者,故刺中脘前应先摸清患者肝脏大小及表面投影,以免伤及肝脏。

【古代文摘】

(1)位置

《针灸甲乙经》:在上脘下一寸,居心蔽骨与脐之中。《外台秘要》、《针灸大成》、《医宗金鉴》等同。

《备急千金要方》:在心厌下四寸,脐上一夫。

《铜人腧穴针灸图经》:在脐上四寸。

（2）主治

《针灸甲乙经》:心痛有寒,难以俛仰,心疝气冲胃,死不知人;伤忧悁思气积;腹胀不通,寒中伤饱,食饮不化;小肠有热,溺赤黄;溢饮,胁不坚痛。

《肘后备急方》:卒得霍乱,先腹痛。

《备急千金要方》:狂癫风痫吐舌;五毒疰,不能饮食,百病;中恶;鼻间焦臭;腹中甚痛,作脓肿往来上下;蚘。

《千金翼方》:身体萎黄;头身热,虚劳吐血,呕逆,少食,多饱及多唾百病;腹中雷鸣相逐,逆气;奔豚冷气,心间伏梁,状如覆杯,冷结诸气;泄痢。

《医心方》:头蛰蚰,目黄,振寒,噫,烦满积聚。

《针灸资生经》:凡脾疼不可忍,饮食全不进者,皆宜灸。

（3）配伍

《千金翼方》黄疸:中管、大陵、劳宫足三里、然谷、太溪。

《济生方》翻胃,服药未应者:中脘、足三里,各灸七壮或九壮。

《针灸大成》喘息不能行:中脘、期门、上廉。大便泄泻不止:中脘、天枢、中极。

《神灸经纶》久痢:灸中脘、脾俞、天枢、三焦俞、大肠俞、足三里、三阴交。

《类经图翼》蛊毒:中脘、照海。

《行针指要歌》痰证:中脘、足三里。呕吐:中脘、气海、膻中。

《杂病穴法歌》霍乱:中脘、足三里、内庭。腹满:中脘、足三里。

《灵光赋》腹坚:中脘、下脘。

上脘 Shangwan(RN13)

【出处】 《灵枢·四时气》。

【别名】 上管(《脉经》)、胃脘(《针灸资生经》)、上纪(《针灸大全》)。

【释名】 脘,胃腑也,穴在巨阙下一寸,当胃之上部,故名上脘。《针灸穴名解》记载:"本穴内应贲门,贲门即胃上口也,故曰上脘。"

【类属】 交会穴之一,任脉与足阳明、手太阳之会(《针灸甲乙经》)。

【位置】 在上腹部,前正中线上,当脐中上 5 寸(图33)。

【取法】 仰卧,于(胸)歧骨与脐中连线的上 3/8 与下 5/8 的交点处取穴;或于中脘穴直上 1 寸定取。

【局解】

(1)组织层:皮肤→皮下组织→腹白线→腹横筋膜→腹膜外脂肪→壁腹膜。

(2)神经、血管:浅层主要布有第 7 胸神经前支的前皮支和腹壁浅静脉的属支;深层主要有第 7 胸神经前支的分支。

【操作】 直刺 0.8～1.5 寸,针感在穴下腹内如掌大;

可向上、下、左、右斜刺,针感分别向胸部、脐周、胁肋部传导;可灸。

【功效】

(1)平补平泻法:疏畅任脉,通利气血。

(2)补法:补中益气,养胃进食;加灸可温胃散寒止痛。

(3)泻法:和胃降逆,理气解郁,消积软坚。

【主治】

(1)胃脘痛、腹胀、腹痛、伤寒小陷胸汤证。

按:胃痛、腹痛病因虽多,而本穴补之可益胃健脾,灸之可温中散寒,泻之可和胃消食,故随配伍不同,可治疗多种原因所致的上述病证。而伤寒小陷胸汤证是痰热互结于心下所致,取本穴可清热化痰,理气散结,故针本穴有效。

(2)呕吐、呃逆、反胃。

按:呕吐、呃逆、反胃乃胃气上逆之证,本穴可健脾益胃,和中降逆,故可治疗上述病证。

(3)纳呆、消化不良。

按:饮食不节,脾胃受伤,健运失职,则纳呆、消化不良,本穴可健脾胃、助消化,有利于消化不良的恢复。

(4)泄泻。

按:"无湿不成泄",故泄泻之因多关乎湿,盖脾主湿,针本穴可健脾胃,以化水湿,故有止泻之功。

(5)郁证、癫狂、痫证。

按:郁证多由情志不遂,心脾气结,气郁挟痰所致;癫、狂、痫多由痰气、痰火扰乱心神而成。盖足厥阴肝经挟胃,足阳明经别上通于心,本穴乃任脉与足阳明之会,针之可补土泻木,清热化痰而安神志,故可治以上病变。

(6)卒心痛、心中烦热。

按:饮食伤中,痰湿上泛,闭阻胸阳,可致心痛;若痰湿化热,内扰心胸,则心中烦热。针本穴可健脾胃、清痰热,治疗心痛,心中烦热,正合"心胃同治"之意。

【配伍应用】

(1)上脘、足三里、四缝,功能和胃消积,治疗小儿饮食停滞之胃痛、腹痛、消化不良;加灸内关,治疗食积不化之呕吐、呃逆。

(2)上脘、内关、胃俞、脾俞,功能补脾和中,治疗脾胃虚弱之呃逆、呕吐、消化不良。

(3)上脘、脾俞、天枢、足三里、上巨虚,功能健脾胃,化湿浊,治疗急慢性泄泻。

(4)上脘、中脘、足三里、丰隆、间使,功能理气解郁,和胃化痰,治疗气滞痰郁之郁证。

(5)神门、内关、上脘、丰隆、太冲,功能理气和胃,化痰宁心,治疗痫证休止期。

(6)行间、上脘、丰隆、内庭、曲泽(点刺出血),功能清肝泻火,镇心涤痰,治疗痰热扰心之狂证。

(7)上脘、太冲、丰隆、肝俞、脾俞,功能疏肝理气,化痰解郁,治疗痰气郁结之癫证。

(8)上脘、丰隆、内关、膻中,功能豁痰泄浊,治疗痰浊壅塞之心痛。

【现代研究】　针刺上脘穴对十二指肠溃疡的治疗有一定效果,可使症状减轻,促进溃疡愈合,对胃酸分泌也有一定影响。有人用上、中、下脘及双侧肾俞、胃俞、脾俞穴埋线治疗胃及十二指肠溃疡 58 例,痊愈 44 例,好转 11 例,无效 3 例。也有人以上脘、中脘、阿是穴等治疗胆道蛔虫症 70 例,40 毫米针直刺约 20 ~ 35 毫米,运用手法,以得气为度,留针 10 ~ 30 分钟,显效 48 例,有效 21 例,无效 1 例。

【古代文摘】

(1)位置

《针灸甲乙经》:在巨阙下一寸五分,去蔽骨三寸。

《备急千金要方》:在巨阙下一寸,去蔽骨三寸。

《针灸大成》:巨阙下一寸,脐上五寸。

(2)主治

《针灸甲乙经》:头眩病,身热汗不出;心痛,有三虫,多涎,不得反侧;寒中伤饱,食饮不化,五脏膜满胀,心腹胸胁支满胀,则生百病;心下有膈,呕血。

《肘后备急方》:卒中五尸。

《备急千金要方》:马黄,黄疸;主心下坚,积聚冷胀。

《太平圣惠方》:心中热烦,贲豚,气胀满,不能会,霍乱心痛,不可眠卧,吐利,心风惊悸,不能食,心中闷,发哕,伏梁气状如覆杯,风痫,热痛;呕吐,食饮不下,腹胀气满,心忪惊悸,时吐呕血,腹疠刺痛,痰多吐涎。

《针灸聚英》:卒心痛,虚劳吐血,五毒疰不能食。

(3)配伍

《脉经》寸口脉洪大,胸胁满:上管、期门、章门。

《备急千金要方》呕血:上管、不容、大陵。

《针灸资生经》寒中伤饱,食饮不化:上管、中管。不吐不泻,心中痛甚:上管、中管、下管、脾俞、三阴交。

《玉龙赋》九种心痛:上脘、中脘。

《百症赋》发狂奔走:上脘、神门。

膻中 Danzhong(RN17)

【出处】 《灵枢·胀论》。

【别名】 元儿(《针灸甲乙经》)、上气海(《类经图翼》)、胸堂(《备急千金要方》)、元见(《针灸大成》)。

【释名】 膻中,指胸腔中央,穴为心包所在之处,喻为心主之宫城,故而得名。

【类属】 八会穴之一,气会膻中(《难经·四十五难》);手厥阴心包经募穴(《针灸甲乙经》)。

【位置】 在胸部,当前正中线上,平第4肋间,两乳头连线的中点。(图33)

【取法】 仰卧,男性于胸骨中线与两乳头连线之交点处定穴;女子则于胸骨中线平第4肋间隙处定取。

【局解】

(1)组织层:皮肤→皮下组织→胸骨体。

(2)神经、血管:主要布有第4肋间神经前皮支和胸廓内动、静脉的穿支。

【操作】 平刺0.3~0.5寸;治心、胸、咽喉病,针尖向

512

上,针感沿任脉逐渐上行至胸骨切迹,甚至到咽喉;治胸腹及气逆之病,针尖向下,针感沿任脉下行到剑突,或上腹部;治胸胁乳房病,向左或右侧刺入,针感传到两侧胸胁、乳房部;可灸。

【功效】

(1)平补平泻法:调畅任脉,疏通气血。

(2)补法:补益宗气。

(3)泻法:宣肺降逆,理气通络,宽胸畅膈。

【主治】

(1)咳嗽、哮证、喘证。

按:肺主气,司呼吸,咳嗽、哮、喘均为肺失宣降,气机升降出入失常所致。本穴为气会,泻之可理气降逆,治疗痰浊阻肺,气机不利之咳嗽、哮证及喘证。

(2)梅核气。

按:梅核气是情志之病,乃痰气郁结于咽喉而出现咽中如有物阻的病证。治痰先治气,泻气会膻中,使针感向上传至咽喉为度,可理气解郁,通利咽喉,故对本病有效。

(3)胸痛、胁痛。

按:情志不畅,肝气郁结;或扭闪跌伤,瘀血停积,可致胸胁疼痛。近取本穴,施泻法,可理气通络以止痛。

(4)胸痹、心痛。

按:胸阳不振,阴邪凝聚,经络痹阻,可致胸痹、心痛。本穴为心包之募穴,又为气会,泻之,可开胸利气,通络止痛,治疗寒痰凝聚,痹阻心胸之胸痹、心痛。

（5）缺乳、乳痈、乳癖。

按：肝气郁滞，乳络不通，可致缺乳；乳汁瘀积化热，或肝胃郁热，"热盛肉腐"酿成乳痈；痰气郁结，阻滞乳络，可成乳癖。泻本穴，可解郁清热，疏通乳络，故为治疗缺乳、乳痈、乳癖之常用穴。

（6）呃逆。

按：胃气上逆，冲膈动喉，则发呃逆，证有虚实。本穴为气会，泻之可宽胸利膈，理气降逆，治疗呃逆属实者。

【配伍应用】

（1）丰隆、列缺、膻中、天突，功能宣肺止咳，利气平喘，治疗痰浊阻肺之咳嗽、喘证。

（2）肺俞、中脘、天突、膻中，功能温肺散寒，豁痰开窍，治疗寒痰渍肺之哮证。

（3）天突、膻中、中脘、丰隆、太冲，功能理气化痰，利咽散结，治疗痰气郁结之梅核气。

（4）膻中、间使、内关、血海，功能理气行血，通络止痛，治疗肝气郁结、气滞血瘀之胸痛、胁痛。

（5）膻中、乳根、少泽（点刺放血），可宣通乳络，调畅气机，为治缺乳之主方，加泻间使、期门，疏肝解郁，治疗肝郁气滞型缺乳；加补合谷、三阴交，补益气血，治疗气血不足型缺乳。

（6）膻中、肩井、行间、足三里、曲池，强刺激，可疏肝通乳，清热消肿，治疗乳癖及乳痈之红肿热痛者。

（7）膻中、中脘、气海，功能疏通三焦气机，降气宽胸利膈,治疗呃逆实证。

【现代研究】 实验研究及临床观察证实,膻中穴对心脏功能有特异性调整作用。以超声心动图观察针刺前后的变化,结果针刺后左室后壁振幅及心搏量较针前有非常显著的差异,说明针刺膻中穴可以改善左室功能。针刺急性心肌梗塞病人的膻中穴后,血管明显扩张,血中 cAMP 无明显变化,而 cGMP 针后 2 小时明显升高。证明针刺膻中穴能改善急性心肌梗塞病人的微循环障碍,降低心脏的前后负荷,减少心肌耗氧量,有利于缺氧时心肌的能量代谢,提高心肌的收缩力,增加心排血量,改善心脏功能。艾灸膻中等穴可以改善冠心病患者的球结膜微循环障碍。针之对脑血流图也有明显影响。针刺膻中穴能够明显升高乳少症患者的脑垂体泌乳素,促进乳汁分泌。有人用膻中穴位注射丙酸睾丸素治疗慢性气管炎;单刺膻中穴治疗突发性心动过速,针入 1 寸,行平补平泻法,每 2 分钟捻针 1 次,针 10 分钟后痊愈;指压膻中穴治疗胃痉挛疼痛,由轻到重按压 2~5 分钟,以酸为度,一般 1 次可愈;艾灸膻中、膈俞穴还可缓解冠心病心绞痛。还有人治疗胃气上逆之呃逆,斜刺膻中直达骨膜,进针后呃逆即止。

【古代文摘】

(1)位置

《难经·三十一难》:在玉堂下一寸六分,横直两乳间。《备急千金要方》、《外台秘要》、《铜人腧穴针灸图经》、《针灸大成》同。

《针灸甲乙经》:在玉堂下一寸六分陷者中。《素问》王注、《医宗金鉴》同。

（2）主治

《难经》:热病。

《针灸甲乙经》:咳逆上气,唾喘,短气不得息,口不能言。

《肘后备急方》:脚气。

《备急千金要方》:吐变不得下食。

《铜人腧穴针灸图经》:妇人乳汁少。

《针灸入门》:瘿气。

（3）配伍

《备急千金要方》短气不得息:膻中、华盖。

《针灸资生经》胸心痛:膻中、天井。

《百证赋》膈痛饮蓄:膻中、巨阙。

天突 Tiantu（RN22）

【出处】　《灵枢·本输》。

【别名】　玉户（《针灸甲乙经》）、天瞿（《千金翼方》）、身道（《医心方》）。

【释名】　突,指突出,穴在胸骨上窝正中,颈结喉下二寸处,内当肺系,因肺气通于天,结喉高而突出,故名天突。

【类属】　交会穴之一,任脉与阴维之会（《针灸甲乙经》）。

【位置】　在颈部,当前正中线上,胸骨上窝中央。（图

34)

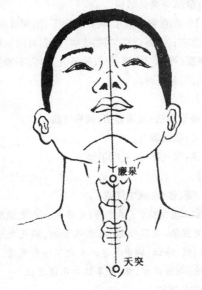

图34

【取法】 正坐仰靠,于璇玑上 1 寸,胸骨上窝正中处取穴。

【局解】

(1)组织层:皮肤→皮下组织→左、右胸锁乳突肌腱之间→胸骨柄颈静脉切迹上方→左、右胸骨甲状肌→气管前间隙。

(2)神经、血管:浅层布有锁骨上内侧神经,皮下组织

517

内有颈阔肌和颈静脉弓;深层有头臂干、左颈总动脉、主动脉弓和头臂静脉等重要结构。

【操作】　先直刺0.3寸,再针尖向下,沿胸骨柄后方刺入1寸,不能左右偏斜;治疗咽喉疾病,针尖可向上刺入,针感走向咽喉部;可灸。注意:肺气肿病人,本穴不能深刺,谨防伤及肺脏,引起气胸。

【功效】

(1)平补平泻法:疏通经络,调畅气机。

(2)补法:收敛肺气。

(3)泻法:降气平喘,利咽散结。

【主治】

(1)咳、喘、哮证,胸中气逆。

按:气管上连喉咙,下通于肺,是肺气出入之通路,若风寒犯肺,气失宣降;痰湿阻肺,或痰热壅肺,肺气失于清肃,均可引起咳、喘、哮证,胸中气逆。本穴下方即气管,针之利气道、降痰浊,而治疗咳、喘、哮等胸中气逆之证。

(2)肺痈咳唾脓血。

按:风热火毒犯肺,热盛肉腐,蕴毒化脓而成肺痈咳唾脓血之证。取本穴可清泻肺热,而治肺痈。

(3)乳蛾、喉风、喉痹、梅核气、咽中不利。

按:乳蛾、喉风、喉痹、梅核气等多因风热火毒上攻咽喉,或痰气郁结咽中所致。针取天突,可利咽散结,故可治疗上述病证。

(4)瘿气。

518

按:瘿气多由气滞痰凝,壅结颈前而致。近取本穴,可理气行滞,消瘿散结,故可治疗瘿病。

(5)噎膈、食不得下。

按:噎膈多因顽痰死血阻滞食道所致。任脉循行咽喉,针天突降气利咽,宽畅胸膈,故对噎膈有效。

【配伍应用】

(1)天突、肺俞、膻中,功能降气化痰,止哮平喘,治疗风寒袭肺、寒痰渍肺之咳证、哮证。

(2)列缺、天突、丰隆,功能祛痰利气,止咳平喘,治疗痰浊阻肺之咳嗽、气喘。

(3)行间、天突、尺泽,功能抑木清金,治疗肝火犯肺之咳嗽。

(4)大椎、肺俞、列缺、合谷、天突、丰隆,功能清热解毒,化瘀消痈,治疗肺痈初、中期,咳喘胸满者。

(5)少商(点刺放血)、内庭、天突,功能泻肺胃邪热、清利咽喉,治疗乳蛾、喉风、喉痹、咽喉肿痛之证。

(6)太冲、丰隆、列缺、天突、廉泉,功能理气解郁,化痰散结,治疗痰气郁结之梅核气。

(7)天突、气舍、阿是穴(瘿瘤上)、血海、太冲、间使,功能疏肝解郁,消瘿散结,治疗瘿气、颈项肿大者。

(8)天突、中脘、内关、足三里,功能行气和胃,宽胸利膈,以治噎膈。

【现代研究】 电针天突穴对呼吸衰竭有一定疗效,特别是对外周性呼吸衰竭有明显疗效。对支气管平滑肌也有调整作用,对支气管哮喘病人有治疗效应。治疗甲状腺功能亢进患者,可使甲状腺缩小,症状消失,基础代谢明显降低。治疗地方性甲状腺肿,可使尿中排碘量明显降低,甲状腺对碘的吸聚和利用率提高。在 X 线下观察针刺天突、膻中穴,可使健康人食管蠕动增加,内径加宽,可使食道癌肿瘤部的上、下段食管蠕动呈相同改变。针刺天突穴对免疫细胞的功能有调整作用,可以看到淋巴母细胞转化率明显提高,而对某些淋巴母细胞较高的针麻病人,针刺后反见下降。针刺天突穴还能增加血中嗜酸性白细胞。有人以压天突穴抢救两例呛咳所致急性喉塞,直至气促、紫绀、肢冷等症解除,恢复正常。有人治疗梅核气 23 例,直刺天突 0.2~0.3 寸后,沿胸骨柄缓缓向下刺入 0.5 寸,留针 20 分钟,每5 分钟行平补平泻法 1 次,均 1 次而愈。有人用点按法治疗外感咳嗽,患者端坐位,两目自然闭合,意沉丹田,医者用示指中等指力点按天突穴 1.5~3 分钟,待患者喉中出现清凉感时,按顺时针方向旋转 5 次,嘱患者微微呼气,患者喉痒逐渐消失,如此顺逆时针方向各旋转 60~100 次,每日 2次。有人天突配内关,施泻法治疗哮喘,最少治 1 次,最多 8次治愈。还有人观察了 48 例经妇产科确诊或妊娠实验阳性的早孕妇女,以坐位浮取天突穴,能触到明显搏动者 40例,阳性率为 82.29%,而 48 例非妊娠妇女的天突穴搏动的阳性率仅为 4.16%,差异显著(P < 0.001)。因而认为本穴对诊断妇女早孕有一定的实用价值。

关于天突穴的针刺注意问题,有人提出针刺天突穴要防伤喉,宜先向喉管刺1.2分,再斜向下方刺,如大幅度捻转或刺之过深,可引起喉痉挛,建议慎用。

【古代文摘】

(1)位置

《灵枢·本输》:缺盆之中,任脉也。

《针灸甲乙经》:在颈结喉下二寸,中央宛宛中。

《备急千金要方》:在颈结喉下五寸宛宛中。

《医宗金鉴》:璇玑上行一寸。

(2)主治

《针灸甲乙经》:咳上气喘,暴暗不能言,及舌下挟缝青脉,颈有大气,喉痹,咽中干急,不得息,喉中鸣翕翕,寒热项肿,肩痛胸满,腹皮热,衄,气短哽心痛,隐疹头痛,面皮赤热,身肉尽不仁。

《备急千金要方》:瘿。

《医心方》:心痛。

《针灸聚英》:心与背相控而痛。

(3)配伍

《备急千金要方》咳逆上气暴喘:天突、华盖。

《类经图翼》咳嗽:天突、俞府、华盖、乳根、风门、肺俞、身柱、至阳、列缺。

《胜玉歌》小儿吼闭:天突、筋缩。

《玉龙歌》喘嗽:天突、膻中。

廉泉 Lianquan(RN23)

【出处】 《灵枢·根结》。

【别名】 本池(《针灸甲乙经》)、舌本(《铜人腧穴针灸图经》)、舌下(《经穴汇解》)。

【释名】 廉,含清、洁之意,穴在结喉上,舌本下,因喻舌下腺体所出之津液犹如清泉,故而得名。

【类属】 交会穴之一,任脉与阴维脉之会(《针灸甲乙经》)。

【位置】 在颈部,当前正中线上,结喉上方,舌骨上缘凹陷处。(见图34)

【取法】 正坐仰靠,于喉结上方,当舌骨体下缘与甲状软骨切迹之间处取穴。

【局解】

(1)组织层:皮肤→皮下组织→(含颈阔肌)→左、右二腹肌前腹之间→下颌舌骨肌→颏舌骨肌→颏舌肌。

(2)神经、血管:浅层布有面神经颈支和颈横神经上支的分支;深层有舌动、静脉的分支或属支,舌下神经的分支和下颌舌骨肌神经等。

【操作】 针0.5~0.8寸;治疗喉喑及其他咽喉疾患直刺,治疗舌喑向舌下、舌肌刺入;可灸。

【功效】

(1)平补平泻法:疏导经络,调畅气血。

(2)补法:补益舌本。

522

（3）泻法：通调舌络，消散痈肿，开窍利咽；施透天凉法能利喉舌，生津液。

【主治】

（1）舌喑、软腭麻痹。

按：舌喑是指舌肌转运失灵，语言不利的病证。中风病风痰闭阻舌络，或肝气郁滞、气机不利、舌络阻滞，或各类脑病、温邪上攻、损伤舌络，均可导致舌喑；若心脾不足，气血双亏，舌肌、软腭失于濡养，久之亦可导致舌喑、软腭麻痹之证。取本穴，虚补实泻，可通舌络，益舌本而治以上病证。

（2）喉喑、声门肌痉挛。

按：喉喑声嘶，有急慢之分，类似西医之喉炎、声门肌痉挛等病。急喉喑为风寒、风热邪毒侵袭肺金所致，慢喉喑则多由久病损伤肺、脾、肾所引起。任脉通于会厌，局部取任脉廉泉穴，可清利咽喉，润肺益音，故可治疗急慢性喉喑及声门肌痉挛等病。

（3）喑哑、聋哑。

按：喑哑与聋哑病因相同，哑而不聋谓之喑哑，最常见的病因为脑病或温邪上攻，高热而致耳、舌窍络受损，或肺肾气血亏虚，不能上奉脑髓，耳、舌窍络失养而致。局部取廉泉穴，虚补实泻，可利舌开窍，故可治疗此证。

（4）咽炎、梅核气。

按：咽炎有急慢之分，急性者多为风热侵袭或内热熏蒸咽喉；慢性者多因热邪伤阴，肺肾阴虚所致。泻本穴可清利咽喉，消散郁热，故可治疗咽炎。梅核气多由气郁生痰，痰气郁结于咽喉所致,泻本穴可开窍利咽,治疗咽中如有物阻之梅核气。

(5)急喉风。

按:急喉风乃痰涎火毒或疫疠之邪炽盛,结聚于喉,而致气血凝结,脉络瘀阻,气道阻塞为病。局部取廉泉穴,可泻热消壅,使瘀祛络通,故对喉风有效。

(6)重舌、木舌、舌疮。

按:重舌、木舌、舌疮均为舌之疾患,舌为心之苗,心经络脉直贯于舌,脾脉连舌本散舌下,此三证乃心脾积热,热毒上炎,循经熏壅舌本而致。泻本穴可清热毒,通舌络,故可治疗以上三证。

(7)癔病。

按:癔病表现多样,本穴主要适用于癔病失语、舞舌、弄舌、语迟等症,选本穴对症治疗,可通舌络而治疗以上疾病。

【配伍应用】

(1)廉泉、风府、丰隆、金津、玉液,施泻法,功能祛风除痰,通畅舌络,治疗中风风痰闭阻舌络之舌强语塞。

(2)廉泉、通里、神门、三阴交、合谷,施补法,可补心脾,益舌肌,治疗心脾不足,气血双亏之舌喑,软腭麻痹之证。

(3)间使、太冲、廉泉,施泻法,功能理气机,宣舌络,治疗肝气郁滞之舌喑、癔病性失语、梅核气。

(4)天突、廉泉、列缺、丰隆,功能疏风寒,散风热,宣肺利窍,治疗风寒或风热袭肺之喉喑,声门肌痉挛等证。

(5)廉泉、尺泽、复溜、点刺少商出血,功能清热养阴,

524

润肺益音,治疗阴虚肺热之慢喉暗。

(6)哑门、廉泉、外关、翳风、听官,功能清宣窍络,治疗暗哑、聋哑之实证。

(7)哑门、廉泉、三阴交、合谷、太渊、太溪,可补益肺肾气血,治疗暗哑、聋哑之虚证。

(8)尺泽、曲池、内庭、合谷、廉泉、少商点刺放血,功能清热利咽,治疗急性咽炎。

(9)廉泉、解溪、尺泽、复溜,功能滋阴泻火,清热利咽,治疗肺肾阴虚之慢性咽炎。

(10)廉泉、通里,可宣畅舌络,配合暗示,治疗癔病性失语、舞舌、弄舌、语迟等证。

【现代研究】 现代研究表明,针刺廉泉穴对甲状腺功能有良好的调整作用,可使甲亢患者的甲状腺体积缩小,症状消失,基础代谢率明显下降。也有人提出廉泉—舌根多向透刺法,即令患者仰卧,头后仰张口,舌上卷暴露舌根,从廉泉穴进针向舌根透刺(以不透出为度)。首先刺向舌根正中,得气后强刺激半分钟,然后将针提至皮下转向舌根的左、右两侧透刺,得气后则强刺激不留针,每日或隔日1次,10次为1疗程,疗程间休息5天。用此法治疗舌部疑难病症数例,疗效颇佳。

【古代文摘】

(1)位置

《针灸甲乙经》:在颌下,结喉上,舌本下。《备急千金要方》、《外台秘要》、《针灸发挥》等同。

《针灸聚英》：颈下结喉上四寸中央。

《针灸大成》：颈下，结喉上中央，仰卧而取之。

（2）主治

《针灸甲乙经》：咳上气，穷诎胸痛；舌下肿，难以言，舌纵涎出。

《铜人腧穴针灸图经》：舌根急缩，下食难。

《针灸摘英》：口疮。

《针灸六集》：舌强，舌纵，舌卷短缩，舌肿满口，重舌，喉痹，咳嗽上气，喘息呕沫，涎出难言。

（3）配伍

《备急千金要方》舌疾，舌下肿难言，舌纵涎出：廉泉、然谷、阴谷。

《针灸资生经》胸痛：廉泉、中府。

《针灸大成》舌肿难言：廉泉、金津、玉液。

《百症赋》舌下肿痛：廉泉、中冲。

附：任脉备用穴

穴名	定位	操作	主治
会阴 Huiyin （RN1）	在会阴部，男性当阴囊根部与肛门连线的中点，女性当大阴唇后联合与肛门连线的中点	直刺 0.5～1.0 寸；可灸	小便不利、痔疮、遗精、月经不调、癫狂、昏迷

穴名	定位	操作	主治
曲骨 Qugu (RN2)	在下腹部,当前正中线上,耻骨联合上缘的中点处	直刺 0.5 ~ 1.0寸;可灸	小便不利、遗尿遗精、阳痿、月经不调、带下
石门 Shimen (RN5)	在下腹部,前正中线上,当脐中下 2 寸	直刺 0.5 ~ 1.0寸;可灸	腹痛、水肿、疝气、小便不利、泄泻、闭经、带下、崩漏
阴交 Yinjiao (RN7)	在下腹部,前正中线上,当脐中下 1 寸	直刺 1.0 ~ 1.5寸;可灸	腹痛、水肿、疝气、月经不调、带下
水分 Shuifen (RN9)	在上腹部,前正中线上,当脐中上 1 寸	直刺 0.5 ~ 1.0寸;可灸	水肿、小便不通、腹痛、泄泻、翻胃呕吐
建里 Jianli (RN11)	在上腹部,前正中线上,当脐中上 3 寸	直刺 0.5 ~ 1.0寸;可灸	胃痛、呕吐、食欲不振、腹胀、水肿
巨阙 Juque (RN14)	在上腹部,前下中线上,当脐中上 6 寸	向下斜刺0.5 ~ 1.0 寸;可灸	胸痛、心悸、呕吐吞酸、癫狂痫
鸠尾 Juwei (RN15)	在上腹部,前正中线上,当剑突结合部下 1寸	向下斜刺0.5 ~ 0.8 寸;可灸	胸痛、腹胀、癫痫
中庭 Zhongting (RN16)	在胸部,当前正中线上,平第 5 肋间,即胸剑结合部	向下斜刺0.5 ~ 0.8 寸;可灸	胸痛、胸腹胀满、心痛、呕吐、小儿吐乳

穴名	定位	操作	主治
玉堂 Yutang (RN18)	在胸部,当前正中线 上,平第3肋间	平刺 0.3~ 0.5寸;可灸	咳嗽、气喘、胸痛、 呕吐
紫宫 Zigong (RN19)	在胸部,当前正中线 上,平第2肋间	平刺 0.3~ 0.5寸;可灸	咳嗽、气喘、胸痛
华盖 Huagai (RN20)	在胸部,当前正中线 上,平第1肋间	平刺 0.3~ 0.5寸;可灸	咳嗽、气喘、胸胁 胀痛
璇玑 Xuanji (RN21)	在胸部,当前正中线 上,天突下1寸	平刺 0.3~ 0.5寸;可灸	咳嗽、气喘、胸痛、咽 喉肿痛
承浆 Chengjiang (RN24)	在面部,当颏唇沟的 正中凹陷处	斜刺 0.3~ 0.5寸;可灸	口㖞、齿龈肿痛、流 涎、暴喑、癫狂

14. 督　脉

　　督脉起于小腹内,下出于会阴部,向后行于脊柱的内部,上达颈后风府,进入脑内,上行巅顶,沿前额下行鼻柱,止于上齿龈。

　　本经腧穴起于长强,止于龈交,总计28穴。主要治疗神志病,热病,腰骶、背、头项局部病症及相应的内脏疾病。

本经常用穴:长强、命门、大椎、哑门、百会、水沟。

长强 Changqiang(DUI)

【出处】 《灵枢·经脉》。

【别名】 穷骨(《灵枢·癫狂》)、下极(《难经·二十八难》杨玄操注)、气之阴郄(《针灸甲乙经》)、尾骨(《千金翼方》)、龟尾、骶上(《太平圣惠方》)、胸之阴俞、置尾(《西方子明堂灸经》)、骨骶(《神灸经纶》)、气门(《针灸大全》)、厥骨(《针灸聚英》)、尾闾(《古今医统》)、龙虎(《经穴纂要》)、尾蛆骨、骶骨(《人镜经》)。

【释名】 本穴为督脉之络,督脉夹脊而行,脊柱形长强硬,且督脉又为诸阳脉之长,其气强盛,故而得名。

【类属】 督脉络穴(《灵枢·经脉》);少阴所结(《针灸甲乙经》)。

【位置】 在尾骨端下,当尾骨端与肛门连线的中点处(图35)。

【取法】 跪伏或膝胸位,在尾骨端下,当尾骨端与肛门连线的中点处。

【局解】

(1)组织层:皮肤→皮下组织→肛尾韧带→肛门外括约肌深部→肛提肌。

(2)神经、血管:浅层有肛神经皮支(阴部神经分支)分布;深层有肛神经肌支和肛动脉(阴部内动脉分支)分布。

【操作】 斜刺,针尖向上与骶骨平行刺入 0.5~1 寸,肛门有酸胀感,并沿督脉向上走至腰部命门穴处,在不断运针的同时,针感可传至颈椎部;可灸。注意:不得刺穿直肠,以防感染。

【功效】

(1)平补平泻:调理下焦,宁神通络。

(2)补法:益气固脱,束约肛肌。

(3)泻法:清利下焦湿热,或配透天凉,或点刺出血,能泻郁热、消壅结。

【主治】

(1)癫狂、痉病、惊痫、破伤风、瘛疭、脊强反折。

按:"督脉者,起于下极之俞,并于脊里,入于脑",总督一身之阳,若因阳热亢盛,心神被扰,而致癫狂、痉病、惊痫;或因邪郁经脉,拘急挛缩而致破伤风、瘛疭、脊强反折,针刺本穴,可泻热宁神,舒筋和络,因此可治上述病证。

(2)泄泻、痢疾、便秘。

按:若感受外邪,乱于肠胃;或饮食自倍,肠胃乃伤,可致泄泻、痢疾、便秘,本穴位于尾骨端与肛门之间,针刺本穴,可以调整肠道功能,因此可以治疗上述诸病。

(3)腰脊、尾骶部疼痛。

按:脊柱、尾骶骨属于督脉,患野取穴,可以通络止痛,因此治疗经气阻滞,筋脉拘急之腰脊、尾骶部疼痛。

(4)痔疮、脱肛、肛裂、便血、阴痒、阳痿、小便难、遗精等。

按:中气不足,升提无力;或肺虚肠滑可致脱肛,针补本

530

穴可以使肛门收缩上提，因此可以治疗各型之脱肛。肠燥便结，或久立负重，气血瘀滞肛肠，可致痔疮；便结不通，用力努挣可致肛裂，针刺本穴，可以泻热消壅，疏通血络，故可治疗痔疮、肛裂。湿热下注，蕴积大肠，灼伤阴络则便血；流注前阴，则阴痒；扰动精室，宗筋弛纵，则遗精、阳痿；膀胱湿热，气化不利，则小便难，针泻本穴可以清利湿热，故可治下焦湿热诸证。

【配伍应用】

(1)百会、脾俞、足三里、上巨虚、长强，针用补法，功能益气升提，治疗气虚下陷之脱肛。

(2)长强、阴陵泉、上巨虚、内庭，针用泻法，功能泻热消壅，清利肠道，治疗大肠燥热，血络瘀滞之痔疾。

(3)长强、承山，针用泻法，功能消散肛门郁热，治疗肠内燥火，大便干燥而致肛裂。

(4)支沟、天枢、上巨虚、长强，针用泻法，功能清热通便，治疗便秘。

(5)阴陵泉、三阴交、大肠俞、长强，针用泻法，功能清利湿热，宽肠凉血，治疗湿热下注，蕴积大肠，灼伤阴络之便血。

(6)长强、大椎，针用平补平泻法，功能醒脑息风，豁痰开窍，治疗脏腑失调，阳升风动，闭阻络窍之痫证、癫证、狂证等。

(7)长强、承山、间使、三阴交，针用平补平泻法，功能通络止痛，治疗督脉为病之腰脊、尾骶骨痛。

【现代研究】 近来来,对本穴治疗婴幼儿腹泻的临床观察报道较多。有人用温针法加拔火罐治疗小儿顽固性腹泻,疗效满意。有人治小儿泄泻,以本穴为主。酌情加天枢、下脘,先针配穴,最后针长强,一般 1~2 次即可见效,并认为本穴的止泻作用好于其他穴,但要深刺。刺激量大才收效更佳。还有人治小儿腹泻 180 例,其中以长强穴注射庆大霉素组 100 例,每次 1 万单位,每日 1 次至痊愈;对照组 80 例,肌注庆大毒素 1500~3000 单位/千克,每日 2 次,加口服氟哌酸或黄连素或痢特灵。结果穴注组全部治愈,3天内治愈率 85%,平均治愈天数 2、3 天。对照组 3 天内治愈率 52.2%,平均治愈天数 3、9 天,两组对照差异显著。还有人治泄泻 54 例,取本穴沿尾骨直肠间直刺 1.5~2 寸,不提插,施捻转补法约 1 分钟出针,并按压针孔,然后浅刺承浆 0.3 寸许,施捻转泻法约 1 分钟出针,按压针孔以防出血。每日 1 次,一般连续 1~3 次,全部治愈。对于术后肠胀气,有人采用新斯的明 1 毫升注射长强穴,注射后局部酸胀剧烈,并向肛门传导,半小时左右即排便、排气、酸胀感随之消失。共治 26 例,一次注射后 22 例痊愈,4 例好转。有人对痔疮以外用药治疗无效者,刺长强 2.5 寸,承山穴 2寸,中强刺激,留针 30 分钟,每 10 分钟行针 1 次,隔日 1次,3 次后症状消失。还有人治疗肛裂,取羊肠线埋入长强穴,斜向尾骨方向 2.5~3 厘米处,覆盖纱布。伴发裂痔、肛乳头肥大者可切除或电灼。结果 1 次肠线埋植 62 例,治愈58 例,好转 3 例,无效 1 例。有人治疗小儿直肠脱垂,以呋喃硫胺注射液 2 毫升(20 毫克)注射长强穴,每日两次,5 天为 1 疗程。治疗阴囊湿疹,有人用非那根 12.5 毫克,加维生素 B₁1 毫升长强穴注射,每 3 日 1 次,2 次为 1 疗程。治愈 26 例,好转 6 例,无效 3 例。治疗继发性闭经,有人在肛门与尾骨之间端进针 1 寸深,强刺激,每 5 分钟行针 1 次,留针 20 分钟,共治 25 例,除 3 例无效外,余均针 1~2 次月经来潮。还有人治疗癫痫,先于督脉、膀胱经背部循行线上依次推按 3 遍。再以消毒之三棱针或 7 号注射针头刺入会阳(双)、长强 0.3 厘米左右,立即出针,用小口火罐拔针孔 3 分钟,可拔出血液或黄色黏液。再于背部由上而下平推火罐 3~5 次。每周治疗 2 次,发作频者可隔日 1 次,10 次为 1 疗程,疗程间隔 5 天。巩固治疗者 1 周 1 次,可不服药。治疗前已服药者,可逐渐减少,于 1 个月内停药。共治 23 例,患病 3 个月至 18 年。治疗后半年内无发作,停用一切药者 9 例,发作次数明显减少,症状减轻者 12 例,无效 2 例。

【古代文摘】

(1)位置

《针灸甲乙经》:在脊骶端。

《太平圣惠方》:在腰俞下,脊骶端陷者中。

《针灸聚英》:在脊骶端下三分。

(2)主治

《灵枢·经脉》:实则脊强,虚则头重,高摇之,挟脊之有过者,取之所别也。

《针灸甲乙经》：痉反折、心痛；形气短尻膜涩，小便黄闭，腰痛上寒，实则脊急强；癫疾发如狂者，面皮厚敦敦不治，虚则头重，洞泄，淋癃，大小便难，腰尻重难起居；小儿惊痫，瘛疭脊强互相引。

《黄帝明堂经》：下漏五痔，疳蚀下部。

《备急千金要方》：赤白下痢；五痔便血失屎；病寒冷脱肛，历年不愈。

《外台秘要》：小儿脱肛。

《西方子明堂灸经》：惊恐失精，瞻目不明，眵瞙。

《针灸大成》：主肠风下血，久痔瘘，腰脊痛，狂病，大小便难，头重，洞泄，五淋，疳蚀下部，小儿囟陷，惊痫瘛疭，呕血，惊恐失精，瞻视不正，小儿脱肛泻血。

《针灸聚英》：小儿囟陷，呕血。

《十四经要穴主治歌》：诸般痔。

《杂病穴法歌》：热秘、气秘。

《胜玉歌》：痔疾、肠风。

(3) 配伍

《针灸甲乙经》小儿痫疭：瘛脉、长强。

《备急千金要方》大小便难、淋癃：长强、小肠俞。

《百证赋》肠风下血：长强、承山。脱肛：百会、长强。

《针灸大成》久痔：二白、承山、长强。

《天星秘诀歌》小肠气痛：先长强，后刺大敦。

《灵光赋》痢疾：百会、长强。

命门 Mingmen（DU4）

【出处】 《针灸甲乙经》。

【别名】 属累（《针灸甲乙经》）、竹仗（《寿世保元》）、精官（《医学原始》）。

【释名】 穴当两肾之中间，是人生命重要门户，故名命门。

【位置】 在后正中线，当第二腰椎棘突下方凹陷处（图35）。

【取法】 侧卧或正坐，先取后正中线约与髂嵴平齐的腰阳关，在腰阳关向上摸取两个棘突，其上方的凹陷处是穴；亦可与脐孔相对的棘突下缘取之。

【局解】

（1）组织层：皮肤→皮下筋膜→腰背筋膜→棘上韧带→棘间韧带→弓间韧带→（椎管）。

（2）神经、血管：浅层主要布有第2腰神经后支的内侧支和伴行的动、静脉；深层有棘突间的椎外（后）静脉丛，第2腰神经后支的分支和第2腰动、静脉背侧支的分支或属支。

【操作】 坐位或俯卧位，向上斜刺0.5～1寸，局部有酸胀感，有时针感可走达小腹，或麻电感向两下肢放散，如略向左或右侧肾俞穴方向斜刺，其针感走至同侧的肾俞穴或至同侧下肢；如向右侧按压针柄，有时可见右耳发热，向左侧按压针柄，则左耳发热；可灸。注意：本穴不可深刺。

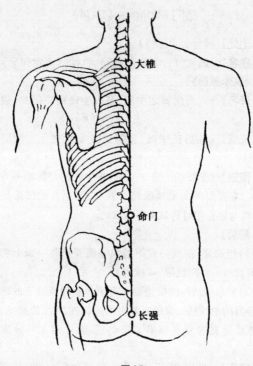

图 35

【功效】

(1)平补平泻:疏通经脉,调畅气血。

(2)补法(或配艾灸):补肾培元,燠火暖土。

(3)泻法:调畅经气,祛邪散滞。

【主治】

(1)尿频、遗尿、小便不利、癃闭、水肿、泄泻。

按：肾阳不足、命门火衰、不能化气行水，可致小便不利，甚则癃闭；下元不固，膀胱失约则尿频、遗尿；脾肾阳虚，水液停聚，泛滥横溢，则水肿；肾阳不足，火不暖土，水湿下走大肠，则泄泻，针刺本穴，可以补肾气，温肾阳，助气化，固膀胱，因此可以治疗肾阳不足，命门火衰所致上述病证。

(2)子宫脱垂、带下、不孕症、遗精、痛经、月经不调、崩漏、阳痿、早泄、胎屡堕。

按：命门火衰，下元虚冷，精关不固，则阳痿、遗精、早泄；精气不足，冲任失养，则月经不调、痛经、妇人不孕；肾气不足，带脉失约，任脉不固，则带下、胎屡堕，针补本穴，可以益肾固精，调补冲任，故治上述各病证。

(3)腰痛、脊髓炎、坐骨神经痛、外伤性截瘫、小儿麻痹后遗症。

按："腰者，肾之府"，肾虚外府失荣，风寒湿邪侵袭，或跌打损伤，经脉痹阻，气血瘀滞，均可致腰痛、坐骨神经痛、外伤性截瘫、小儿麻痹后遗症等，本穴位于第2腰椎棘突下凹陷中，针补本穴，可以益肾填精，强筋壮骨，又为患野取穴，可以疏经通络，因此本穴对上述各证有效。

(4)痉病、癫痫、瘈疭、小儿惊厥、失眠、头晕耳鸣。

按：肾虚精气不足，髓海失充，则头晕耳鸣；心肾不交，虚热上扰，则失眠；肾精不足，木失滋涵，风阳升动，则病癫痫、瘈疭、痉；小儿元气未充，神气怯弱，则易发惊厥。针刺

537

本穴,可以益肾培元,因此可以治疗由肾虚导致的以上诸病。

【配伍应用】

(1)命门、气海、肾俞、太溪,针用补法加灸,可补肾培元,治疗肾气亏虚,命门火衰之阳痿、尿频、小便不利。

(2)命门、中极、太溪,施补法,可温补肾阳,约胞止溺,治疗命门火衰,膀胱虚寒,不能约束水液之遗尿。

(3)命门、肾俞、阴陵泉,施补法,功能补脾益肾,行水止带,治疗脾肾阳虚,水湿泛滥之水肿和肾阳不足,带脉失约,任脉不固之带下。

(4)肾俞、命门、脾俞、足三里,施补法,功能温补脾肾,治疗脾肾阳虚之泄泻。

(5)肾俞、命门、大肠俞、委中,针用补法可壮腰补肾,治疗肾腰痛。

(6)命门、关元、肾俞,补而加灸,可温阳散寒,治疗宫寒不孕。

(7)命门、中极、间使、三阴交,针用泻法,功能行气活血,通络止痛,治疗气滞血瘀之痛经、月经不调、崩漏。

【现代研究】 对本穴的临床观察与实验研究报道较多,有人在实验中观察到,本穴可增强肌体抗病力,艾灸家兔命门穴能显著提高正常家兔红细胞 C_8b 受体酵母菌花环率和红细胞免疫复合花环率。艾灸组灸前与灸后比较,灸后与对照(不灸)比较均有显著性差异($P < 0.05 \sim 0.01$)。表明艾灸命门穴确有增强红细胞免疫功能的作用。有人以

艾柱灸大白鼠或豚鼠的大椎、命门,可使动物对二硝基酚致死性发热的耐受性提高,发热减轻,存活率提高。有报道以嗜酸性白细胞的变化为指标,针刺命门穴和注射 ACTH 效应相等。命门穴也有较好的镇痛效应,可使动物对电击或钳夹肢体的痛反应受到明显抑制。有人曾治第 4 腰椎骨质增生性腰痛,针刺命门穴,得气后留针 30 分钟,5 分钟行针 1 次,并施艾条灸,3 次而愈。还有人在命门穴处注入维脑路通治疗慢性腰痛,用浓度 2% 碘酒或 75% 酒精消毒后,用 5 号针头直刺,深约 0.8～1.2 厘米,得气后回抽无血时,可缓慢推入维脑路通 1～1.5 毫升。隔日 1 次,5 次为 1 疗程。结果 42 例患者,显效 26 例,好转 11 例,无效 5 例。还有人艾灸命门穴抢救输液反应。于症状发生后约 1～2 分钟即可见效,20 分钟后症状可缓解,同时配合吸氧等措施,共抢救 32 例,疗效满意。有人在实验中观察到,针刺命门对男子性功能障碍,精子缺乏者有一定疗效。

【古代文摘】

(1)位置

《针灸甲乙经》:在十四椎节下间。

《玉龙经》注:在脊骨十四椎下与脐平。

(2)主治

《针灸甲乙经》:头痛如破,身热如火,汗不出瘛疭,寒热汗不出,恶寒里急,腰腹相引痛。

《备急千金要方》:头痛寒热,汗出,不恶寒;瘛疭里急,腰腹相引;丈夫痔漏下血,脱肛,不食,长泄痢,妇人崩中出血,带下淋浊赤白;烦满。

《太平圣惠方》:寒热疟疾。

《针灸大成》:主头痛如破,身热如火,汗不出,寒热,疟,腰脊相引痛,骨蒸,五脏热,小儿发痫,张口摇头,身反折角弓。

《针灸图翼》:肾虚腰痛,赤白带下,男子精泄,耳鸣,手足冷痹挛疝,惊恐头眩,头痛如破,身热如火,骨蒸汗不出,疟疾瘰疬,里急腹痛。

《神应经》:治腰痛,可灸七壮。

(3)配伍

《备急千金要方》烦满汗不出:命门、膀胱俞。

《玉龙歌》肾败腰虚小便频:命门、肾俞加灸。

《标幽赋》目盲:肝俞、命门。

《针灸辑要》遗尿症:命门、长强、三阴交。

大椎 Dazhul(DU14)

【出处】 《素问·骨空论》。

【别名】 大颠(《圣济总录》)、百劳(《针灸大全》)、上杼(《考穴编》)、大椎骨穴(《删繁刺灸穴集要》)、大槌(《肘后救卒方》)、大杼(《针灸入门》)。

【释名】 本穴在颈后平肩第一大椎骨之下,故名大椎。

【类属】 交会之一,手足三阳、督脉之会(《针灸甲乙经》)。

540

【位置】 在后正中线,当第 7 颈椎棘突下凹陷处(图35)。

【取法】 俯伏或正坐低头,颈后隆起最高且能屈伸转动者为第 7 颈椎,于其下陷处定取。

【局解】

(1)组织层:皮肤→皮下筋膜→胸背筋膜→棘上韧带→棘间韧带→弓间韧带→硬膜外腔。

(2)神经、血管:浅层主要布有第 8 颈神经后支的内侧支和棘突间皮下静脉丛;深层有棘突间的椎外(后)静脉丛和第 8 颈神经后支的分支。

【操作】 正坐低头,或俯卧,向上斜刺 0.5~1.0 寸,针感循督脉风府走至巅顶;向下斜刺,针感循督脉走至腰部;略向左或右斜刺,针感走向同侧的肩部、背部,甚至走至同侧的上臂或前臂;直刺,针感走向胸部、胃脘或天突穴处;可灸。注意:针刺方向,依其病位而定,但不可深刺,或大幅度提插捻转,否则易损伤脊髓。

【功效】

(1)平补平泻:疏经活络止痛。

(2)泻法:宣阳泄热,通督解痉。

(3)补法:兴阳固表。

【主治】

(1)感冒、头痛、自汗。

按:大椎属督脉,交会手之三阳,太阳为升,主一身之表,外邪侵袭,其病恶寒发热,感冒头痛,针刺本穴,可以宣阳解表。因此，不论何种感冒，凡恶寒发热，头身疼痛者，都有明显的治疗作用。若腠理不密，卫阳不固，阴液不能内守，自汗者，针刺本穴，可兴阳固表，故可治阳虚自汗。

(2)咳嗽、哮证、喘证、咽痛喉痹。

按：外邪侵袭，肺失宣降，则咳嗽；引动伏痰，痰气上逆，则哮证发作；肺气失宣，津液不布，痰浊阻肺，则为气喘；风热上炎，壅遏气道，则咽痛喉痹。针本穴，可以解表散邪，宣肺泄热，故可治外邪袭肺，肺失宣降诸证。

(3)疟疾、发热、中暑、湿温、暑温。

按：外邪侵袭，邪郁少阳，可发阳疟；感受湿温、暑热，邪陷厥阴，内闭心包，可致高热神昏，惊厥肢搐，针泻本穴，可宣阳泄热，故可截疟，开窍止痉。

(4)癫证、狂证、痫证、小儿惊风、破伤风。

按：痰浊蒙闭心包，心神昏愦，则为癫；痰火扰心，心神错乱，可为狂；痰浊内扰，引动风痰，逆乱心包，可为痫；小儿神气怯弱，因惊挟痰，扰乱神明，可为惊风；局部破损，邪毒串扰，经脉拘挛，则成破伤风。本穴交会手足三阳经，针用泻法，可泻热以宁心，舒筋以缓急，故可治上述病症出现神识不清，筋脉挛急搐搦者。

(5)发际疮、乳痈、风疹。

按：太阳主表而循于项，风毒郁于肌腠，则可致风疹瘙痒；蕴结发际项部，可成发际疮；乳房为肝胃所主，肝胃热盛，热壅乳络，而病乳痈。针泻本穴，可解表散风，泄热消壅，故可治疗上述病证。

542

（6）落枕、头项强痛、肩背痛。

按：经络所过，主治所及，针本穴可以疏通督脉，通络止痛，故可治落枕、头项强痛、肩背痛等本经所过部位筋脉拘急之病证。

【配伍应用】

（1）大椎、合谷、肺俞，针用补法，功能兴阳固表，治疗表卫不固之感冒、自汗。

（2）大椎、风门、列缺，针用泻法，功能散寒解表，治疗风寒感冒、咳嗽、哮喘；加曲池、合谷，功能解表清热，治疗风热外袭的感冒、咳嗽、肺炎喘嗽。

（3）大椎、列缺、阿是穴，针用泻法，功能疏风散寒，利窍止痛，治疗风寒头痛；加合谷或外关可疏散风热，利窍止痛，治疗风热头痛。

（4）大椎、风池、合谷或曲池，针用平补平泻法，功能疏风止痛，治疗感受风邪之发际疮、落枕、头项顽痛、肩背痛、风疹。

（5）大椎、后溪、水沟、百会、筋缩，针用泻法，功能舒筋缓急，治疗破伤风项强肢搐，甚则角弓反张者。

（6）大椎、后溪、合谷、太冲、丰隆，针用泻法，功能平肝解痉，祛痰宁心，治疗肝风挟痰，壅闭清窍之癫、痫、狂证。

（7）大椎、风门、后溪，针用泻法，功能祛风散寒，和营胜湿，治疗风寒湿邪壅阻经络，筋脉拘急之痉病。

（8）大椎、后溪或间使，针用泻法，功能宣阳疏表，祛邪止疟，治疗正疟。配内庭或合谷，针用泻法，可疏表清热，祛邪止疟,治疗热疟;加太溪或复溜,施补法,可扶阳达邪止疟,治疗寒疟;加合谷、足三里,针用补法,可益气健中,扶正止疟,治疗劳疟;加曲泽、委中放血,针用泻法,可清心解热,镇痉止疟,治疗脑型疟疾。

【现代研究】 对本穴的临床观察与实验研究报道较多,有人在实验中观察到,针刺大椎对肺功能有一定影响,但需连续1周后,才出现呼吸功能增强,肺通气量增加。同时本穴可使支气管痉挛得到缓解,呼吸道阻力下降,故治哮喘病有效。有人治疗支气管哮喘,在大椎穴拔火罐直至有瘀血或水泡,喘急者配针刺鱼际,每7日1次,5次为1疗程,收到良好效果。有人对73例不明原因之高热病人,发病后4天药治不效者,随机分为大椎深刺组、浅刺组。深刺达棘间韧带深处,小幅度捻转,一息10次,针感可至大腿和上臂,出针。浅刺达深筋膜,操作同上,针感至肩背,可出针。观察腋温及甲皱微循环变化,体温下降幅度深刺组优于浅刺组,降温时间比较,深刺组比浅刺组退热速度快,作用持续,差别显著,在甲皱微循环的变化上,深刺组各项指标变化显著,与浅刺组相比有较显著差异,提示深刺在改善微循环灌流,加快血液循环,扩张皮肤血管的作用上明显优于浅刺组。

在治疗心血管疾病上,有人直刺大椎1~1.5寸,不捻转提插,待有针感下串时于针柄上点燃一酒精棉球,叩上火罐20分钟,隔日1次,10次为1疗程,间隔5~7日。有人用七星针叩刺大椎穴,每次约2分钟,以皮肤潮红或出血为度,两日 1 次,7 次为 1 疗程,有高血压病史者配合关元灸 15 分钟,精神萎靡多眠者配合百会叩刺至微出血。用此法治疗椎基底动脉供血不足者 11 例,经 2～4 个疗程治疗,自觉症状消失,脑血流图示波幅偏高,主峰角缩小,供血不足得以改善。

对五官科疾病,有人在大椎穴上以三棱针点刺或梅花针叩刺后加拔火罐,以出血为度,留罐 10～15 分钟,每 3～5 日治疗 1 次,治疗痤疮;还有人用大椎穴注射聚肌胞,配风门、肺俞,每次用 2 穴,针尖与脊柱成 30 度角刺入 3 厘米左右,有针感时推药 2～4 毫升,隔日 1 次,10 次为 1 疗程,治疗过敏性鼻炎,都收到良好效果。

有人总结以不同的角度针刺本穴,控制针感使气至病所可治疗不同的疾病。如以 60 度角从椎间隙正中进针,针尖稍向下压进 1.5 寸,使针感沿督脉向腰部传导,治疗脊强、角弓反张、腰背酸痛、腰腿痛;以 70 度角进针,针尖向患侧上肢压进 1 寸许,使针感达患处,适当配穴,可治疗肩周病变、肢麻、网球肘以及上肢各种痛证;以 30 度角平刺,针尖向上,缓慢压进,加之捻转,引导针感上达头顶,可治疗颈椎病、头痛、头晕等脑部疾病。

有人观察大椎穴的镇痛效应,取大椎及其夹脊,三棱针点刺 1～2 分深,加拔火罐 10～15 分钟,每日 1 次,3 次为 1 疗程。共治疗头痛、牙痛、咽喉痛、目赤肿痛等。还有人观察艾灸对肿瘤的抑制作用,米粒灸小鼠大椎穴,发现对小鼠实体瘤和腹水癌具有明显的治疗作用,能延长该小鼠的存活时间,并使肿瘤细胞的增殖受到抑制,整体防御免疫机能均有不同程度的提高。本穴对白细胞具有双向调整作用,有人以针刺大椎、合谷等穴,治疗因化疗引起白细胞减少者,结果白细胞上升,其有效率可达 80% ~ 90%。也有报道,电针大白鼠的大椎、命门等穴,肝脏网状内皮系统吞噬功能增强,吞噬能力最高可达 56.8%。另有报告弱刺激可使网状内皮系统吞噬功能提高 73%,强刺使网状内皮系统吞噬能力平均下降 30%,其吞噬细胞功能的影响途径是通过神经反射完成的,交感神经起增强作用,迷走神经起抑制作用。

【古代文摘】

(1)位置

《针灸甲乙经》:在第一椎上陷者中。

《肘后救卒方》:在项上一节高起者。

《针灸大全》:平肩大椎大骨下。

(2)主治

《伤寒论》:太阳与少阳并病,头项强痛或眩冒,时如结胸,心下痞硬。

《针灸甲乙经》:伤寒热盛,烦呕;痉脊强,互引恶风,时振栗,喉痹,大气满喘,胸中郁郁气热,眅眅项强,寒热僵仆,不能久立,烦满里急,身不安席。

《备急千金要方》:羊痫之为病,喜扬目吐血;脊强反张,疟。

《千金翼方》:烦热,时气温病;气短不语;冷痹,胫膝疼。

546

《太平圣惠方》：五劳七伤，温疟痎疟，痓背膊闷，项强不得回顾。

《针灸大成》：主肺胀胁满，呕吐上气，五劳七伤，乏力，温疟痎疟，气注背膊拘急，颈项强不得回顾，风劳食气，骨热，前板齿燥。

《医宗金鉴》：满身发热，虚汗盗汗，津液不止。

《玉龙歌》：满身发热痛为虚，盗汗淋淋渐损躯，须得百劳椎骨穴，金针一刺疾俱除。

(3)配伍

《伤寒论》太阳与少阳并病，头项强痛，或眩冒，时如结胸，心下痞硬者：大椎、肺俞、肝俞。

《行针指要歌》虚劳：大椎、膏肓、百劳。

《针灸大成》脾寒发疟：大椎、间使、乳根。

《肘后歌》疟疾寒热：间使透支沟，灸大椎七壮。

哑门 Yamen(DU15)

【出处】 《素问·气穴论》。

【别名】 舌横、舌厌(《针灸甲乙经》)、横舌(《外台秘要》)、舌肿(《医宗金鉴》)。

【释名】 哑，指音哑。因本穴主治"舌缓，喑不能言"，为治哑要穴，故名哑门。

【类属】 交会穴之一，为督脉、阳维之会(《针灸甲乙经》)。

【位置】 在项部，当后发际正中直上 0.5 寸，第 1 颈椎下（图36）。

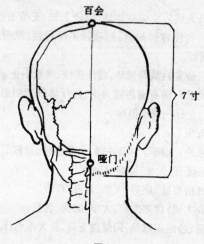

图36

【取法】 正坐,头稍前倾,于后正中线入发际0.5寸处取穴。

【局解】

(1)组织层:皮肤→皮下筋膜→项筋膜→项韧带→棘间韧带→弓间韧带(硬膜外腔)。

(2)神经、血管:浅层布有第3枕神经和皮下静脉;深层有第2、第3颈神经后支的分支,椎外(后)静脉丛和枕动、静脉的分支或属支。

【操作】 正坐伏案或俯卧位,对准口部与耳垂水平进针 0.5～1 寸,不可向内上方深刺,更不可朝鼻的方向进针,最深不能超过 1.5 寸,因其深部正对延髓,乃重要生命中枢之所在。若深刺伤及延髓时,有触电感向四肢放射,应立即退针。

【功效】

(1)平补平泻:通经活络,祛邪散滞。

(2)泻法:开宣音窍,通督解痉,清脑醒志。

(3)补法:益脑增音。

【主治】

(1)舌喑、喑哑、聋哑。

按:舌喑、喑哑、聋哑多由温病高热,肝胆火旺或药物中毒,大脑发育不全,精血亏虚等导致延髓、喉、舌机能障碍所致,而"督脉者,起于下极之俞,并于脊里,上至风府,入于脑",哑门又入系舌本,穴下深部是延髓,针刺本穴,可以清宣窍络,益脑增音,故可治疗上述病证。

(2)癫证、狂证、癎病、脑性瘫痪。

按:癫证、狂证、癎病、脑性瘫痪等病因繁多,但总属神志异常之证,针泻本穴,可以清脑醒志,疏畅筋脉,因此可以治疗上述各病。

(3)后头痛、项脊强痛。

按:阳维脉循行项后,和督脉会合于风府、哑门穴;督脉并脊入脑,与足厥阴经交会于巅顶。若督脉与阳维脉为邪气所侵,经气不利,筋脉拘急,则引发后头痛、项脊强痛,针刺本穴,既属循经取穴,又为患野取穴,可以祛邪通络,故治上证有效。

【配伍应用】

(1)哑门、廉泉、翳风、听会,施泻法,功能醒脑宣窍,主治聋哑。高热或奎宁、链霉素中毒所致者,加合谷、内庭(或解溪),可清热解毒宣窍;肝胆火盛,气火升腾者,加丘墟、太冲(或行间),针用泻法,清泄肝胆火热;风火挟痰,壅阻清窍者,加丰隆、内庭,清降痰火;精气亏虚,清窍失聪者,加三阴交、太溪,针用补法,可补精气,益脑增音。

(2)哑门、廉泉、外关、丘墟,针用泻法,功能宣窍开音,治疗热闭心窍,舌喑不能言。若高热,加合谷、内庭,清气泄热;肝气不疏,气机不利者,加间使,理气通窍;肺肾阴虚者,加太渊、太溪、复溜,针用补法,补益肺肾。

(3)哑门、廉泉、通里、行间,针用泻法,功能清宣舌络,以利音窍,治疗温病高热,邪陷厥阴;或肝阳化风,风火挟痰上壅清窍之舌喑。

(4)风池、百会、哑门,针用平补平泻法,功能疏风清热,通络止痛,治疗风热性后头痛。

(5)哑门、天柱、大椎、大杼,针用平补平泻法,功能温经散寒,祛风除湿,治疗风寒或风湿引起的项背强痛。

【现代研究】 本穴深部为延髓,进针角度及深度应严格掌握,针刺过深曾有引起外伤性蛛网膜下隙出血和颅后窝血肿的报道,因此很多学者从不同角度对此进行了探讨。有学者提出,正常人皮肤至小脑延髓池的深度,成人约为4～6厘米,儿童小于3～4厘米,简便测量方法是经喉头结节上方绕量颈围,取颈围的 1/10 为针刺的最大深度,即可防止穿破硬脑膜膜刺中环窦或脑表面血管而引起出血。有学者从解剖学的角度提出,成人哑门穴处,从皮肤到硬脊膜约有 1 寸,故针刺要在 1 寸以内,绝不可再深。还有人在临床中体会到,如针刺通过硬脊膜时,针者会有阻力突然消失之感;针刺入椎管触及延髓或脊髓时,患者常有触电感并向四肢放散,并且认为,本穴不仅刺不宜过深,也不可强力提插、捻转,同时要密切注意患者的感觉反应,如发现异常,应立即出针,并采取急救措施。在临床应用中,有人治疗脑外伤后遗症 31 例,取哑门穴针尖向下颌部进针,边轻捻边压针柄,进至 0.8 寸左右针下有坚韧而有弹性的阻针物(弓间韧带)时,针尖缓慢穿透此带,针下有空虚感,患者出现单侧或双侧上肢、下肢感传,即出针。每日 1 次,10 次为 1 疗程。痊愈 19 例,好转 12 例。有以本穴配内关、涌泉治疗脏躁,杂志亦有验案报道。还有人治疗闪腰 300 例,伤痛在督脉取哑门,斜向下呈 45 度角进针,刺在第 2 颈椎棘突骨膜上,行轻微雀啄手法,同时令患者作腰部活动,至局部疼痛缓解时可退针;伤痛在膀胱经者取后溪,两经并损者 2 穴同取。可后溪透合谷,一侧伤取对侧,两侧伤取双侧,行捻转手法,同时令患者活动腰部,局部疼缓退针。结果全部有效,治疗次数最少者 1 次,最多者 5 次。在实验研究中,有人针刺哑门、华盖,可使白细胞总数和嗜中性白细胞增多,使嗜酸性白细胞数减少。也有人报道针刺哑门、华盖,可促进骨髓造血功能。

【古代文摘】

(1)位置

《素问·气府论》:在项发际宛宛中,去风府同身寸之一寸。

《针灸甲乙经》:在后发际宛宛中。

《铜人腧穴针灸图经》:在项中央,入发际五分宛宛中。

(2)主治

《针灸甲乙经》:项强;舌缓,喑不能言。

《外台秘要》:泻诸阳气,热衄,善嚏,风头痛,汗不出,寒热痓,脊强反折,瘛疭,头重。

《针灸大成》:强急不语,重舌,诸阳热气盛,衄血不止,寒热风痓,脊强反折,瘛疭,癫疾,头重风汗不出。

《类经图翼》:颈项强急不语,诸阳热盛,衄血不止,脊强反折,瘛疭疾,头风疼痛汗不出,寒热风痓,中风尸厥,暴死不省人事。

《玉龙歌》:偶尔失音言语难,哑门一穴两筋间,若知浅针莫深刺,言语音和照旧安。

(3)配伍

《针灸大成》脊反折:哑门、风府。瘛疭指掣:哑门、阳谷、腕骨、带脉、劳宫。舌强:哑门、少商、鱼际、二间、中冲、阴谷、然谷。

《医宗金鉴》中风舌缓,暴喑不语,伤风伤寒,头痛项急,不得回顾及抽搐:哑门、风府。

《百症赋》舌缓不语:哑门、关冲。

552

百会 Baihui(DU20)

【出处】 《针灸甲乙经》。

【别名】 三阳五会(《史记·扁鹊仓公列传》)、顶上(《脉经》)、巅上(《圣济总录》)、维会(《针经指南·标幽赋》)、泥丸官(《本事方》)、五会、天满(《针灸大成·行针指要歌》)、三阳(《针灸全书》)、白会(《灸法图残卷》)。

【释名】 穴为手足三阳、督脉、足厥阴交会之处,故名百会,又名三阳五会。

【类属】 交会穴之一,为督脉与足太阳之会(《针灸甲乙经》)。

【位置】 在头部,当发际正中直上5寸,或两耳尖连线的中点处(图36)。

【取法】 正坐,于前、后发际连线中点,向前1寸处取穴;或于头部中线与两耳尖连线的交点处取之。

【局解】

(1)组织层:皮肤→皮下筋膜→帽状腱膜→腱膜下筋膜→骨膜(矢状缝)。

(2)神经、血管:布有枕大神经、额神经的分支和左、右颞浅动、静脉及枕动、静脉吻合网。

【操作】 平刺或斜刺0.5~0.8寸,若向鼻柱方向横刺,针感逐渐循督脉走至鼻部或面部;向脊椎方向横刺,针感逐渐循督脉走至后头部、后项、胸椎部。注意:百会穴皮下组织中有丰富的血管,针刺时不宜用力提插和捻转,出针时宜用于棉球按压针孔片刻,以防出血。

【功效】

(1)平补平泻:活血通络止痛。

(2)补法:升阳益气。艾灸可温阳散邪。

(3)泻法:息风潜阳,祛风散邪,醒脑,通督解痉。三棱针点刺出血,可泻血散热,活血祛瘀。

【主治】

(1)头痛。

按:风为阳邪,其性轻扬,"伤于风者,上先受之"。本穴位于巅顶,属督脉,为手足三阳、足厥阴经交会穴,若因外邪侵袭,经气失和而头痛,针刺本穴,可疏散外邪;若因气血阻滞,经脉不通而致头痛,针刺本穴,可通络止痛;若因风阳上扰,或气血不足而致头痛,泻本穴可潜阳息风,补本穴可益气升阳,因此本穴可以治疗多种原因所致之头痛。

(2)眩晕、中风。

按:"诸风掉眩,皆属于肝"。肝脉上循巅顶,会于督脉。若肝火偏亢,风阳升动,上扰清空可致眩晕,甚至中风,针泻本穴,可以息风潜阳醒脑,因此可以治疗肝阳上亢之眩晕、中风。又肾藏精生髓,肾精亏虚,髓海不足或心脾亏虚,气血不能上奉所致眩晕者,针补本穴,可以补肾精,升清阳,因此对肾虚及气血不足之眩晕亦有效。

(3)厥证、脱证、癫证、痉病、破伤风。

按:厥证、痫证、癫证、痉病、破伤风等均属神志失常,风动筋急之患,本穴为督脉与足太阳膀胱经、足厥阴肝经之会，而足太阳经行人身背后，足厥阴主筋，且督脉并脊入脑，针刺本穴，不仅能疏通太阳经气，缓解厥阴筋急，且可醒脑苏神，故对上述病证均有疗效。又脱证原因虽多，但总属清阳不升，气血不能上达，清窍失养之证，针补本穴，可以益气升阳固脱，故可急救厥脱之证。

(4)胃下垂、阴挺、脱肛、泄泻、便秘、癃闭、遗尿、疝气。

按：胃下垂、阴挺、脱肛、泄泻、便秘、癃闭、遗尿、疝气等病证中，凡因中气不足，气虚下陷，失其升提或固摄所致者，针补本穴，可以升阳举陷，益气固摄，因此针之有效。

(5)鼻塞、鼻渊、鼻衄。

按：因卫气不固，感受风寒、热邪，致使肺气不利，鼻窍不通，可致鼻塞、鼻衄、鼻渊等鼻病。督脉循额中至鼻柱，针刺本穴，可以开通鼻窍，因此可治疗上述鼻病。

【配伍应用】

(1)百会、风府，针用泻法，功能疏风散寒，通络止痛，治疗外感风寒之头痛；加合谷，疏散风热，通络止痛，治疗外感风热之头痛；加阴陵泉、足三里、丰隆，祛风散邪，调中利湿，治疗风湿或痰浊头痛；加行间，平肝潜阳，息风止痛，治疗肝阳头痛；加合谷、足三里，补中益气，引气上行，治疗气虚头痛；加合谷、三阴交，针用补法，可补益气血，上奉头脑，治疗气血双亏型头痛。若头痛位在后头或项部(太阳头痛)，加风府、后溪或昆仑；头痛在头侧(少阳头痛)，加风池、丘墟；头痛在巅顶(厥阴头痛)，加太冲；痛在前额(阳明头痛)，加印堂、合谷。

（2）百会、太冲、风池，针用泻法，功能平肝潜阳，息风清脑，治疗肝阳偏亢之眩晕。若属肾虚，髓海不足，可见头痛，加肾俞、太溪（或复溜），针用补法，可补益肾精，若因心脾两虚，气血不足而致，加神门、三阴交，补益心脾，使气血上奉，若因脾虚生痰，痰浊上泛，加阴陵泉、丰隆，化痰止眩。

（3）百会、丰隆、风池、涌泉，针用泻法，功能息风豁痰，宣窍醒志，治疗中风闭证。

（4）百会、关元、气海，针用补法，功能益气回阳固脱，治疗中风之脱证、气厥；若去气海，加三阴交、涌泉、间使，可行气活血，宣窍醒志，治疗气血上逆之血厥。

（5）百会、合谷、气海、足三里，针用补法，功能补中益气，升阳举陷，治疗气虚下陷所致的泄泻、便秘、癃闭、遗尿、疝气、脱肛、阴挺、胃下垂等。

（6）百会、上星、合谷、列缺、迎香，针用泻法，祛风解表，宣通鼻窍，治疗鼻塞、鼻衄、鼻渊等鼻病。

【现代研究】　本穴为临床常用穴，因而临床观察与实验研究报道较多。该穴对血压有调整作用，如对垂体性高血压有降压作用，而对动物失血性休克有升压作用。针刺百会可使大部分癫痫大发作的脑电图趋于规则化。本穴可使正常人肌电升高（P＜0.05），以电针治疗脑血栓形成患者，其肌电幅度也升高。百会又有退热作用，如给家兔注射牛奶后，针刺百会对开始发热者有抑制效应，对发热已达高峰者有迅速降温作用。另外针刺补泻百会穴对阳虚病人血浆中明显增设的 cGMP 显著下降（F＝4.68，P＜0.05）渐趋

556

常值;cAMP 仅呈轻微变化,其中补法似以下降为主,泻法则以升高为主,cAMP/cGMP 也发生了相应的变化($F = 5.10$,$P < 0.05$)并渐趋常值,而且针刺百会穴对阳虚病人的调整作用明显超过对正常人的影响。还有人对健康育龄妇女针刺补泻百会,观察其血浆中雌二醇、孕酮、睾丸酮含量的变化,发现上述激素均呈双向性影响,补法与泻法间仅是量的差别,从而证明了针刺的作用基础在于调衡阴阳。从临床上来看,"开百会"即先斜刺百会 3~5 分,轻捻至略胀即止,然后再刺他穴(先刺百会,后刺他穴),具有调气、开郁、泄热之功,凡肝郁气滞、实热内蕴之头痛、目涩痛等证皆可用之;"提百会"即徐徐进针,刺 5~8 分,以捻转手法加强感应,使局部若有重物压顶之酸、重、胀感,(也可使用艾灸),具有提神健脑之力,凡精神萎顿、脑力衰退、下元虚损者可用之。有人报道,以百会为主,酌配他穴,治疗发热惊厥 40例,收到良好效果。有人就临床所见,认为针刺百会透曲鬓对偏瘫病人肢体肌力的提高有显著影响,但应透向瘫侧。百会沿头皮后刺可治疗中风后小便失禁。有人艾灸本穴治疗美尼尔氏综合征 177 例,治愈 156 例,好转 19 例,无效 2例。有人观察以百会治疗眩晕证 30 例,其中针刺 14 例、艾灸 16 例,发现均能使大椎穴处的皮肤温度明显升高,说明艾灸与针刺百会均能起到疏通经络、宣导气血、升阳补气的作用,因而推论能够扩张血管、增加脑部血流量、改善脑部的血液循环,从而眩晕症得以改善。又据穴温及症状改善情况提示,艾灸优于针刺补法。在治疗小儿疾病上,报道较

多的是小儿脱肛,而且均是用艾灸法,并且疗效满意。

【古代文摘】

(1)位置

《针灸甲乙经》:在前顶后一寸五分,顶中央旋毛中,陷可容指。

《扁鹊神应玉龙经》:取眉间印堂至(后)发际折中是穴。

《针灸大成》:在顶中央旋毛中,可容豆,直两耳尖。

《医宗金鉴》:从后顶上一寸五分,直两耳尖顶陷中。

(2)主治

《针灸甲乙经》:顶上痛,风头重,目如脱,不可左右顾。

《备急千金要方》:大风;猥退风,半身不遂,失音不语;卒起僵仆,恶见风寒;汗出而呕,痓。

《千金翼方》:尸厥如死,动脉如故;久风卒风缓急,诸风发动不自觉知,或心腹胀满,或口噤不言,涎唾自出,目闭耳聋,或举身冷直,或烦闷恍惚,喜怒无常。凡有风皆灸之,神验。

《太平圣惠方》:脱肛风痫,青风心风,角弓反张,耳鸣多哭,言语不择,发时即死,吐沫,心中热闷,头风,多睡心烦,惊悸无心力,妄前失后,吃食无味,头重,饮酒面赤鼻塞;小儿脱肛泻血,每厕脏腑撮痛不可忍。

《重楼玉钥》:鼻衄。

【配伍】

《针灸大成》脱肛:百会、尾闾(七壮)、脐中(随年壮)。

558

赤游风:百会、委中。小儿脱肛:百会、长强、大肠俞。浑身发红丹:百会、曲池、足三里、委中。呕哕:百会、曲泽、间使、劳宫、商丘。中风风邪入腑,以致手足不遂;百会、耳前发际、肩髃、曲池、风市、足三里、绝骨。中风风邪入脏,以致气塞涎壅不语昏危:百会、大椎、风池、肩井、曲池、足三里、间使。偏正头风:百会、前顶、神庭、上星、丝竹空、风池、合谷、攒竹、头维。头项俱痛:百会、后顶、合谷。疟疾:百会、经渠、前谷。喜哭:百会、水沟。食气,饮食闻食嗅:百会、少商、足三里、灸膻中。瘛惊:百会、解溪。嗜卧:百会、天井、三间、二间、太溪、照海、厉兑、肝俞。心气痛连胁:百会、上脘、支沟、大陵、足三里。痫:灸百会、鸠尾、上脘、神门、阳跷(昼发)、阴跷(夜发)。风痫,目戴上:百会、昆仑、丝竹空。痛风:百会、环跳。

《行针指要赋》风病:风府、百会。

《灵光赋》痫疾:百会、龟尾。

水沟 Shuigou(DU26)

【出处】 《针灸甲乙经》。

【别名】 人中(《肘后救卒方》)、鬼客厅(《备急千金要方》)、鬼宫、鬼市(《千金翼方》)、鬼厅(《圣济总录》)。

【释名】 本穴位于人中沟中,状如水沟,故名。

【类属】 交会穴之一,为督脉与手足阳明经之会(《针灸甲乙经》)。

【位置】 在面部,当人中沟的上三分之一与中三分之一交点处(图37)。

【取法】 正坐仰靠或仰卧,于人中沟中线的上、中三分之一交点处取穴。

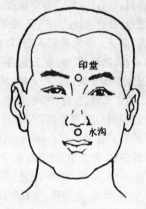

图37

【局解】

(1)组织层:皮肤→皮下筋膜→口轮匝肌→黏膜。

(2)神经、血管:布有眶下神经的分支,面神经颊支和上唇动、静脉。

【操作】 向上斜刺0.3~0.5 寸,其针感沿督脉走至鼻、上腭、脑、巅顶,鼻部酸、痒、欲嚏、脑部发胀、发憋或发凉。

【功效】

(1)平补平泻:宣通督脉经气。

(2)泻法:开窍启闭,清脑醒志,通调面络。

【主治】

(1)破伤风、痉病、癫证、狂证、急慢惊风、中暑、痫证、厥证、昏迷。

按:督脉行身背后,并脊入脑,若局部破损,风毒内侵,邪壅经脉,则病发破伤风;感受外邪,经脉挛急,或热盛筋急,而成痉病;风痰阻络,内闭心包,引起癫、狂、痫证和急慢惊风;感受暑热,内陷厥阴,神昏窍闭;气血痰浊内闭心包,突然厥仆,针取本穴,可宣畅督脉,通络解痉,开窍醒脑,因此可以治疗上述病证。

(2)鼻病、口臭、口噤、面瘫、齿痛。

按:阳明行于面,水沟是督脉经的鼻下腧穴,又贯通手足阳明,因此针本穴不仅可以疏通督脉气血,且可宣泄阳明,疏筋缓急,所以能够治疗头面部疾病,如鼻病、口臭、口噤、面瘫、齿痛。

(3)风水面肿。

按:风水为病,多由风邪外袭,肺失宣降,通调失职,以致风遏水阻,流溢肌肤而致,针泻本穴可以祛风行水,因此可以治疗风水面肿。

(4)急性腰扭伤。

按:跌仆闪挫,腰部筋骨损伤,气血阻滞,可致腰痛,督脉行身背后,针本穴可疏筋活络,条畅气血,故可治疗扭伤性腰痛,此即"经脉所过,主治所及"之谓。

【配伍应用】

(1)水沟、合谷、太冲、阳陵泉,针用泻法,功能祛风解痉,疏筋缓急,治疗破伤风初起;若兼挟痰浊,可加丰隆,祛痰化浊。

(2)太冲、水沟、神门、曲池,施泻法,功能清心平肝,息风开窍,治疗热甚痉病。

(3)水沟、大椎、合谷、丰隆、神门、太冲,针用泻法,功能息风豁痰,开窍醒脑,治疗风痰为主的癫痫发作。

（4）水沟、尺泽、神门（或大陵）、丰隆、太冲，针用泻法，功能泄热化痰，清心开窍，治疗痰热壅盛，内闭心包之昏迷。

（5）水沟、神门、曲泽（放血），针用泻法，功能清心开窍，苏醒神志，治疗中暑昏迷。

（6）水沟、合谷、太冲、丰隆、涌泉、手十二井（点刺放血），针用泻法，功能清热启闭，开窍醒志，治疗中风闭证。

（7）水沟、行间、大陵、丰隆、内庭，针用泻法，功能清泻肝火，镇心涤痰，开窍醒脑，治疗肝火挟痰，上扰心神之狂证。

（8）水沟、神门、太冲，施泻法，功能清心开窍，镇肝息风，治疗急惊风，属邪传心包，肝风内动者。

（9）曲池、列缺、水沟，针用泻法，功能祛风散邪，宣肺行水，治疗风水面肿。

【现代研究】 本穴为临床常用穴，对本穴的临床观察与实验研究报道较多。有人在实验中观察到本穴对呼吸功能的调整有相对特异性，针灸效应与呼吸中枢功能状态有关，对麻醉动物针刺水沟，可使呼吸运动即时性增强，由各种原因造成呼吸暂停时，针刺可使呼吸恢复。并且在呼吸周期的不同时刻针刺，效应不同，在吸气末期急刺，引起吸气动作的加强；在呼气末期急刺，则引起呼气动作加强。有人报道针刺水沟穴急救新生儿窒息 54 例，疗效 100%。对呼吸中枢衰竭也有很好疗效，对各种实验性休克动物具有明显的抗休克作用，针刺可使心功能增强，如失血性休克狗，心脏指数和心搏出量显著地进行性减少，总外周阻力进

562

行性增高,出现典型的低心输出量,高外周阻力的血流动力学紊乱,针刺水沟可使休克狗的心脏指数和心搏出量,在3小时内始终稳定于基础水平的50%～60%,总外周阻力仅适度增高,说明针刺可使低心输出量,高外周阻力的血流动力学紊乱得到一定程度的纠正。实验证明,针刺本穴可见血压有意义地升高,可使中性白细胞、T淋巴细胞增加,可促进组织液内流补充血容量,并有防止血液黏稠淤滞的作用。针刺可以提高休克兔心电图R波电位,降低休克动物死亡率,并延缓死亡时间,具有明显抗休克作用。也有人报道针刺家兔水沟穴可使颈总动脉血流量明显增加(P＜0.001),并与合谷穴组、足三里穴组、耳尖穴组相比有非常显著的差异。有人通过分析针刺水沟前后家兔肝细胞的乳酸脱氢酶(LDH)和琥珀酸脱氢酶(SDH)的变化,发现针刺水沟有促进休克家兔肝细胞LDH、SDH增强作用,因而能改善肝细胞的代谢状况,维护了细胞的代谢活动,延迟或部分逆转了休克对肝细胞功能的抑制和损伤。

在临床报道中,用本穴治疗急性腰扭伤者比较多,如有人在本穴两侧旁开1厘米处,快速由上唇左侧进针,从对侧出针,来回抽插强刺4～10秒钟,同时医者协助患者活动腰部20余次,疗效满意。还有人单用水沟向上斜刺0.3～0.5寸,雀啄式强刺激1分钟,留针10～15分钟,行针3～5次,同时令患者活动腰部,共治疗106例,总有效率100%,1次治愈率明显高于局部穴位、委中等,尤其适用于功能障碍严重,卧床不起者。有人治疗呃逆40例,取水沟从下向上斜刺约 8 分深,留针 10 分钟,2 分钟运针 1 次,1 次治愈 35 例,2 次治愈 5 例。还有人治疗癔病性失语症 109 例,取水沟穴向上斜刺,快速捻转进针 8 分深,令病人发"啊"音,再问其痛否? 若能回答即停止捻转,留针 20 分钟后出针。本组发病多在 1 天以内,少数为 3~7 天,均 1 次治愈。有人治疗癔症性木僵,取水沟和双侧合谷穴,短毫针反复强刺激,随症状缓解而刺激逐渐减弱,一般在 5 分钟左右完全恢复正常。另外还有人将人中沟平均分为三段九穴,以唇(兑端)向上依次命名为沟 1、沟 2、沟 3、沟 4、沟 5、沟 6、沟 7、沟 8、沟 9,分别主治从头至膝腿的人体各部分疾病。

【古代文摘】

(1)位置

《针灸甲乙经》:在鼻柱下人中。

《玉龙经》:在鼻下三分,衔水突起处是穴。

《针灸聚英》:鼻柱下人中,近鼻孔陷中。

《循经考穴编》:鼻下唇上正中。

(2)主治

《针灸甲乙经》:寒热,头痛;水肿;口不能禁水浆,喎僻;鼻鼽不得息,不收演,不知香臭及衄不止。

《肘后救卒方》:救卒死;座中恶死;卒死尸厥;卒客忤死;卒得鬼击;卒中邪鬼,恍惚振噤。

《备急千金要方》邪病语不止,及诸杂候;水肿人中满。

《外台秘要》:癫疾互引,水肿人中尽满,唇反者振寒,手捲前僵,口噤喎僻。

《太平圣惠方》：消渴，饮水无多少，水气遍身肿，失笑无时节，癫痫，语不识尊卑，乍喜乍哭，牙关不开。

《针灸大成》：消渴，饮水无度，水气偏身肿，失笑无时，癫痫语不识尊卑，乍哭乍喜，中风口禁，牙关不开，面肿唇动，状如虫行，卒中恶，喘渴，目不可视，黄疸，马黄瘟疫，通身黄，口㖞僻，水面肿。

《针灸聚英》：喘渴，目不可视，黄疸，马黄，瘟疫，通身黄。

(3)配伍

《针灸甲乙经》癫疾互引：水沟、龈交。

《备急千金要方》鼻不收涕，不知香臭：水沟、天牖。口不能禁水浆，喝僻：水沟、龈交。卒中邪魅，恍惚振噤灸人中及两手足爪甲。

《针灸大成》中风不省人事：人中、中冲、合谷，不效复刺哑门、大敦。中暑，不省人事：人中、合谷、内庭、百会、中极、气海。口内生疮：海泉、人中、承浆、合谷。腰脊强痛：人中、委中。不识人：水沟、临泣、合谷。中恶不省：水沟、中脘、气海。大小五痫：水沟、百会、神门、金门、昆仑、巨阙。鼻流清涕：上星、人中、风府。上牙痛：人中、太渊、吕细。消渴：水沟、承浆、金津、玉液、曲池、劳宫、太冲、行间、商丘、然谷、隐白。面肿：水沟、上星、攒竹、支沟、间使、中都、液门、解溪、行间、厉兑、谚譆、天牖、风池。喜哭：百会、水沟。喜笑：水沟、列缺、阳溪、大陵。中恶不省：水沟、中脘、气海。

《灵光赋》癫：水沟、间使。

《杂病穴法歌》小儿惊风:少商、人中、涌泉。

《胜玉歌》中风口吐沫:人中、颊车。

《玉龙歌》㑊:补曲池,泻人中。中风:中冲(先补后泻)、人中。口臭:大陵、人中。

附:督脉备用穴

穴名	定位	操作	主治
腰俞 Yaoshu (DU2)	在骶部,当后正中线上,适对骶管裂孔	向上斜刺0.5~1.0寸;可灸	月经不调、痔疾、腰脊强痛、下肢痿痹、癫痫
腰阳关 Yaoyangguan (DU3)	在腰部,当后正中线上,第4腰椎棘突下凹陷中	向上斜刺1.0~2.0寸;可灸	月经不调、遗精、阳痿、腰骶痛、下肢痿痹
悬枢 Xuanshu (DU5)	在腰部,当后正中线上,第1腰椎棘突下凹陷中	向上斜刺0.3~0.5寸;可灸	泄泻腹痛、腰脊强痛
脊中 Jizhong (DU6)	在背部,当后正中线上,第11胸椎棘突下凹陷中	向上斜刺0.3~0.5寸;可灸	泄泻、黄疸、痔疾、癫痫、小儿疳积、脱肛
中枢 Zhongshu (DU7)	在背部,当后正中线上,第10胸椎棘突下凹陷中	向上斜刺0.5~1.0寸;可灸	黄疸、呕吐、腹满、腰脊强痛
筋缩 Jinsuo (DU8)	在背部,当后正中线上,第9胸椎棘突下凹陷中	向上斜刺0.5~0.8寸;可灸	癫痫、脊强、胃痛

穴名	定位	操作	主治
至阳 Zhiyang （DU9）	在背部,当后正中线上,第7胸椎棘突下凹陷中	向上斜刺0.5~0.8寸;可灸	黄疸、胸胁胀满、咳喘、脊强、背痛
灵台 Lingtai （DU10）	在背部,当后正中线上,第6胸椎棘突下凹陷中	向上斜刺0.5~0.8寸;可灸	咳嗽、气喘、疔疮、脊背强痛
神道 Shendao （DU11）	在背部,当后正中线上,第5胸椎棘突下凹陷中	向上斜刺0.5~0.8寸;可灸	心悸、健忘、咳嗽、脊背强痛
身柱 Shenzhu （DU12）	在背部,当后正中线上,第3胸椎棘突下凹陷中	向上斜刺0.5~1.0寸;可灸	咳嗽、气喘、癫痫、脊背强痛
陶道 Taodao （DU13）	在背部,当后正中线上,第1胸椎棘突下凹陷中	向上斜刺0.5~1.0寸;可灸	头痛、疟疾、热病、脊强
风府 Fengfu （DU16）	在项部,当后发际正中直上1寸,枕外隆凸直下,两侧斜方肌之间凹陷中	直刺或向下斜刺0.5~1.0寸,不可深刺及大幅度捻转提插,禁艾炷灸,可艾条灸	头痛、项强、眩晕、咽喉肿痛、失音、癫狂、中风

567

穴名	定位	操作	主治
脑户 Naohu (DU17)	在头部,后发际正中直上2.5寸,风府上1.5寸,枕外隆凸的上缘凹陷处	平刺0.2～0.3寸,禁艾炷灸,可艾条灸	头晕、项强、失音、癫痫
强间 Qiangjian (DU18)	在头部,当后发际正中直上4寸(脑户上1.5寸)	平刺0.2～0.3寸;可灸	头痛、目眩、项强、癫狂
后顶 Houding (DU19)	在头部,当后发际正中直上5.5寸(脑户上3寸)	平刺0.2～0.3寸;可灸	头痛、眩晕、癫狂痫
前顶 Qianding (DU21)	在头部,当前发际正中直上3.5寸(百会前1.5寸)	平刺0.2～0.4寸;可灸	头痛、眩晕、鼻渊、癫痫
囟会 Xinhui (DU22)	在头部,当前发际正中直上2寸(百会前3寸)	平刺0.2～0.3寸;可灸	头痛、眩晕、鼻渊、癫痫
上星 Shangxing (DU23)	在头部,当前发际正中直上1寸	平刺0.2～0.3寸;可灸	头痛、目痛、鼻渊、鼻衄、癫狂、疟疾、热病
神庭 Shenting (DU24)	在头部,当前发际正中直上0.5寸	平刺0.1～0.2寸;可灸	头痛、眩晕、失眠、鼻渊、癫痫

穴名	定位	操作	主治
素髎 Suliao (DU25)	在面部,当鼻尖的正中央	向上斜刺0.3~0.5寸,可点刺出血	鼻渊、鼻衄、喘息、昏迷、惊厥、新生儿窒息
兑端 Duiduan (DU27)	在面部,当上唇韵尖端,人中沟下端的皮肤与唇的移行部	向上斜刺0.2~0.3寸;可灸	癫狂、齿龈肿痛、口喎、鼽衄
龈交 Yinjiao (DU28)	在上唇内,唇系带与上齿龈的相接处	向上斜刺0.1~0.2寸,可点刺出血	癫狂、齿龈肿痛、鼻渊

二、常用奇穴

太阳 Taiyang(EX – HN5)

【出处】 《银海精微》。

【别名】 前关(《太平圣惠方》)。

【释名】 太,大之意;阳,指颞颥部。因本穴于太阳部位故而得名。

【类属】 奇穴之一。

【位置】 在颞颥部,眉梢与目外眦之间向后约1寸处(图38)。

【取法】 正坐或仰卧,从眉梢与目外眦连线的中点,用拇指同身寸向后外量1横指(约1寸)凹陷中取穴。

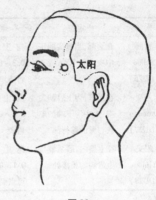

太阳

图38

【局解】

(1)组织层:皮肤→皮下组织→眼轮匝肌→颞筋膜→颞肌。

(2)神经、血管:该处布有颞神经的分支额面神经,面神经的颞支和颧支、下颌神经的颞神经和颞浅动、静脉的分支或属支。

【操作】 直刺0.5~1寸,或沿皮透刺率谷、颊车等穴,深1~2寸,针感为局部酸胀或沿针尖方向传导,也可用三棱针点刺出血;禁灸。

【功效】

(1)平补平泻法:舒筋活络。

(2)补法:壮筋补虚。

(3)泻法:疏风散邪,祛瘀通络,清热明目。

【主治】

(1)头痛、眩晕、齿痛、面痛。

按:外感风热,或内有郁热,抑或肝阳上亢,风阳升动,

570

上扰清空可致头痛、眩晕;风热上攻则可齿痛、面痛。针泻本穴,可疏风清热,通络止痛,故对上证有效。

(2)面瘫、斜视、眼睑下垂、面肌痉挛。

按:颞颥部经筋不利,筋脉弛缓可致面瘫、眼睑下垂;若经筋拘急可致斜视、面肌痉挛。针取本穴,既舒筋活络,又壮筋补虚,调理局部气血,故可治经筋不利的上述诸证。

(3)目赤肿痛、青光眼、急性结膜炎、赤脉传睛、胞睑肿胀、电光性眼炎。

按:本穴位于目外侧,凡风热上攻,外感邪毒,血分热盛,引起各种目疾。针取本穴,可清热明目,祛瘀通络,故上述火热上扰之证可取本穴。

(4)感冒。

按:风邪外袭,清窍不利,感冒头痛,针本穴有疏风散邪之功,故可治疗感冒、头痛。

【配伍应用】

(1)太阳、合谷、列缺、风池,功能疏风清热,治疗外感风热所致的头痛、感冒、齿痛、面痛、胞睑肿胀。

(2)太阳、太冲、百会、风池,功能清肝潜阳,治疗肝阳上亢头痛、面痛、眩晕。

(3)太阳、丰隆、内庭,功能清泻痰火,治疗痰火上扰头痛、面痛、齿痛。

(4)太阳、外关、丘墟、风池,功能清宣少阳,通络止痛,治疗少阳头痛、面瘫。

(5)太阳、睛明、合谷,可清热祛风,泄热解毒,治疗外感风热邪毒引起的目赤肿痛、目翳、麦粒肿、急性结膜炎、电光性眼炎。

（6）太阳、神门、三阴交、复溜，可滋阴降火，宣散郁热，治疗心阴暗耗，虚火上扰型赤脉传睛。

（7）太阳、睛明、丝竹空、瞳子髎，功能疏筋活络，治疗经筋不利的面瘫、斜视、眼睑下垂、面肌痉挛。

【现代研究】 有人以太阳穴刺血，隔日1次，3次为1疗程，治疗麦粒肿50例，1次而愈者26例，2次愈者14例，3～4次愈者10例。又有人用天南星、生地各等份，研末蜜调，外敷同侧太阳穴，治疗麦粒肿40例，1～4次治愈39例。有人治疗溢泪症27例，针后拔罐，施术后在拔罐部位贴伤湿止痛膏。结果：治愈22例，好转3例，无效2例。有人用太阳穴透刺下关治疗三叉神经痛、胃火牙痛、下颌关节炎，透刺率谷、角孙、听宫、听会、耳门诸穴治疗耳鸣，均获良效。

【古代文献】

（1）位置

《太平圣惠方》：前关二穴，在目后半寸是穴，亦名太阳之穴。

《圣济总录》：眼小眦后一寸。

《银海精微》：在外眦五分。

《玉龙歌》：在额紫脉上。

（2）主治

《太平圣惠方》：赤眼头痛，目眩，目涩。

《玉龙赋》：血翳，两目不明。

《针灸辑成》:偏头痛。

（3）配伍

《银海精微》面瘫，风眼㖞斜：太阳、人中、承浆。眼睑缘赤烂：鱼尾、睛明、上迎香、攒竹、太阳。

《太龙经》眼目暴赤肿痛，眼窠红：太阳（出血）、太、小骨空灸。

印堂 Yintang(EX – HN3)

【出处】　《玉龙经》

【别名】　曲眉（《千金翼方》）。

【类属】　奇穴之一。

【位置】　前额部，当两眉头间连线与前正中线之交点处（图37）。

【取法】　仰靠或仰卧，于两眉头连线的中点取穴。

【局解】

（1）组织层：皮肤→皮下组织→降眉间肌。

（2）神经、血管：布有额神经的分支滑车上神经，眼动脉的分支额动脉及伴行的静脉。

【操作】　提捏进针，从上向下平刺，或向左右透刺攒竹、睛明等穴，深0.5~1寸，局部酸胀，或向鼻尖方向传导，也可用三棱针点刺出血；可灸。

【功效】

（1）平补平泻法：疏通经络，调和气血。

（2）补法：健脑补虚，安神定志。

(3)泻法:疏风活络,通窍泄热。

【主治】

(1)头痛、眩晕、失眠。

按:气血不足,心失所养,脑失所荣,可致头痛、眩晕、失眠。印堂虽为奇穴,但位居督脉,补本穴可健脑安神,故可治气血虚弱之头痛、眩晕、失眠。

(2)目痛、鼻塞、鼻渊、鼻衄。

按:风热外袭,上扰清窍,所致目痛、鼻塞、鼻渊、鼻衄,针泻本穴,可疏风清热,通窍活络。

(3)眉棱骨痛、三叉神经痛、颜面疔疮。

按:风热邪毒,浸淫面部,蕴蓄肌腠,可发疔疮;壅阻筋脉,可致眉棱骨痛、三叉神经痛,针泻本穴,可泄热通络,调畅气血,因此可治此类病证。

(4)面瘫。

按:络脉空虚,风邪乘袭面部,肌肉迟缓不收而成面瘫。针本穴,可疏通经络,调和气血,故对血虚风中面瘫有效。

(5)惊风、子痫、产后血晕及高血压。

按:小儿神气怯弱,或感受外邪,化火生风,可致急、慢惊风;产后失血,或瘀血败浊上攻,可致血晕、高血压。针刺本穴,补之可健脑补虚,安神定志,泻之可疏风通窍,故可治上述病证。

(6)疟疾、呕吐。

按:外邪侵袭、少阳失和,可治疟疾、呕吐。针取本穴,可疏风泄热,以和解少阳。

【配伍应用】

(1)印堂、太阳、风池,功能疏风清热,治疗风热上受之头痛、目痛。

(2)印堂、百会、膈俞、足三里、三阴交,功能补气血,益清窍,治疗气血虚弱所致头痛、眩晕、失眠。

(3)印堂、迎香、合谷,功能疏风清热,宣通鼻窍,治疗风热壅滞的鼻塞、鼻渊、鼻衄。

(4)头维、印堂、四白、下关,功能疏散风热,活血通络,治疗风热壅阻经脉引起的眉棱骨痛、三叉神经痛。

(5)合谷、足三里、印堂、地仓、颊车、阳白,功能疏风和络,治疗血虚风中而致的面瘫。

(6)印堂、百会、上星,功能醒脑益智,治疗中风后遗症之髓海空虚,神志痴呆。

(7)脾俞、足三里、神门、气海、印堂、筋缩,壮气补虚,安神柔筋,治疗气血虚弱小儿慢惊风、子痫。

(8)印堂、关元、足三里、三阴交、气海,补气益血,回阳救逆,治疗气血亏虚而致的产后血晕。

(9)印堂、内关、中脘、合谷、足三里,调和少阳,和中止呕,治疗邪居少阳,枢机不利的疟疾、呕吐。

【现代研究】 本穴为临床常用穴,故研究者较多。有人治疗过敏性鼻炎 30 例,取印堂穴提捏进针刺入 2 分,得气后针尖向下沿皮慢慢刺入约 1 寸,施捻转提插补法,使针感外达鼻头,内及鼻腔,每天或隔天 1 次,10 次为 1 疗程,基本治愈 12 例,显效 11 例,进步 6 例,无效 1 例。又有人治疗慢性鼻炎,从印堂沿皮下透刺鼻根 4~6 分,捻转 10~20 秒,鼻根部呈酸胀重感后留针 30~40 分钟,每 10 分钟捻针 1 次。再用艾条温和灸鼻根部 30~40 分钟,隔日 1 次,共治 133 例,半年内无复发者 117 例,偶有复发者 16 例。此法对过敏性鼻炎、萎缩性鼻炎疗效较差。取威灵仙洗净捣烂,加红糖半匙捣如泥,制成蚕豆大小的药饼,用时贴于印堂穴,包扎,2~3 小时取下,24 小时后即有水泡。此法治疗齿衄、乳蛾、鼻衄甚效。有人针刺印堂不留针,平补平泻,治疗小儿夜啼,一般 1~2 次痊愈,最多针 4~5 次。单取印堂还可以治疗胃部疾患。有人治疗急性胃炎 23 例,慢性胃炎 7 例,胃溃疡 4 例,胃痉挛 1 例,斜刺印堂 3~5 分,提插捻转,虚补实泻,以鼻尖酸胀沉重为度,留针 30 分钟,行针 3 次,10 次为 1 疗程,间隔 5~7 天。结果:有效 32 例,无效 2 例。有人以印堂透刺山根,配曲池、内关治疗偏瘫;上印堂透印堂,配内关治疗不寐;印堂透攒竹,先右后左,配百会、头临泣、神门治疗抽搐;印堂透阳白,先右后左,配双地仓、合谷治疗双侧面瘫,均取得了较好的疗效。

【古代文摘】

(1)位置

《玉龙经》:在两眉间宛宛中

(2)主治

《玉龙经》:小儿惊风。

《玉龙赋》:善治惊搐。

(3)配伍

《医学纲目》头重如石：印堂一分，沿皮透攒竹，先左后右，弹针出血。

《奇穴治疗诀》小儿瘛疭：印堂、脊背之五、燕口、夹脊，艾灸五十壮。

十宣 Shixuan(FX－HN11)

【出处】　《备急千金要方》同位异名，《奇效良方》定名十宣。

【别名】　鬼城（《备急千金要方》）端、手十指头（《圣济总录》）、手十指端（《奇穴图谱》）。

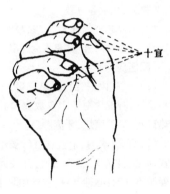

图39

【释名】　位于手十指尖端，每指端各1穴，两手共10穴，具有宣闭通窍之功，故名十宣。

【位置】　在手十指尖端，距指甲游离缘0.1寸（指寸），左右共10穴（图39）。

【取法】　仰掌，示指微曲，于手十指尖端，距爪甲约1分处取之。每指端各1穴，两手共10穴。

【局解】

577

（1）组织层：皮肤→皮下筋膜→远节指骨粗隆。

（2）神经、血管：有指掌侧固有动、静脉形成的动、静脉网；指掌侧固有神经。

【操作】 浅刺0.1～0.2寸，或用三棱针点刺出血，局部痛胀；可灸。

【功效】 开窍醒脑，泄热镇痉。

【主治】

用于昏迷、卒中、昏厥、中暑、热病、癫狂、小儿惊厥、泄泻、喉肿痛、乳蛾等急救。

按：本穴可开窍醒脑，泄热镇痉，故对上述病证属于火热炽盛，心昏窍闭者，可用本穴急救。

【配伍应用】

（1）合谷、内庭、曲池、足三里、十宣，针用泻法，十宣点刺不留针，若发热则于十宣放血，功能清泻胃肠火热，主治胃热口臭，口舌糜烂，牙龈肿痛。

（2）百会、水沟、十宣、曲泽、委中、阳陵泉、承山、关元，十宣、曲泽、委中均点刺出血，针关元用补法，余穴用泻法，功能泄热开窍，醒神苏厥，主治中暑重证，壮热无汗，口渴引饮，烦躁神昏，甚或抽搐痉挛，面红目赤，口唇干燥。

（3）十宣、神门、阴郄、膈俞、大椎、足三里、丰隆、合谷，十宣穴用三棱针点刺出血，余用泻法，功能清心泻火，豁痰开窍，主治痰火蒙蔽心窍，壮热面赤，急躁易怒，甚则神谵语。

（4）十宣、十二井穴、阳陵泉、行间、肝俞、大椎、百会、十

578

宣、十二井穴用三棱针点刺出血,余穴针用泻法,功能醒脑开窍,疏通经络,主治中风闭证,猝然昏仆,不省人事,牙关紧闭,两手握固,抽搐,角弓反张,口眼歪斜,半身不遂,语言塞涩,二便闭结。

【现代研究】 有人用三棱针点刺十宣穴,挤出数滴血,每次每手任选2、3穴,每日1次,治疗实热牙痛,取得良效。有报道用三棱针点刺水沟出血,成功抢救心脏骤停2例。另有报道,少商、十宣点刺出血治疗婴幼儿急性扁桃腺炎,效果显著。

【古代文摘】

(1)位置

《备急千金要方》:手十指端去爪甲一分。

(2)主治

《备急千金要方》:卒忤死;邪病大唤骂詈走;短气不得语。

《针灸大成》:乳蛾。

《类经图翼》:指忽挛痛不可忍。

(3)配伍

《备急千金要方》小儿惊风,手足瘛疭:灸手足十指趾端,又灸本节后。

《乾坤生意》:凡初中风跌倒,卒暴昏沉,痰涎壅滞,不省人事,牙关紧闭,药水不下,及一切暴死恶候,不省人事,及绞肠痧:三棱针手十指、十二井穴,当去恶血。

《良方集腋》干霍乱,胸腹搅痛,胀结闷乱,上欲吐不能出,下欲泻而不能行:刺十指出血,再病人腿腕横纹上蘸温水拍打有紫红纹见,以针刺出紫血。

《针灸大成》冒暑大热,霍乱吐泻:列缺、委中、百劳、中脘、曲池、十宣、足三里、合谷。五心烦热:内关、涌泉、十宣、大陵、合谷、四花。心悸发狂,不识亲疏:内关、少冲、心俞、中脘、十宣。

《针灸大全》五瘿:扶突、天突、天窗、缺盆、俞府、中府、膻中、合谷、十宣(出血)、列缺(先刺)。口内生疮,臭秽不可近:十宣、人中、金津、玉液、承浆、合谷。

《神灸经论》冒暑霍乱:百劳、委中、合谷、曲池、足三里、十宣。

四缝 Sifeng(EX－HN10)

【出处】 《针灸大成》。

【释名】 位于手2～5指掌面之第1、2指间关节横纹中央,一侧4穴,故名。

【位置】 在第2～5指掌侧,近端指关节的中央,一侧4穴(图40)。

【取法】 仰掌,于手食、中、环、小指掌面之第1、2指间关节间横纹中央处取之。

【局解】

(1)组织层:皮肤→骨纤维鞘→指深层肌腱→近侧指关节。

(2)神经、血管:有指掌侧固有动、静脉;布有指掌侧固有神经。

【操作】 点刺
0.1～0.2寸,挤出少
量黄白色透明样黏液
或出血;可灸。

【功效】 健脾消
积,导滞化痰。

【主治】

小儿疳积、羸瘦
虚弱、食少腹胀、便溏
气秒、小儿腹泻,以及
肠虫症、百日咳。

按:小儿饮食失
节,脾胃受损,食积内

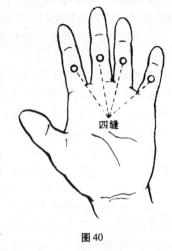

图40

停,日久则食少腹胀,日渐羸瘦,便溏气秒,形成疳积;若虫
积肠中,精微日耗;或百日咳日久,肺脾气虚者,可针本穴以
健脾消积杀虫。

【配伍应用】

(1)四缝、中脘、足三里、三阴交,四缝用三棱针点刺,
挤出少许黏液,余针用补法,功能健脾益胃,消食化积,主治
小儿消化不良,食少腹泄。

(2)风门、肺俞、孔最、尺泽、足三里、丰隆、四缝,四缝用
三棱针点刺,挤出黄色或白色黏液,余针用泻法,功能健脾
益肺,化痰止咳,主治痰浊阻肺之小儿百日咳。

（3）四缝、日月、阳泉、胆囊、中脘、足三里、公孙、内关、胆俞、建里，穴分两组交替使用，四缝用三棱针点刺出血，余穴针用泻法，功能宽中和胃，安蛔止痛，主治蛔厥证（胆道蛔虫证）。

【现代研究】 据报道，营养不良小儿合并佝偻病者，针四缝穴后发现血清钙、磷均有上升，碱性磷酸酶活性降低，结果钙、磷乘积增加，大大有助于患儿的骨骼发育与成长。针刺蛔虫病患儿的四缝穴，可使肠中胰蛋白酶，胰淀粉酶和胰脂肪酶的含量增加，帮助消化功能提高。以三棱针点刺 0.1~0.2 寸，挤出黄白色黏液或少许血液，可治疗小儿蛲虫病、小儿夜啼、异嗜癖，成人食欲不振。轻微刺激四缝，有调节植物神经功能的作用。有人针刺四缝穴治疗小儿喘息型慢性支气管炎 68 例，3 次 1 个疗程，1 个疗程痊愈 10 例，3 个疗程痊愈 32 例，显效 21 例，无效 3 例有效率 96%。

【古代文摘】

（1）位置

《奇效良方》：在手四指内中节是穴。

（2）主治

《奇效良方》：小儿猢狲劳。